# Klinische Infektionslehre

## Einführung in die Pathogenese der Infektionskrankheiten

Von

### Prof. Dr. med. Felix O. Höring

Oberarzt der Medizinischen Klinik
und Leiter der Medizinischen Poliklinik Tübingen
(Direktor: Prof. Dr. H. H. Bennhold)

**Zweite Auflage**

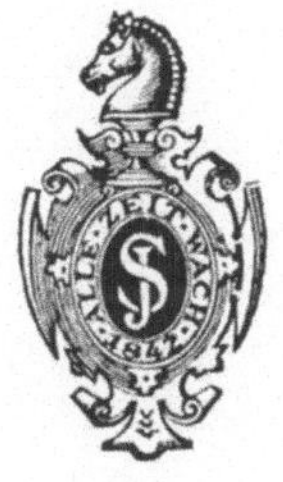

Berlin · Göttingen · Heidelberg
Springer-Verlag
1948

Felix Otto Höring
Frankfurt/Main, 22. 7. 1902

ISBN 978-3-642-49625-7          ISBN 978-3-642-49918-0 (eBook)
DOI 10.1007/978-3-642-49918-0



Veröffentlicht unter der Zulassungsnummer US-W-1093
der Nachrichtenkontrolle der Militärregierung

3000 Exemplare

# Vorwort zur zweiten Auflage.

Nach zehn Jahren kann endlich die zweite Auflage dieses Buches erscheinen, die lange durch äußere Umstände verzögert wurde. Die Grundlagen sind die gleichen geblieben, jedoch hat sich vieles in den Einzelheiten besser klären und fassen lassen, wofür ich vor allem allen jenen Dank schulde, die durch Kritik und Anerkennung der Betrachtungsweise des Buches zur Weiterentwicklung seiner Ideen beitrugen. Neues ist insofern hinzugekommen, als die Entwicklung der allgemein-biologischen Forschung gerade in den letzten 10 Jahren in raschem Tempo verwandte Anschauungsweisen auf anderen Teilgebieten der Biologie hat erwachsen lassen, die Berücksichtigung verlangten und zugleich eine Bestätigung darstellen.

Ich möchte hier noch einmal wie im obigen Vorwort darauf hinweisen, daß der Zweck des speziellen Teils dieses Buches nie sein kann, das klinische Lehrbuch der Infektionskrankheiten zu ersetzen, sondern daß es nur für das Verständnis von deren Pathogenese ein Gerippe abgibt. Die ausführliche, lehrbuchmäßige Darstellung der Klinik der Infektionskrankheiten auf Grund der Pathogenese wird eine Aufgabe für sich sein, der aber naturgemäß bei der für die Pathogenese so wichtigen historischen Einmaligkeit des individuellen Krankheitsverlaufs auch Grenzen gezogen sind.

Tübingen, November 1947.

F. O. Höring

# Vorwort zur ersten Auflage.

Vorliegendes Buch wurde aus zweierlei Gründen als „Einführung" bezeichnet: einmal weil es einem oft von Studierenden geäußerten Wunsch nach einem Wegweiser für die Einarbeitung in die Klinik der Infektionskrankheiten entsprechen soll, da hierfür die durch die Bakteriologie vermittelten Kenntnisse allein genügendes Verständnis nicht zu geben vermögen, dann aber auch, weil der Gegenstand des Buches überhaupt erst fast ganz neu „eingeführt" werden mußte. Die Entstehung, die Symptomatologie und die Heilung der Infektionskrankheiten ganz vom Menschen ausgehend darzustellen, ist bisher nur in Einzelabhandlungen, noch nie in einer Übersicht versucht worden. Nachdem aber die bisher allein übliche, vom Infektionsstoff ausgehende Darstellung den neueren Ansichten über die Pathogenese menschlicher Erkrankungen nicht mehr entspricht, da die gegenwärtige Klinik eine nur mechanistisch-kausal gerichtete Betrachtung zugunsten einer funktionellen ablehnt, durfte der Versuch einer solchen neuen Darstellungsweise unternommen werden.

Die pathologische Physiologie hat es sich bei den nicht infektiösen inneren Erkrankungen zur Aufgabe gemacht, dem Lernenden und dem Ausübenden Verständnis und Erklärungen für die Entstehung der Krankheitsbilder und ihre Behandlung zu vermitteln. An den Infektionskrankheiten mußte sie bisher meist ganz oder nur mit einem kurzen Hinweis auf die „nicht hierhergehörige" Immunitätslehre vorübergehen, da die Bakteriologie diese für sich in Anspruch nahm, trotzdem sie sich schon sehr bald zu einem von der Klinik ganz abgelegenen Zweig der Medizin entwickelte. Die dadurch entstandene Kluft zwischen Bakteriologie bzw. Immunitätslehre und Klinik soll das vorliegende Buch überbrücken. Es behandelt also nicht ein Kapitel der Bakteriologie, sondern der pathologischen Physiologie.

Vieles ist übrigens keineswegs so neuartig, als es auf den ersten Blick erscheint, sondern altes ärztliches Erfahrungsgut, das nur wieder aus der Vergessenheit hervorgeholt werden mußte. Es wurde deshalb bewußt an die Vor-Kochsche Zeit angeknüpft. Anderes freilich, wie die Anschauungen der neueren Biologie über die Entwicklungsgeschichte der Symbiose und die Umweltslehre waren bisher für die Infektionslehre erst zum kleinen Teil ausgewertet und wurden daher hier in einem Maße berücksichtigt, wie es die heutige Klinik verlangt und sonst wohl noch kaum geschehen ist.

Um die Einarbeitung zu erleichtern und Wiederholungen zu vermeiden, wurde ausgiebig von Verweisungen auf spätere oder vorausgegangene Stellen Gebrauch gemacht. Für mehr theoretische und nicht genügend bestätigte Einzelheiten wurde Kleindruck verwandt, so daß sie nach Bedarf überlesen werden können, ebenso für kurze Angaben über die Eigenschaften der Infektionsstoffe außerhalb des menschlichen Wirts.

Das Buch kann weder das klinische Lehrbuch mit der ausführlichen und vollständigen Schilderung der Krankheitsbilder noch auch das bakteriologische Lehrbuch mit den für die Diagnose der Infektionsstoffe und ihre Lebensweise außerhalb des Wirtsorganismus wichtigen Angaben und der Darstellung der Epidemiologie ersetzen. Am besten wird es vom Studierenden im Zusammenhang mit diesen beiden gelesen werden, während der praktizierende Arzt, wie ich hoffe, mancherlei für Diagnose und Therapie brauchbare Gesichtspunkte darin finden wird, sofern er auch an Wissenschaft und Theorie die Freude nicht verloren hat.

München, Januar 1938.

F. O. Höring

# Inhaltsverzeichnis.

### III. Prophylaxe und Therapie.

# Einleitung.

Die Infektionskrankheit hat im Leben der Völker von jeher eine ebenso große Bedeutung gehabt wie in dem des einzelnen Menschen. Ein ganzes Volk erlebt die Infektionskrankheit in Form einer um sich greifenden Seuche, der einzelne in der Form der Erkrankung, der Wiedergenesung oder des Todes seiner selbst oder ihm nahestehender Personen. Man darf ruhig sagen, daß die Infektionskrankheit aus der Geschichte des Menschengeschlechts, auch aus den Ereignissen der geschichtlichen Zeit nicht weggedacht werden kann, ohne einen der wichtigsten geschichtsbildenden Faktoren zu vernachlässigen: Seuchen in Kriegs- und Friedenszeiten, der plötzliche Infektionstod einzelner für ihre Zeit wichtiger Persönlichkeiten oder auch eine in Heilung ausgehende Infektionskrankheit mit ihrem Einfluß auf die Persönlichkeit haben oft in den Gang der Geschichte eingegriffen.

Jede Kulturstufe hat sich nun mit dem Erlebnis der Infektionskrankheiten verschieden auseinandergesetzt. Der gläubige und der fatalistische Mensch erkannten in solchem Ereignis den unmittelbaren Eingriff einer höheren Macht und sahen darin eine von Gott gesandte Strafe, seine lohnende oder rächende Hand, während einer primitiveren Kulturstufe der Dämonenglauben entsprach: ein fremder, böser Dämon hat den Kranken befallen und kann unter Umständen wieder ausgetrieben werden. Einer mechanistischen Weltanschauung blieb es vorbehalten, nur den blinden Zufall gelten zu lassen und damit die Frage nach der Bedeutung der Infektionskrankheit, nach ihrem tieferen Sinn gänzlich beiseite zu schieben.

Und doch hat gerade die mechanistische Infektionslehre in der breiten Öffentlichkeit, die instinktgemäß dem mechanistischen Weltbild sonst nie ganz folgte, deshalb so rasch festen Fuß gefaßt, weil sie der primitiven Auffassung der Infektionskrankheiten unbewußt entgegenkam, dem Dämonenglauben: die Bazillenfurcht, die die Öffentlichkeit befallen hatte und z. T. auch heute noch befangen hält, ist nur so verständlich, daß man glauben konnte, im Bazillus den bösen Dämon in Person, die objektivierte Krankheit in der Hand zu halten, und daß man nur diesen Dämon meiden müsse, um gesund zu bleiben. Es zeigt sich heute immer mehr, wie falsch diese Meinung in Theorie und Praxis ist. Sie setzt Erreger und Krankheit gleich, und man findet diese Gleichsetzung keineswegs nur bei Laien, sondern oft auch in der Wissenschaft. Wenn z. B. von der Krankheit Typhus gesprochen oder geschrieben wird, so wird diese häufig offensichtlich wie ein unsichtbares Wesen dargestellt, das außerhalb des erkrankten Menschen irgendwo wartet, bis es ihn befallen kann. Was da wartet, ist aber nicht die Krankheit, sondern nur der Typhusbazillus.

Wir müssen uns endlich auch in der Infektionslehre davon freimachen, Krankheit als einen von außen in den Menschen eindringenden Fremdstoff anzusehen. „Krankheit" ist nur eine gedachte Abstraktion, ist vorübergehende Eigenschaft eines Individuums, d. h. es gibt konkret nur kranke Menschen, keine Krankheiten. Ebenso wie das Gegenteil von Krankheit, Gesundheit, außerhalb des Individuums undenkbar ist, ist auch die Krankheit nicht von ihm zu trennen.

Nur von einem solchen Krankheitsbegriff aus ist es möglich, über das blinde Walten des Zufalls als Erklärungsprinzip in der Infektionslehre hinauszukommen und die zu jedem Menschen gehörige Auseinandersetzung mit seiner mikrobiologischen Umwelt im richtigen Lichte zu sehen, als einen in Gesundheit und Krankheit gleich wichtigen, vom Leben überhaupt nicht wegdenkbaren und während des ganzen Individualdaseins ununterbrochenen biologischen Vorgang, der sich nicht als ein bloßer unglücklicher Zufall aus der Gesamtheit der Lebensäußerungen herausschneiden läßt.

Es ist eine grundlegende Erkenntnis der neueren Biologie, daß das Individuum nicht ohne seine *Umwelt* denkbar ist und daß diese einen gestaltenden Einfluß auf jenes ausübt. Die Umwelten des einzelnen sind dabei voneinander verschieden, auch wenn sie sich räumlich überschneiden. Sie sind ebenso verschieden wie die Erfahrungen und Wünsche („Merk- und Wirkwelt" von UEXKUELL) des einzelnen Lebewesens. Die Beziehungen sind so eng, daß das Individuum biologisch nicht etwa durch seine Haut begrenzt ist, sondern daß vielmehr die umgebende Atmosphäre und alles, womit es in seiner Umgebung in Beziehung tritt, zu ihm gehören (HALDANE). Und in dieser Umwelt sind nun auch Mikroorganismen und Vira, zu denen der Makroorganismus in Beziehung tritt. Er beherbergt auch solche auf den Schleimhäuten der nach außen geöffneten Körperhöhlen, besonders Mund und Enddarm; und wenn sie auch in einem starren Sinne nicht zum Individuum gehören, so tun sie dies doch im Sinne der Umweltlehre, da sie ein unvermeidlicher Bestandteil der Umwelt sind. Es hat sich weiter gezeigt, daß diese Beziehungen zu den Mikroben individuell verschieden sind, d. h. daß jeder Makroorganismus eine Bazillenflora beherbergt, die ihm ganz individuell angepaßt ist, woraus die Unzertrennbarkeit von Individuum und Umwelt auch auf dem mikrobiologischen Gebiet deutlich hervorgeht.

In diesem Sinne ist die medizinische – im Gegensatz zur allgemeinen – Bakteriologie nur als ein Zweig der *Ökologie* (= Umweltslehre) anzusehen, der sich mit den mikrobiellen *Biozönosen* (= Lebensgemeinschaften) des Menschen zu befassen hat.

Jedes Individuum muß sich seine Umwelt erst neu schaffen, und diese ist im Laufe seiner Entwicklung (Ontogenese) dauernden festen Regeln folgender Änderung unterworfen. Weiterhin gibt es neben den Regeln der *individuellen Entwicklung* übergeordnete feste Regeln, die für jedes Individuum der gleichen Art gelten. Diese arteigenen Gesetzmäßigkeiten sind ebenfalls nur unter dem Gesichtspunkt der *Entwicklung*, und zwar derjenigen *der Art* (Phylogenese), verständlich.

Wenden wir dies auf Makro- und Mikroorganismus an, soweit sie in eine gemeinsame Umwelt eingespannt sind, so geht daraus hervor, daß in dem gemeinsamen Lebensraum nicht nur eine täglich neue gegenseitige Beeinflussung stattfindet, sondern überindividuell schon durch die Jahrtausende stattgefunden hat. Bei dem allem Leben eigenen Reaktionsvermögen, das die Triebfeder der Entwicklung ist, haben sich daher Anpassungen eingestellt, die das gegenseitige Auskommen ermöglichen, und in der Entwicklungsreihe dieser *gegenseitigen Anpassungen* stehen wir auch heute noch mitten drin. Alles, was wir an Makro- und Mikroorganismus in gesunden und kranken Tagen als Folgen des gemeinsamen Eingespanntseins in die gleiche Umwelt erkennen können, sind Vorgänge gegenseitiger Anpassung von Wirt und Keim, ist der Versuch der Schaffung einer für beide Teile erträglichen *Symbiose*.

Aus dieser Anschauung heraus erhält nicht nur die normale Besiedelung des Menschen mit Mikroben, sondern hauptsächlich auch die krankhafte ihren Sinn, den eines notwendigen und von der Phylogenese aus gesehen zweckmäßigen Vorgangs der Anpassung des Individuums (Wirt oder Gast, bzw. Keim) an seine Umwelt. So werden in der Infektionslehre viele Erscheinungen erst verständlich, die unter dem Gesichtspunkt des Kampfes von Mensch und Bazillus auf Leben und Tod sinnlos sind und daher als blindes Walten eines Zufalls erschienen, dessen Herrschaft anzuerkennen letzten Endes nichts anderes bedeutet als den Verzicht auf ein biologisches Verständnis überhaupt.

Wer als Neuling unbefangen an die Lehre von den Infektionskrankheiten herantritt, sieht sich zuerst einer Fülle von ganz verschiedenen, aber gegenüber nichtinfektiösen Erkrankungen doch irgendwie untereinander ähnlichen Krankheitsbildern gegenüber, in die eine Ordnung zu bringen er meist vergeblich versuchen wird. Die Menge der verschiedenen Symptome und Verläufe erzeugt beim Lernenden sogar oft eine gewisse Abneigung gegenüber dem Kapitel der Infektionskrankheiten, das doch für die Praxis von größter Wichtigkeit ist.

Fragt man nun: was ist eine Infektionskrankheit? und geht dabei von der klinischen Beobachtung als der Grundlage für die gesamte Medizin aus, so wird man sich zunächst ganz allgemein und ohne scharfe Bestimmung unter dem Typus der Infektionskrankheiten vorstellen eine in kürzerer Zeit ablaufende Krankheit mit glücklicherweise meist günstigem Ausgang in Heilung, mit Erscheinungen, die sich bei jeder Infektionskrankheit von Fall zu Fall wiederholen, mit Ansteckungsfähigkeit und Übertragbarkeit. Diese Eigenschaften der Infektionskrankheiten waren bekannt und bereits genauer bestimmt, lange bevor man etwas Sicheres über die Infektionsstoffe wußte. ZIEMSSEN lehrt 1878, also im selben Jahr, wo R. KOCH seine bahnbrechenden Arbeiten über die Ätiologie der Infektionskrankheiten gerade zu veröffentlichen beginnt (die folgenden Sätze sind dem Kollegheft eines Hörers von ZIEMSSEN entnommen, das in der damals noch üblichen Art übersichtlich und in peinlich sauberer Handschrift niedergeschrieben ist):

„Die Infektionskrankheiten werden durch Infektionsstoffe, die von außen in den Körper eindringen, hervorgerufen. Diese besitzen die Fähigkeit der Reproduktion, die bei vielen Infektionskrankheiten ins Unendliche geht.

Die Spezifität der Infektionsstoffe gibt sich dadurch zu erkennen, daß die Übertragung desselben Ansteckungsstoffes immer nur dieselbe Krankheit erzeugt, von welcher er abstammt.

Das Überstehen einer Infektionskrankheit hinterläßt eine mehr oder weniger zuverlässige Immunität.

Die Infektionskrankheiten zeigen eine große Konstanz, eine Gleichmäßigkeit des Verlaufs; dieser ist zyklisch, d. h. in bestimmten Zeiräumen, Stadien ablaufend; auch die einzelnen Stadien der Infektionskrankheiten sind zyklisch.

Charakteristisch ist das Stadium der Inkubation (Ausbrütung). Außer diesem geht dem Beginn der charakteristischen Symptome außerdem gewöhnlich ein uncharakteristisches, meist mehrtägiges Stadium voraus, das Stadium invasionis seu prodromorum.

Man unterscheidet akute (die Mehrzahl) und chronische Infektionskrankheiten."

Diese rein auf Grund klinischer Beobachtung vor der Zeit der bakteriologischen Entdeckungen gewonnenen Erkenntnisse dürfen im ganzen auch heute noch als Grundlagen der klinischen Infektionslehre gelten.

Die Abgrenzung der Infektionskrankheiten gegenüber anderen Krankheiten ist nun durch das zunehmende Wissen um die Infektionsstoffe nicht einfacher, sondern viel verwickelter geworden. Nach der Entdeckung der mikroskopischen Erreger wurden aus den klinisch festgestellten Tatsachen Schlüsse auf die Eigenschaften der Erreger gezogen: aus der Spezifität der Infektionsstoffe und der Konstanz der Infektionskrankheiten wurde die Spezifität und Konstanz der Erreger. Damit aber wurde die klinische Erfahrung verlassen und das Gebiet der Hypothese betreten. Infektion und Infektionskrankheiten wurden immer mehr gleichgesetzt, und heute ist es fast unmöglich, eine allgemein anerkannte Begriffsbestimmung der Infektionskrankheiten zu geben.

H. Schmidt sagt: „Infektionskrankheiten sind Krankheitsprozesse, bei denen die pathologischen Erscheinungen ursächlich auf die Einwirkung von Mikroorganismen oder deren Leibessubstanzen oder Giftstoffen zurückzuführen sind; sie setzen eine Infektion voraus." Eine Definition kann eine solche Aussage nicht bedeuten wollen, da ja dann unendlich viele Krankheiten, wie etwa ein Blasenkatarrh, ein Furunkel, eine Appendicitis usw. als Infektionskrankheit zu bezeichnen wären. Außerdem wäre demnach der Botulismus eine Infektionskrankheit, er setzt aber keine Infektion voraus! Schließlich kann man Viren, selbst wenn man sie als Lebewesen gelten lassen will, nicht als Organismen bezeichnen. Ferner: Akute Durchfallskrankheiten werden bei gleichem klinischem Bild bald als Infektionskrankheit (z. B. Enteritis paratyphosa), bald nicht als solche (z. B. Sommerdiarrhöen, Cholera nostras) bezeichnet. Auch eine Cholecystitis mit Typhusbazillen in der Gallenblase wird man kaum als solche ansehen wollen. Es kann also heute weder die mikrobische Verursachung noch die Anwesenheit eines „spezifischen" Erregers als Merkmal der Infektionskrankheiten angesehen werden. Ebensowenig können dies die

Übertragbarkeit oder die Fähigkeit einer Krankheit, zur Seuche zu werden; so sind Sepsis und Miliartuberkulose als solche weder ansteckend noch übertragbar, während dies gewöhnliche Eiterungen, die meist nicht als Infektionskrankheiten bezeichnet werden, in viel höherem Ausmaße sind, und eine örtlich-zeitliche Häufung (eine Seuche) kommt auch bei nichtinfektiösen Krankheiten infolge äußerer Umstände nicht selten vor (z. B. Haffkrankheit, Kriegsverletzungen). Weiter bezeichnet man z. B. meist die Trichinose als Infektionskrankheit, nicht dagegen die Bandwurmkrankheit, so daß also auch nicht der Parasitismus verwandter Arten als Merkmal der Infektionskrankheit bezeichnet werden kann. Freilich liegt im einen Falle ein akutes fieberhaftes Krankheitsbild vor, im anderen nicht. Jedoch geben auch die Zeichen der „Allgemeininfektion" nicht die Möglichkeit einer sicheren Abgrenzung des Begriffs, da eine Häufung derselben auch bei nichtinfektiösen Zustanden (z. B. Leukämie, Vergiftungen mancher Art) nicht selten angetroffen wird. Schließlich werden oft Krankheiten wie etwa die Serumkrankheit, Schlangenbißverletzungen oder Botulismus mit den Infektionskrankheiten abgehandelt, bei denen von Infektion überhaupt nicht mehr gesprochen werden kann.

Liegt also dem klinischen Sprachgebrauch des Worts „Infektionskrankheiten" überhaupt noch ein einheitlich faßbarer Sinn zugrunde? Wir sahen, daß eine Definition dann unmöglich ist, wenn wir sie nur aus der „Ursache" heraus zu geben versuchen. Wir müssen uns also dazu auf eine wirklich klinische Betrachtungsweise besinnen. Die Klinik hat, wenn auch in den letzten Jahrzehnten oft nur noch unbewußt, immer gefühlt, daß das Wesentliche der Infektionskrankheit nicht die Ursache ist. Für sie waren Infektionskrankheiten von jeher vielmehr die typischen Reaktionsformen des Menschen auf Einflüsse der Umwelt, die er überstehen muß, um sich in ihr zu behaupten, und ihr Gemeinsames liegt für sie einesteils in der Störung des Befindens und andernteils in der Hoffnung auf Ausgang in Heilung und verbesserte Anpassung an die Umwelt („Immunität"). Besonders deutlich liegt das im Wesen der sog. Kinderkrankheiten zutage, die das Kind nun einmal durchmachen muß, um sich an diese Welt zu gewöhnen, weshalb das Kind an kleinen und großen infektiösen Störungen ja auch viel häufiger krank ist als der seiner Umwelt angepaßte Erwachsene. Im klinischen Begriff ist also weniger das gemeinsame Moment der Ätiologie, d. h. der Umweltsstörung, als das des klinisch Symptomatologischen und vor allem das des Teleologischen bzw. der Bedeutung dieses Krankheitsgeschehens eingeschlossen. Auch die Annahme, daß der Mensch zur „Abwehr der Infektion" besondere „spezifische" Waffen entwickelt habe, kam erst durch die Überwertung des ätiologischen Moments in die Infektionslehre, und heute bricht sich wieder die Erkenntnis Bahn, daß den Infektionskrankheiten keine prinzipielle Sonderstellung zukommt, indem auch sie nur quantitativ verschiedene, aber qualitativ gleiche Funktionen im Menschen in Tätigkeit setzen wie nicht infektiöse Krankheiten auch.

Die klinische Infektionslehre umfaßt daher heute auch einen Bereich, der über die Infektionskrankheiten (einschl. der sog. Invasionskrankheiten*) weit hinausreicht. Diese sind nur die typischen Re-

---

* Das sind durch vielzellige, höher organisierte, tierische Schmarotzer hervorgerufene Krankheiten, also vor allem die Wurmkrankheiten (Helminthiasen).

aktionsformen des Menschen bis zu ihrem typischen Ausgang, der günstigenfalls Heilung bedeutet. Nun führen aber darüber hinaus in vielen Fällen Infektionskrankheiten oder auch mikrobische Einflüsse ohne solche zu individuellen Folgen, Umstimmungen, Nachkrankheiten, Späterscheinungen, kurz Allomorphosen, wie es GRÄFF nennt, z. B. postinfektiösen Herzmuskel- oder Herzklappenschäden, postpneumonischem Asthma, posttyphöser Cholecystitis usw., Erscheinungen also, die nicht mehr zur Infektionskrankheit gehören, aber im Rahmen der Infektionslehre von großer Wichtigkeit sind, und eine solche muß sich auch mit den Gleichgewichtsstörungen des Menschen mit seiner eigenen Bakterienflora befassen, z. B. einer Appendicitis, einer Cystitis simplex u. v. a., Krankheiten also, bei denen keine exogene Infektion, wohl aber eine Umweltsstörung vorliegt. Die klinische Infektionslehre ist daher kein Teilausschnitt aus der Klinik, der sich mit einer bestimmten Gruppe von Krankheiten befaßt; sie ist vielmehr eine Darstellung der gesamten Krankheitslehre von einem bestimmten Standpunkt aus, etwa vergleichbar der Kreislauflehre, die ebenfalls für die meisten Krankheiten von Bedeutung ist. Wie diese naturgemäß für das Verständnis der Klappenfehler besonders notwendig ist, so ist es die Infektionslehre für dasjenige der spezifischen Infektionskrankheiten, umfaßt aber ein weit größeres Gebiet als nur dieses.

Zu einer übersichtlichen Darstellung dieses Gebietes ist es nötig, die Vorgänge bei verschiedenen Krankheiten zu vergleichen. Der unermüdliche Forscherfleiß hat über die einzelnen Krankheiten eine Unmenge von Einzelwissen angehäuft, in das nur mittels der Vergleichsmethode eine Übersicht zu bringen ist. Dadurch gelangt man dann zu einer Art von Systematik der Infektionskrankheiten. Eine solche ist ein altes Problem, an dem sich fast alle Zeiten versucht haben. Zweck der vorliegenden Infektionslehre ist aber nicht so sehr die Aufstellung eines solchen Systems als die Darstellung der auf stets gleichen Prinzipien beruhenden Pathogenese der Infektionskrankheiten. Wenn wir auf diesem Wege, unter Anwendung der Vergleichsmethode, zu einer Art von System der Infektionskrankheiten gelangen, so ist dies ein mehr zufälliges Nebenergebnis, das insbesondere dem Lernenden die Aufnahme des Stoffes erleichtern wird, aber keineswegs das einzig mögliche wissenschaftliche System darstellen soll. Die klinische Erfahrung beweist täglich, daß jedes System im Einzelfall versagen kann, da die Natur sich nicht schematisieren läßt. Die verschiedene Schwere des Krankheitsverlaufs und die mannigfachen Komplikationen geben auch der Klinik der Infektionskrankheiten ein überaus wechselndes Bild. Die hier durchgeführte Schematisierung wird es aber erleichtern, im Krankheitsfall und seinen Symptomen nicht nur den jeweiligen Zustand, sondern die Bedeutung für den Patienten und für seine Umwelt zu erkennen, und damit gewinnt der Arzt die Richtlinien für sein Handeln, für das weniger die „Zustands"- als die „Bedeutungsdiagnose" (GROTE) den Ausschlag zu geben hat.

Vom Standpunkt der Volkshygiene aus stellen sich die Infektionskrankheiten anders dar als von dem des behandelnden Arztes. Hier treten die Fragen nach der Morbidität und Mortalität sowie nach den Epidemiewellen und ihren Bedingungen in den Vordergrund. Für das Handeln des vorbeugenden Hygienikers ist grundlegend, auf welchem Wege eine Infektionskrankheit übertragen wird, durch Tröpfcheninfektion oder aber durch belebte oder unbelebte Zwischenträger. Alle diese Fragen stehen nur in lockerem Zusammenhang mit der die Klinik ganz vorwiegend angehenden Symbiose von Wirt und Keim. Im Rahmen der klinischen Infektionslehre müssen sie daher in den Hintergrund treten. Die Infektionsstoffe sind für sie nur innerhalb, nicht außerhalb des Wirts von Bedeutung; daher muß auch ein „System" der Infektionskrankheiten vom Standpunkt des Hygienikers aus zu einer ganz anderen Einteilung führen.

### Schrifttum.

GRÄFF, S.: Der morphologische Ablauf der Infektionskrankheiten und seine Beziehung zur Klinik. Dtsch. Med. Wschr. **1941**, 424. – GROTE, L. R.: Die Stellung der Therapie zu den Grundsätzen der allgemeinen Krankheitslehre. Klin. Wschr. **1937**, 41. – HALDANE, J. S.: Die philosophischen Grundlagen der Biologie. Übersetzt von A. Meyer. Berlin, Prismen-Verlag 1932. – SCHMIDT, H.: Grundlagen der spezifischen Therapie. Berlin, B. Schultz 1940. – v. UEXKUELL, J.: Streifzüge durch die Umwelten von Tieren und Menschen. Berlin, Jul. Springer 1934. – HÖRING, F. O.: Parasitismus oder Symbiose? Ebner-Verlag, Ulm a. d. D. 1947.

# I. Die Symbiose von Wirt und Keim und ihre Störungen.

## A. Allgemeines über die Wirt-Gast-Beziehung von Mensch und Keimen.

Mit jedem Individuum untrennbar verbunden ist seine unbelebte und belebte Umwelt; es ohne sie zu denken, ist biologisch unmöglich. So wie der Mensch mit seinesgleichen als notwendigem Bestandteil seiner Umwelt zu leben und sich ihm anzupassen hat, um mit sich selbst im Gleichgewicht bzw. bei Wohlbefinden bleiben zu können, so muß er es auch mit den kleinen und kleinsten Lebewesen seiner Umwelt und umgekehrt diese mit ihm. Im Falle engsten räumlichen Zusammenlebens entsteht daraus ein Wirt-Gast-Verhältnis mit Eigenschaften des Wirts und des Gasts: sich gegenseitig als unabdingbare Begleiterscheinungen des Lebens zu respektieren und nicht nur nicht gegenseitig zu stören, sondern – eben dadurch, daß man sich nicht stört – sich das Dasein erst zu ermöglichen und damit also zu nützen. In diesem Sinne nennen wir das Wirt-Gast-Verhältnis des Menschen zu den an und in ihm lebenden Keimen in gesunden Tagen eine Symbiose bzw. ein symbiontisches Gleichgewicht und die infektiösen Krankheitszustände Störungen dieser Symbiose bzw. symbiontische Gleichgewichtsstörungen.

In den Begriffen „*Symbiose, Kommensalismus und Parasitismus*" ist stets ein Werturteil über den Nützlichkeitsgrad enthalten, das nicht nur anthropozentrisch ist, sondern sogar subjektiv verschieden ausfallen muß. Eine scharfe Trennung ist zwischen diesen Begriffen daher unmöglich (CAULLERY, DOERR u. a.). Wir sagten schon in der Einleitung, daß wir im Überstehen der meisten Infektionskrankheiten einen für den Menschen nicht nur notwendigen, sondern sogar nützlichen, weil mit dem Erwerb neuer wertvoller Eigenschaften (Immunität) verbundenen Vorgang erblicken. In diesem Sinne sind wir also berechtigt, sogar die pathogenen Erreger als nützliche „Symbionten" zu bezeichnen*.

Es ist unmöglich, die Keime (Gäste) des Menschen streng in schädliche und nützliche (apathogene Saprophyten und pathogene Erreger) zu scheiden. Das Wesentliche solcher Urteile liegt in der gegenseitigen Beziehung von Wirt und Gast. Stets ist daher nur die Aussage eines bestehenden oder nicht bestehenden, d. h. gestörten Gleichgewichts zwi-

---

* Von der ungebräuchlichen Bezeichnung „Synusie" (von συνεῖναι, S. COHN) als Sammelbezeichnung für die genannten Formen des Zusammenlebens von Makro- und Mikroorganismen Gebrauch zu machen halte ich deshalb trotz des Angriffs von DOERR auf meinen Gebrauch des Worts „Symbiose" für unnötig.

schen dem Wirt und seinen Gästen zulässig. Für das Verständnis der Infektionskrankheiten ist deshalb die Kenntnis der normalen Symbiosen des Menschen und ihre Betrachtung als eines Sonderfalls von diesen notwendig.

**Normale Symbiose.** Die ungestörte oder ausgeglichene Form der Symbiose beim Menschen ist seine Lebensgemeinschaft mit *bestimmten Arten*, den normalen mikrobischen Bewohnern seiner Haut und der verschiedenen bakteriell besiedelten Körperhöhlen, vor allem der Mundhöhle, der unteren Darmabschnitte und beim Weibe der Vagina. Als Ausdruck der Ausgeglichenheit der Symbiose sind diese normalen Symbionten stets auf den ihnen vom Wirt angewiesenen *Standort* beschränkt, obwohl ja der Weg von der Mundhöhle abwärts, vom Enddarm oder der Scheide aus aufwärts für sie räumlich offenstehen würde. Auch überschreitet ihre Menge nicht eine gewisse Grenze. Ansiedlung fremder Arten, räumliche Ausdehnung und übermäßige Vermehrung bleiben – normale bzw. „gesunde" Verhältnisse vorausgesetzt – aus.

Die Ausgeglichenheit der Symbiose gibt sich am Zustand beider Symbionten mittelbar zu erkennen: a) *Beim Menschen* sind die Deckschichten der besiedelten Höhlen reizlos und in normalem *Funktionszustand*; im Darm findet sogar eine Unterstützung von dessen Funktion durch die Symbionten statt, indem diese sich an der Aufschließung der Nahrungsmittel beteiligen. Diese Befunde lassen darauf schließen, daß die Gewebe Schutzvorrichtungen haben, die ein Eindringen der Symbionten oder eine schädliche Auswirkung ihrer zerfallenden Leibessubstanzen verhindern. Wenn wir diese Schutzvorrichtungen auch nicht bis ins einzelne kennen, so geht ihr Vorhandensein doch u. a. schon daraus hervor, daß dieselben bakteriellen Leibessubstanzen, die beim Absterben der Keime im Darm in großer Menge frei werden, intra- oder subkutan injiziert heftige Entzündung hervorrufen. – b) *Am Keim* sehen wir als Ausdruck der Ausgeglichenheit der Symbiose eine Beschaffenheit der Mund- bzw. Darmflora, die sich durch fast ausschließliches Vorkommen der für die betreffende Körperhöhle typischen Keimarten, und dieses wieder nur in typischen *Zustandsformen*, auszeichnet, die in der künstlichen Kultur ein einheitliches gleichbleibendes Bild zeigen. Der Formenreichtum der Keimflora ist in den bakteriell besiedelten Körperhöhlen normalerweise nur gering, und erst bei irgendwelchen Störungen, seien sie entzündlicher oder auch mehr funktioneller Art, stellen sich die vielgestaltigen Bilder der pathologischen Flora ein (vgl. S. 157 ff.).

**Gestörte Symbiose.** Eine Störung der Symbiose kann von beiden Seiten her erfolgen: sie kann Ausdruck einer Schwächung des Wirts durch Einflüsse verschiedenster Art sein, was zur Standortsänderung, übermäßigen Vermehrung und Veränderung der Zustandsformen des Gasts zu führen pflegt; oder sie kann von seiten des Keims erfolgen, besonders in der Form des Eindringens eines körperfremden Gastes, mit dem der Wirt nun versuchen muß, zu einer ausgeglichenen Dauersymbiose zu gelangen. Ist das unmöglich, so ergeben sich daraus Folgen, die für beide Symbionten auf die Dauer untragbar sind und zu einem Ausgleich hindrängen, d. h. es entsteht eine Gleichgewichtsstörung, eine

*Infektion* mit entsprechenden manifesten Symptomen, bestenfalls ein labiles Gleichgewicht, eine *latente Infektion*, das jederzeit gestört werden kann, so lange, bis dann wieder ein stabiles Gleichgewicht, d. h. klinisch Heilung, bakteriologisch gewöhnlich Beseitigung der Infektion, erreicht ist.

Hier entsteht nun die Frage, was wir unter „*Infektion*" zu verstehen haben! Daß jeder Infektionskrankheit eine Infektion zugrunde liegt, müssen wir nach der Zusammensetzung jenes Wortes annehmen. Liegt nun aber auch darüber hinaus jedem Wirt-Gast-Verhältnis und jeder Symbiose eine Infektion zugrunde? Hier stoßen wir wieder auf Widersprüche im Gebrauch eines scheinbar so einfachen und grundlegenden Begriffs, die ähnlich wie bei der Frage: was ist eine Infektionskrankheit? noch nicht zu einer Übereinkunft gebracht werden konnten. Und eine solche wurde um so schwieriger, je mehr sich Klinik und Bakteriologie voneinander trennten. Definieren wir mit DOERR Infektion als „Ansiedlung, Wachstum und Vermehrung niedrigstehender Organismen in höher organisierten", so beruht freilich jedes Wirt-Gast-Verhältnis auf Infektion. BIELING, GINS und andere Fachbakteriologen definieren aber Infektion als den „Vorgang, daß kleine körperfremde vermehrungsfähige Wesen, die Krankheitserreger, in die Gewebe und Säfte des menschlichen Körpers eindringen und sich anschließend dort stark vermehren". Hierbei wird also „Infektion" eingeschränkt auf 1. Krankheitserreger und 2. deren Eindringen in menschliches Gewebe. In dieser Einengung ist es eigentlich nicht berechtigt, bei Bazillenträgern von latenter Infektion zu reden, solange es nicht irgendwo zu einer Gewebsreaktion von seiten des Wirts gekommen ist. Diesen letzteren Zustand bezeichnet man richtiger aber nicht mehr nur als latente Infektion, sondern schon als latente Krankheit (HABS). In der DOERRschen Definition müßte man auch die ganzen normalen Symbiosen, z. B. die Coli-Besiedlung des Darms u. v. a., als latente Infektion bezeichnen, was sinnwidrig ist, da in diesen Fällen das notwendige Gegenstück, eine manifeste Infektion, nicht existiert; eine solche Anwendung der Begriffe Infektion und latente Infektion ist zum mindesten nicht üblich. – In vielen Fällen, wo wir von Infektion zu reden gewohnt sind, handelt es sich auch nicht einmal um ein Eindringen von außen, sondern nur um Standortänderungen von Gästen im Wirt (z. B. Coli-Cystitis) oder nach dem heutigen Stand unseres Wissens um ein endogenes Entstehen von Infektionsstoffen (z. B. Herpes). – Der Ausdruck „Infektion" ist weit älter als das Fach der Mikrobiologie und entstammt der praktischen Medizin. Für praktische Zwecke ist er ähnlich wie der Begriff der Infektionskrankheit (vgl. S. 3 ff.) ausreichend definiert, wenn wir ihm das Merkmal der Bedrohung des Infizierten mit einer sich anschließenden Krankheit (also die Pathogenität) belassen. Wie sich die Mikrobiologie mit diesem Begriff auseinandersetzt, kann hier unerörtert bleiben. Bei einer allgemein-biologischen Untersuchung ist er überhaupt unbrauchbar und durch den der Symbiose (bzw. Synusie oder Wirt-Gast-Beziehung) zu ersetzen.

**Die Lokalisation der Symbiosestörungen im Wirt und ihre Bedeutung für die Infektion.** Eine Einteilung der Infektionen für die klinische Infektionslehre wird vor allem die räumliche Verbreitung der Mikrosymbionten im Wirt zu beachten haben. Grundsätzlich ist vor allem eine örtlich begrenzte Symbiose von der Verbreitung der Symbionten durch den ganzen Wirtsorganismus zu unterscheiden, d. h. also die Lokal- und die Allgemeininfektion.

Der Ausdruck Allgemeininfektion wird auch von Klinikern leider immer noch in sehr verschiedenem Sinne gebraucht. So setzt z. B. JÜRGENS Infektionskrankheiten und Allgemeininfektion fast gleich, wenn er sagt, daß jede Infektionskrankheit eine Allgemeininfektion sei. Noch zweideutiger ist der besonders von chirurgischer Seite verteidigte Begriff einer „toxischen Allgemeininfektion". Er ist völlig unabgrenzbar: schon die leichteste Angina kann Fieber, ein kleines Panaritium Senkungsbeschleunigung u. a. machen; sind das Zeichen einer toxischen Allgemeininfektion? Wenn nein, wo beginnt sie; wenn ja, gibt es dann überhaupt noch eine Lokalinfektion? Die Unklarheit dieses Begriffs zeigt sich besonders, wenn man ihn auf die eigentlichen Infektionskrankheiten anwendet: bei einem Typhus z. B. läßt sich eine toxische und bakterielle Allgemeininfektion nicht voneinander abgrenzen, da beide vorhanden sind, teils zugleich, teils nacheinander. Über die Problematik des Begriffs „toxisch" wird noch zu sprechen sein (S. 47). Der Gebrauch des Ausdrucks „toxische Allgemeininfektion" sollte daher unterlassen werden. Zulässig wäre es allenfalls, von Allgemeinintoxikation (im Gegensatz zu Allgemeininfektion!) zu reden.

Ein klarer Unterschied von Lokal- und Allgemeininfektion kann nur gemacht werden, wenn man sich an die räumliche Verteilung der Symbiose im Wirt hält, und diese Unterscheidung ist auch in klinischer Hinsicht allein brauchbar, weil nur sie für die Therapie, z. B. bei der Sepsis, richtungweisend sein kann.

Wie oben ausgeführt, ist die normale Symbiose gekennzeichnet durch bestimmte Arten und Mengen, bestimmte Standorte und bestimmte Zustandsformen der Mikrosymbionten einer-, durch den normalen Gesundheits- und Funktionszustand des Wirts andererseits. *Eine lokale Infektion* kann demnach daraus entstehen

1. durch Eindringen fremder Arten
    a) in schon normal bakteriell besiedelte Standorte (z. B. bei der Ruhr),
    b) in normal unbesiedelte Standorte (z. B. beim Tetanus);
2. durch Standortänderung normaler Symbionten (z. B. bei Coliinfektionen der Harn- oder Gallenwege);
3. durch Zustandsänderung
    a) des Wirts, d. h. Empfänglichkeitsänderung (z. B. bei Schleimhautkatarrhen der oberen Luftwege oder des Enddarms), verbunden mit sekundärer Zustands- und Mengenänderung des Keims,
    b) des Keims (plötzliche Aggressivität bisher harmloser Symbionten, z. B. bei Typhuserkrankung eines Bazillenträgers), gewöhnlich verbunden mit Empfänglichkeitsänderung des Wirts.

Zum Übergang der lokalen in *die Allgemeininfektion* sind dann bestimmte Voraussetzungen nötig, und zwar entweder

1. ein solches Anpassungsverhältnis von Wirts- und Keimart aneinander, daß es mit Regelmäßigkeit zu einer Durchdringung der Oberflächenbezüge des Wirts durch den Keim und damit zum Eindringen desselben ins tiefere Gewebe und die Blutbahn kommt, d. h. diejenige Eigenschaft, die die Infektionsstoffe der mit *zyklischer Allgemeininfektion* einhergehenden Infektionskrankheiten kennzeichnet, oder
2. eine am Ort der Lokalinfektion stattfindende Kommunikation vom lokalen Infektionsprozeß und Blut- oder Lymphbahn, wodurch dem Keim, überwiegend rein mechanisch, der Weg zur allgemeinen Verbreitung im Wirt eröffnet wird, d. h. der für die *Sepsis* kennzeichnende Vorgang.

Im Fortschreiten des Infektionsprozesses, d. h. im Verlauf der Infektionskrankheit, können sich alle diese Gleichgewichtsverhältnisse wieder ändern und so zu Heilung oder Tod führen.

**Die Umweltsanpassung der Gäste und ihre Bedeutung für die Infektion.** Während die Entwicklung einer Infektion im Wirt also in erster Linie durch ihre Lokalisation und Ausdehnung in ihm gekennzeichnet ist, ist sie auch davon abhängig, ob die Lebens- und Fortpflanzungsbedingungen erfüllt sind, an die der Gast in- und außerhalb des Menschen angepaßt ist. Wir können, von diesen ausgehend (d. h. der Anpassung des Gastes an seinen Wirt und seine sonstige Umwelt) etwa vier Gruppen von Infektionen unterscheiden:

1. *Schmutzinfektionen:* Der Gast ist außerhalb des Wirts noch weitgehend zu selbständigem, nicht symbiontischem bzw. parasitischem Dasein befähigt. Daß es zu einer Infektion kommt, pflegt meist nur einer Kette zufälliger Ereignisse (Bedingungen) zu entspringen, nämlich der Verschleppung in geschädigtes menschliches Gewebe (epidermale und Wundinfektion). Hierher gehören:

von den Spaltpilzen:
manche „apathogene" Kokkenarten, Gasbrandbazillen und die ganze sog. Anaerobiergruppe, einschl. Tetanus- und Botulinusbazillen;

von den höheren Pilzen:
viele oberflächliche (Haut-) und tiefere Pilzarten wie Soor, Aktinomykose, Aspergillose (Mykosen);

von höher organisierten Parasiten:
hier wären einige polyphage *Ektoparasiten* bzw. Blutsauger aus der Klasse der Arthropoden bzw. Insekten zu nennen: Stechmücken, Sandfloh, Fliegenmaden (Myiasis der Haut und des Darms).

*Innerhalb des Wirts* handelt es sich bei all diesen Symbiosestörungen, wenn es zu Krankheit kommt, um lokale Krankheitsprozesse meist nur des Integuments, die allenfalls in die Tiefe fortschreiten (septisch), metastasieren oder mittels vorhandener echter Giftstoffe (Toxinen) zu einer Vergiftung führen können.

2. *Anthroponosen:* Für diese – unter einheimischen Verhältnissen bei weitem wichtigste – Gruppe ist bezeichnend, daß die ihr zugehörigen Keime (Gäste) an das Dasein im Menschen so weitgehend angepaßt sind, daß sie sich außerhalb desselben entweder überhaupt nicht mehr oder nur noch vorübergehend und ohne sich dabei zu vermehren, aufhalten können. Die Infektketten aller dieser Krankheiten gehen also stets – mittel- oder unmittelbar – nur von Mensch zu Mensch weiter. Andere Wirte werden praktisch überhaupt nicht benützt (Monophagie). *Die Symbiose ist auf den Menschen allein spezialisiert.* Es liegt auf der Hand, daß in dieser Gruppe die Grenzen zwischen normaler und gestörter Symbiose, mit anderen Worten: normaler Symbiose – latenter Infektion – latenter Krankheit – manifester Krankheit, am wenigsten scharf zu ziehen sein werden und hier also die Infektionskrankheit in besonderem Ausmaß nur ein Spezialfall der normalen Symbiosen sein muß. Hierher gehören:

von den Vira:
>sicher: nur einige wenige wie Masern-, Röteln-, Parotitisvirus (die Verhältnisse sind hier noch ziemlich unklar),

von den Spaltpilzen:
>die Erreger von den Kokkenkrankheiten (Gonorrhöe, Angina, Scharlach, Erysipel, kruppöse Pneumonie, Meningitis epid.),
>Diphtherie und Keuchhusten,
>Ruhr und typhöse Krankheiten, Cholera;
>ferner:
>Tuberkulose und Lepra,
>Syphilis und Frambösie;

von den Protozoen:
>Ruhramöben, Lamblien u. a.;

von den Würmern:
>Askariden, Ankylostomen, Oxyuren u. a.;

von den Arthropoden:
>Ektoparasiten wie die menschliche Krätzemilbe, Menschenfloh, Kleiderlaus.

Eine Fortdauer der Symbiosen *in den krankheitsfreien Zeiten bzw. Wirtsindividuen* ist – wenn wir hier von den Vira absehen – in folgenden Weisen gewährleistet: Bei den Spaltpilzen dieser Gruppe finden wir die auffallende Tatsache, daß alle die, welche für akute Infektionskrankheiten verantwortlich sind, systematisch (botanisch) gesehen, nahe verwandtschaftliche Beziehungen zu den normalen Symbionten des Menschen haben, also in ihrem Formenkreis auch im gesunden Menschen vertreten sind, und zwar das am Standort ihrer typischen pathogenen Wirkungen. Die Trennung der apathogenen Symbionten von den entsprechenden pathogenen Arten ist daher oft sogar kulturell schwierig. Es bestehen hier zweifellos enge genetische Beziehungen. Entstehung der pathogenen Arten aus ihren apathogenen Vettern und besonders Rückbildung in diese bei ausheilender Krankheit werden zu diskutieren sein, wenn auch solche Beziehungen heute noch keineswegs geklärt sind. Folgende Aufstellung zeigt diese sehr bemerkenswerten Beziehungen:

| Infektionsstoff | normaler Symbiont |
|---|---|
| Staphylokokken | Haut-Staphylokokken |
| Streptokokken }<br>Pneumokokken } | Schleimhaut-Streptokokken |
| Meningokokken }<br>Gonokokken } | Mikrokokken der oberen Luftwege |
| Keuchhustenbazillen | sog. Influenzabazillen (Schleimhautsaprophyten) |
| Diphtheriebazillen | Pseudodiphtheriebazillen |
| Ruhrbazillen }<br>Typhusbazillen }<br>Paratyphusbazillen } | Colibazillen |
| Cholerabazillen | Vibrio Metschnikoff u. a. Vibrionen. |

In anderer Form ist die Fortdauer der Symbiosen bei den Erregern der chronischen Infektionskrankheiten gewährleistet, nämlich durch die häufige Erreichung einer symptomenarmen und damit fast schadlosen Symbiose; eine langsam verlaufende Krankheit bedeutet ja in gewisser Hinsicht schon einen Gewinn für Wirt und Gast (E. MARTINI). Jedoch finden sich entferntere Verwandte auch innerhalb dieser Keimgruppen als normale Symbionten des Menschen (Tuberkelbazillen – säurefeste Saprophyten wie Smegmabazillen, Spirochaeta pallida – saprophytäre Schleimhautspirillen, Amoeba histolytica – Entamoeba coli).

Die höher entwickelten Parasiten (Protozoen und Würmer) dieser Gruppe haben für die Aufrechterhaltung ihrer Symbiosen im krankheitsfreien Zustand durch Minutaformen, Zysten bzw. Eier gesorgt, die teils in-, teils außerhalb des Wirts verbleiben.

Die *Krankheiten dieser Gruppe* nun sind zum großen Teil noch Lokalinfektionen oder solche, bei denen vorübergehend eine zyklische Allgemeininfektion – je nach der Disposition des betreffenden Wirtsindividuums – auftritt; erst bei den typhösen Krankheiten tritt sie stärker in Erscheinung, und bei den chronischen kann sie dann jahrelang dauern bzw. rezidivieren. Verständlicherweise ist in dieser Gruppe der eigentlichen menschlichen Symbiosestörungen (Anthroponosen) die Disposition (der Anpassungsgrad, die Empfänglichkeitslage) des Wirtsindividuums besonders großen Schwankungen unterworfen und daher für den Verlauf der Infektion im Einzelfall entscheidender als der Gast, der ja in dem angedeuteten Sinne sowieso mindestens zeitweise „ein normaler Symbiont" ist.

3. *Zoonosen:* Die Gäste aus dieser Gruppe sind eigentlich anderen warmblütigen Wirten angepaßt. Sie können aber beim Menschen ein immerhin ähnliches Milieu vorfinden, so daß es zur Infektion kommen kann. Solche menschlichen Erkrankungen stellen aber nur zufällige Ausläufer der tierischen Epidemien (oder richtiger: Epizootien) dar, und eine weitere Übertragung von Mensch zu Mensch, findet nur noch vereinzelt statt, d. h. die Infektketten reißen beim Menschen ab. Alle diese Infektionsstoffe stehen zu den normalen Symbionten des Menschen in keinem engeren verwandtschaftlichen Verhältnis (wohl aber zu denen ihrer eigentlichen Wirte?).

Die von solchen Infektionsstoffen ausgelösten Krankheiten sind vorwiegend solche mit zyklischem Allgemeininfektionsstadium (Ausnahmen: sog. Fleischvergifter, Erysipeloid, Milzbrand, Pest, Rotz). Hierher gehören:

von den Vira:
  sicher: Lyssa, Psittakose, Stomatitis epidemica, einige Encephalitisarten; vielleicht in weiterem Sinne: Pocken, Poliomyelitis, Grippe u. a.;
von den Spaltpilzen (einschl. Spirillen):
  die Enteritiserreger aus der Paratyphusgruppe, Schweinerotlauf, Milzbrand, Rotz, Bangsche Krankheit und Maltafieber, Tularämie, Pest, Weilsche Krankheit und Rattenbißfieber;
von den höheren Pilzen:
  Favus und manche Trichophytien (von verschiedenen Haustieren);
von den Protozoen:
  Balantidium coli (vom Schwein);
von den Würmern:
  Trichinen, Darm- und Leberegel und diejenigen mit obligatem Wirtswechsel, bei denen der Mensch nur akzidenteller Wirt ist, sei er Haupt- (manche Tanien), sei er Nebenwirt (Echinokokkus, Cysticercus);

von höheren Parasiten:
  z. B. der Rattenfloh (Pestüberträger!), Zecken u. a.

4. *Überträgerkrankheiten:* In dieser Gruppe von meist exotischen Krankheiten ist der Bestand der Gastart außerhalb des menschlichen Wirts derart sichergestellt, daß ein (meist zu den Arthropoden gehöriger) zweiter Wirt als Überträger dient. Es handelt sich also um eine recht komplizierte Lebensgemeinschaft (Biozönose) von Wirt, Zwischenwirt und Gast, die hoch differenziert ist. Auch bei den Erregern dieser Gruppe bestehen keine Beziehungen zu normalen Symbionten des Menschen. Bei einem Teil dieser Krankheiten ist der Mensch obligater Zwischenwirt (z. B. Malaria), bei einem anderen Teil aber nur akzidentell (z. B. Gelbfieber, manche Rickettsiosen und Rückfallfieberarten sowie Leishmaniosen); diese sind also eigentlich auch Zoonosen.

Die ihnen entsprechenden Krankheiten sind sämtlich solche mit zyklischer Allgemeininfektion. – Hierher gehören:

  von den Vira:
    Gelbfieber, Dengue, Pappatacifieber, einige Encephalitisarten;
    sämtliche Rickettsiosen, d. h. die ganze Fleckfiebergruppe und Febris quintana, ferner Carrionsche Kr. (Bartonellose!);

  von den Spaltpilzen:
    kein einziger!;

  von den Spirillosen:
  Rückfallfieber;

  von den Protozoen:
    Plasmodien, Trypanosomen, Leishmanien;

  von den Würmern:
    Bilharzien und Filarien (kaltblütiger Nebenwirt), Tanien (warmblütiger Nebenwirt).

Die Anpassung der Symbionten an die Lebensbedingungen im Wirt und die Sicherstellung ihrer Fortpflanzung und Vermehrung außerhalb desselben, d. h. die Übertragung vom einen zum nächsten Wirt, erfolgt also in verschiedener Art und Weise, die eine entwicklungsgeschichtliche Erklärung geradezu aufdrängt. Was aber im Rahmen der klinischen Infektionslehre am meisten interessiert, ist nicht die Entwicklungsgeschichte der Infektketten und ihrer Sicherstellung außerhalb des Wirts, sondern diejenige der Symbiose innerhalb des menschlichen Wirts.

**Phylogenetische Betrachtung der Symbiosen des Menschen, ihrer Störungen und Wiederausgleichungen.** Die symbiontischen Verhältnisse, so wie wir sie heute vorfinden, müssen sich im Lauf der Stammesgeschichten des Wirts und der Gäste irgendwie entwickelt haben. Die retrospektive Deutung dieser Entwicklung vom heutigen Zustand aus wird freilich immer im Bereich der Hypothese bleiben. Der heuristische Wert solcher Hypothesen liegt aber in der Vereinfachung der Erklärung für die Vielfalt der Tatsachen. Wie bei allen Art- und Arteigenschaftsentstehungen wird man auch hier als treibenden Motor die Selektion (DARWIN) anzuerkennen haben, die jeweils innerhalb einer Art denjenigen Produkten der Variabilität (Modifikationen, Mutationen) den Bestand sichert, die sich in bezug auf Erhaltung der Art (Fortpflanzung) als am tüchtigsten erweisen. Für die phylogenetische Betrachtung der

Symbiosen sind ferner folgende hypothetische Voraussetzungen zu machen:

Jeder Gast eines Wirt-Gast-Verhältnisses hat sich einmal aus dem frei lebenden Zustand einem symbiontischen angepaßt und dabei neue Eigenschaften entwickelt und eventuell alte abgelegt.

Auch der Wirt hat für die Symbiose neue Eigenschaften entwickelt.

Ein Wirt-Gast-Verhältnis ist um so stärker dauernden Veränderungen durch die Selektion unterworfen, also um so labiler, je mehr in ihm Funktionsstörungen bei den Symbionten auftreten, wie es beim Parasitismus der Fall ist; es ist um so stabiler, je mehr es einer harmlosen Symbiose näherkommt (GOTTSTEIN). „Die Welt strebt dem Gleichgewicht zwischen Makro- und Mikroorganismus zu" (HIRSZFELD). Wenn auch nicht jeder Parasitismus als Symbiose enden muß, wenn diese Entwicklung auch sicher nicht in jedem einzelnen Spezialfall zutrifft (worin DOERR, der diese Prämisse überhaupt ablehnt, beizupflichten ist), so muß dies doch bei höheren Tieren mit ihrem Horror alieni im Gegensatz zu den Verhältnissen bei niederen (BUCHNER) als Regelfall gelten, da die Wirkung der Selektion nicht anders vorgestellt werden kann.

Ist vom Gesichtspunkt der Arterhaltung aus eine symptomlose Symbiose im allgemeinen zweckdienlicher als eine solche mit nachteiligen Folgen für einen oder beide Partner, so „ist schon die langsam tötende (chronische) Krankheit für den Parasiten als ein Vorteil gegenüber den akuten, rasch tötenden oder rasch heilenden anzusehen", also „Zeichen eines fortgeschrittenen und phylogenetisch alten Parasitismus" (MARTINI). Noch zweckmäßiger ist die latent bleibende Krankheit (infection inapparente von NICOLLE) oder schließlich die latente, d. h. ohne alle, auch nur mikroskopische Folgen bleibende Infektion, die bereits der harmlosen Symbiose entspricht.

Wir können daher die harmlosen Symbiosen des Menschen mit einer gewissen Berechtigung als alte, d. h. schon in frühe Stadien der Entwicklung zurückreichende, die pathogenen Symbionten als im Durchschnitt jüngere Gäste ansehen. Bei den hier in Anschlag zu bringenden Zeiträumen ist aber klar, daß solche gegenseitigen Anpassungen schon lange vor der endgültigen Herausbildung der heutigen Arten und Phänotypen von Wirt und Gast begonnen und sich mit dieser immer weiter geändert haben. Irgendwelche Zeitangaben sollen also mit den Ausdrücken „alt" und „jung" hier nicht vorweggenommen werden. Trotzdem lassen sich schon aus nur historischer Zeit gewisse epidemiologische Beobachtungen für Veränderungen im Erscheinungsbild von Wirt-Gast-Verhältnissen in der erwarteten Richtung anführen (auf die experimentelle Forschung in dieser Richtung kann hier nicht eingegangen werden; vgl. das unten angegebene Schrifttum): so „verläuft die primäre oder säkulare Seuchenkurve, d. h. die kurvenmäßig dargestellte, sich über sehr lange Zeiträume erstreckende Zahl der Erkrankungen an einer bestimmten Seuche in den meisten Fällen so, daß sie sich einer Endgrenze 0 nähert" (GOTTSTEIN); und außerdem ist wohl ein Abnehmen der Bösartigkeit des Verlaufs in geschichtlicher Zeit bei manchen Seuchen, besonders Tuberkulose, Lepra und Syphilis, bekannt, während man Beispiele für eine stetige Zunahme einer solchen nicht kennt. Das Werden, Sein und Vergehen von Seuchen sicher zu beurteilen, ist bei der Unzuverlässigkeit der weiter zurückliegenden Angaben freilich sehr schwer und meist wohl nur mit Wahrscheinlichkeit, nicht mit Sicherheit zu beurteilen; jedoch fehlt es auch nicht an Beispielen für die Entstehung neuer Infektionskrankheiten in geschichtlicher Zeit, so wahrscheinlich die Cholera, die Meningitis epidemica, die Brucellosen, die Encephalitis epidemica (GOTSCHLICH), die Poliomyelitis u. a.

In bezug auf die Phylogenese der Krankheitserreger, ihrer Eigenschaften, Arten, Rassen und Typen sei im übrigen auf das bakteriologische Schrifttum verwiesen.

Zur *Phylogenese der menschlichen Einrichtungen für die Symbiose* mit Gästen verschiedenster Herkunft können nun aber folgende Feststellungen und Deutungen gegeben werden:

1. Während bei niedrigeren Lebewesen die Verhältnisse anders liegen (erbliche, intrazelluläre, sog. Endosymbiosen bei Algen, Insekten – BUCHNER), besteht bei höheren Lebewesen, soweit wir heute wissen, der Horror alieni, der es nicht zu erblichen Endosymbiosen kommen läßt (Ausnahmen vielleicht bei den Vira?). Beginnt nun zwischen dem Genus Mensch als höher organisiertem Lebewesen und einem niedriger organisierten ein Wirt-Gast-Verhältnis im Sinne einer gegenseitigen Anpassung, so beginnt auch bei näherer Berührung mit dem Gast beim Wirt eine Reaktion, d. h. der Mensch erwirbt eine Empfänglichkeit gegen den Symbionten. Diese Reaktion ist entsprechend der ganzheitlichen Struktur seiner Organisation primär immer eine Allgemeinreaktion, d. h. eine solche mit gesetzmäßiger (zyklischer) Allgemeininfektion. Vermittels dieser Allgemeinreaktion erwirbt der Wirt dann eine Unempfänglichkeit gegenüber dem neuen Gast („Immunität" im weitesten Sinn des Worts). – Dieser ganze Vorgang hat sich bei „alten" Gästen in der Phylogenese des Genus Mensch irgendwann in seiner Aszendenz abgespielt, sein Ergebnis ist in die Erbmasse übernommen worden und hat so zu einer arteigenen (angeborenen) Immunität geführt; bei „jüngeren" Gästen muß er, je nach dem „Alter", ganz oder teilweise im Individualleben – ontogenetisch – durchgemacht werden, sobald das Individuum mit dem betreffenden Gast in entsprechende Berührung kommt.

2. Für das Zusammenleben mit seinen normalen (alten) Symbionten hat der Mensch also Eigenschaften entwickelt, die ihn gegen sie unempfänglich (immun) machen, solange sie auf ihren physiologischen Standort an seinen inneren und äußeren Oberflächen beschränkt sind.

3. Werden sie aber – durch Verletzungen u. ä. – von der Oberfläche ins Gewebe, also an einen fremden Standort verbracht, so erfolgt noch eine lokale Reaktion (Lokalinfektion), aber keine gesetzmäßige (zyklische) Allgemeininfektion mehr. Jedoch kann es auf Grund einer solchen Lokalinfektion zur zufälligen, nicht gesetzmäßigen (septischen) Allgemeininfektion kommen, deren Voraussetzung eine vorhandene Immunität ist, die also auch nicht zum Erwerb einer solchen führen kann (vgl. S. 81).

4. Ebenso verhalten sich die Keime der Schmutzinfektionen. Auch mit diesen Symbionten besteht ein stabiles Gleichgewicht (keine Immunitätsänderung bei Infektion), es handelt sich offenbar ebenfalls um „alte" Symbiosen, um Oberflächenprozesse.

5. Gegen nahe Verwandte der normalen Symbionten ist der Mensch teils generell, teils nur individuell „noch nicht" immun, wohl aber empfänglich, ja sogar überempfindlich (allergisch). Dies trifft für die meisten Kokkenkrankheiten (Angina, Scharlach, kruppöse Pneumonie, Erysipel, Gonorrhöe mit Gelenkbeteiligung, Meningitis epidemica) sowie ähnlich auch für Diphtherie und Ruhr zu. Hier entscheidet über die Erkrankung die individuelle Disposition, die nichts anderes ist als eine arteigene angeborene Eigenschaft, in diesen Fällen aber mit einer sehr großen Variationsbreite von einem Individuum zum anderen. Altersbedingte Reifungseinflüsse auf sie treten hinzu (s. unten). Nach Überstehen dieser Erkrankungen ist die angeborene Überempfindlichkeit als Folge der durchgemachten Lokal- bis Allgemeininfektion (je nach Disposition!) zunächst beseitigt und Immunität erworben. Jedoch stellt sich meistens infolge der nicht generell fixierten Empfänglichkeitslage später wieder Erkrankungsbereitschaft ein. Diese Symbiosen sind zwar wohl schon so alt, daß es sich meist nur um lokalbleibende Oberflächenprozesse handelt, höchstens von einer rudimentären zyklischen Allgemeininfektion begleitet, jedoch ist das Genus Mensch in seiner Symbiose mit diesen Gästen noch nicht stabilisiert, was allerdings mit nahen Verwandten dieser Erreger der Fall ist.

6. Eine noch labilere arteigene Empfänglichkeitslage ist dem Genus Mensch gegen die Erreger der typhösen Krankheiten angeboren. Sie führen im Erkrankungsfall regelmäßig zur (zyklischen) Allgemeininfektion und diese zum Immunitätserwerb. Danach sind diese Erreger dann Lokalsymbionten und können auch Sepsiserreger werden, wie ein Colibazillus. Hier wird also in der Ontogenese nachgeholt, was den Normalsymbionten gegenüber phylogenetisch erworben war. Die gesetzmäßige Ganzheitsreaktion des Wirtsindividuums hat dann die gegenseitige Anpassung bis zur Möglichkeit der latenten Infektion (Bazillenausscheider) bewirkt.

7. In prinzipiell gleicher Weise reagiert der Mensch als Wirt im allgemeinen auch auf die ihm phylogenetisch fremden Infektionen bei Zoonosen und Überträgerkrankheiten. Bei manchen dieser letzteren, besonders der Malaria, wird allerdings eine nur wenig wirksame Immunität erreicht, so daß es mehr zu einem chronischen Infektionszustand wie bei den folgenden Fällen kommt.

8. Eine ebenfalls prinzipiell gleiche Reaktion, aber sehr langsam (chronisch) verlaufend und auf diesem Wege oft zu nur noch latenter Krankheit (infection inapparente) führend, findet sich bei einer weiteren Krankheitsgruppe, den chronischen Infektionskrankheiten, besonders Tuberkulose und Syphilis. Auch durch sie kann eine harmlose Symbiose im Individuum erreicht werden. Sie tritt als „Notbehelf" dort auf, wo der Erwerb einer Immunität ausbleibt und so nur ein Schutz durch die

bestehende Infektion (Infektionsimmunität, vgl. S. 61) erreicht werden kann. Die latente Krankheit spielt sich in der Tiefe der Gewebe ab Diese Keime sind also ausgesprochene Gewebsparasiten und haben auch keine näheren verwandtschaftlichen Beziehungen zu Oberflächen-symbionten.

9. Auf alle angeborenen Empfänglichkeitslagen gegenüber diesen verschiedenen Symbionten besteht nun neben der individuellen Variationsbreite (Disposition) noch ein gesetzmäßiger Einfluß, der durch das Lebensalter bedingt ist. Er äußert sich am stärksten am frühen Beginn des Individuallebens, d. h. im Neugeborenen- und Kleinkindes-, aber auch noch deutlich im Kindesalter, indem hier sowohl gegen normale wie pathogene Symbionten meist noch andere Reaktionen erfolgen, als sie für den Erwachsenen typisch sind. Es erfolgt demnach in diesen Zeiten noch eine allen Individuen zukommende, d. h. arteigene endogene Reifung. Ihr Einfluß ist zwar im einzelnen oft nur schwer gegen maternelle und exogene Einflüsse des postfötalen Lebens abzugrenzen; an ihrer Bedeutung ist aber nicht zu zweifeln (HIRSZFELD). – In der kindlichen Reaktionsform auf einen Infekt können wir die Realisierung einer phylogenetisch früheren, unreifen Stufe des Menschen, einen „Atavismus" erblicken – entsprechend dem biogenetischen Grundgesetz von HÄCKEL, das besagt, daß sich die Phylogenese in der Ontogenese wiederholt. Dadurch ist das Studium der kindlichen Verläufe für das Verständnis der Phylogenese der Infektionskrankheiten vielfach sehr aufschlußreich.

10. In einer solchen phylogenetischen Betrachtungsweise erscheinen Empfänglichkeit, Überempfindlichkeit (Allergie) und Unempfänglichkeit (Immunität) als gesetzmäßige Stadien jedes Symbioseverhältnisses zu einem Gast. Dasselbe gilt für die geweblichen Reaktionsformen der unspezifischen, hyperergischen und spezifischen Entzündung.

11. Die individuellen Dispositionen erscheinen dabei als verschiedene Variationsstufen eines arteigenen entwicklungsgeschichtlichen Reifungsprozesses, der noch nicht zu einem für die ganze Art einheitlich gültigen Abschluß gelangt ist (Phylogenese der Disposition, DOERR).

Wir werden im weiteren Verlauf dieses Buches immer wieder auf die phylogenetische Betrachtungsweise zurückzukommen haben.

## Schrifttum.

BIELING, R.: Die biologische Infektionsabwehr des menschlichen Körpers. Wien, F. Deuticke 1944. – BUCHNER, P.: Tier und Pflanze in intrazellulärer Symbiose. Berlin, Gebr. Bornträger, 2. Aufl. 1930. – BUCHNER, P.: Symbiose und Anpassung. Nova Acta Leopold. (D.) 8, 257 (1940). – CAULLERY, M.: Le parasitisme et la symbiose. Biblioth. Biol. générale, Paris 1922. – COHN, S.: Das Leben als Synusie und seine Folgen für den Zusammenhang von Tuberkulose und Geisteskrankheiten. Fortschr. Med. 20 (1924), 38 (1926) u. 26 (1930). – DOERR, R.: Werden, Sein und Vergehen der Seuchen. Rektoratsrede. Basel, Helbing und Lichtenhahn 1932. – DOERR, R.: Die erblichen Grundlagen der Disposition für Infektionen und Infektionskrankheiten. Z. Hyg. 119, 636 (1937). – DOERR, R.: Die Infektion als Gast-Wirt-Beziehung mit besonderer Berücksichtigung der tierpathogenen Virusarten. Arch. Virusforschg. 2, 87 (1941). – DOERR, R.: Die Lehre von den Infektionskrankheiten in allgemeiner

Darstellung. Lehrbuch der inneren Medizin. Berlin, Jul. Springer, 5. Aufl.1942. – EICHLER, W.: Korrelationen in der Stammesentwicklung von Wirten und Parasiten. Z. Parasitenk. **12**, 94 (1940). – GINS, H. A.: Beiträge zur Pathogenese und Epidemiologie der Infektionskrankheiten. Leipzig, Gg. Thieme 1935. – GOTSCHLICH, E.: Kommen und Gehen der Epidemien. Naturwissensch. **16**, 913 (1928). – GOTTSTEIN, A.: Epidemiologie, Grundbegriffe und Ergebnisse, Leipzig und Wien, F. Deuticke 1937. – GROTE, L. R.: Ueber die selektionistische Auffassung des Infektionsprozesses. Münch. Med. Wschr. **1920**, 1083. – HABS, H.: Zur Theorie der Malaria-Rezidive. Unveröffentlicht. – HIRSZFELD, L.: Prolegomena zur Immunitätslehre. Klin. Wschr. **1931**, 2153. – HIRSZFELD. L.: Konstitution und Immunbiologie im Zusammenhang mit dem Werden und Vergehen der Infektionskrankheiten. Zbl. f. d. ges. Hyg. **34**, 1 (1935). – HIRSZFELD, L.: Die Seuchengesetze in naturgeschichtlicher Betrachtung. Wiener Klin. Wschr. **1938**, 27. – HÖRING, F. O.: Die bakterielle Infektion im Lichte biologischer Betrachtung. Münch. Med. Wschr. **1935**, 213. – HÖRING, F. O.: Die Phylogenese der Infektion. Klin. Wschr. **1941**, 161. – HUFF, C. G.: The influence of host constitution on the parasite. Publ. Amer. Assoc. Advanc. Sci. **12**, 62 (1940). – JOLLOS, V.: Grundbegriffe der Vererbungslehre (Mutation, Dauermodifikation, Modifikation). Handb. d. Vererbungswissensch. Berlin, Jul. Springer 1939. – JÜRGENS, G.: Grundlagen der Epidemiologie. Leipzig, J. A. Barth 1936. – JÜRGENS, G.: Wesen und Entstehung der Seuchen. Med. Klin. **1940**, 65. – LOGHEM, J. J.: Les microbes commensaux. Ann. Inst. Pasteur **58**, 609 (1937). – MARTINI, E.: Vom Parasitismus in der Zoologie. Med. Klin. **1933**, 1248. – MARTINI, E.: Über den Sinn der Symptome. III. Internat. Congr. S. Mikrobiol. **413** (1940). – MARTINI, E.: Wege der Seuchen. Stuttgart, F. Enke, 2. Aufl. 1940. – NICOLLE, Ch.: Naissance, vie et mort des maladies infectieuses. Nouv. coll. scientif., Paris 1930. – NICOLLE, Ch.: Destin des maladies infectieuses. Libr. F. Alcan, Paris 1933. – REED, G. B.: Problems in the variation of pathogenic bacteria. Publ. Amer. Assoc. Advanc. Sci. **12**, 28 (1940). – RIMPAU, W.: Grundsätzliches zur pflanzlichen Endosymbiose beim Menschen. Münch. Med. Wschr. **1934**, 1877. – v. SCHUCKMANN, W. und G. PIEKARSKI: Beiträge zum Problem der Dauermodifikation bei Protozoen. Arch. Protistenk. **93**, 355 (1940). – TOPLEY, W. C. and G. S. WILSON, The principles of bacteriology and immunity. London, 2. Aufl. 1936. – WESTPHAL, A.: Experimentelle Balantidiuminfektionen beim Kaninchen, zugleich einige Betrachtungen über das Wirtsproblem beim Darmparasitismus. Z. Parasitenk. **11**, 68 (1939).

# B. Der Keim (Gast).

Im Rahmen der klinischen Infektionslehre ist der Keim nur insoweit von Belang, als er als Symbiont (Gast) im Wirtsorganismus lebt und hier bestimmte Lebensäußerungen zeigt. Die kulturellen Eigenschaften und damit auch die bakteriologische Diagnostik sind das Fachgebiet, des Bakteriologen und werden daher hier nur gestreift.

Für das Verständnis der Infektionskrankheiten muß man die Symbiose der verschiedenen Infektionsstoffe mit dem Wirt im Rahmen der allgemeinen Biologie betrachten und dabei die stammesgeschichtliche Entwicklung von Wirt und Gast berücksichtigen. Die einzelnen Infektionskrankheiten stellen sich dann als in der Gegenwart verwirklichte Sonderfälle dar, deren Erscheinungsform weder etwas scharf Begrenztes noch etwas Endgültiges ist. Damit bekommt der Begriff der Pathogenität mancher Arten von Infektionsstoffen eine weniger scharfe Umgrenzung, als sie in der Bakteriologie üblich ist. Wenn diese eine Grenze zu ziehen

sucht zwischen pathogenen und apathogenen Arten und dabei nur den
pathogenen Arten als den Seuchenerregern Bedeutung beimißt, so muß
die klinische Infektionslehre, um zu einem allgemeineren Verständnis
der vielfältigen Infektionsprozesse zu kommen, berücksichtigen, daß
Symbiosestörung auch mit apathogenen Arten möglich, ja viel häufiger
ist, und daß diese sich nicht prinzipiell von derjenigen mit pathogenen
Arten unterscheidet.

Die für die Symbiose mit dem Menschen in Betracht kommenden Mikroorganismen gehören innerhalb des botanischen bzw. zoologischen Systems im wesentlichen zu vier
verschiedenen Klassen. Es handelt sich um folgende:

1. die Vira (Protosomen), früher auch als ultrafiltrabel, ultravisibel
   oder Ultravira bezeichnet,

2. die einzelligen Spalt- und mehrzellige niedere Pilze, besonders Sproß-,
   Haar- und Fadenpilze (Schizo-, Blasto-, Tricho- und Hyphomyzeten),
   also niedere Pflanzen (Protophyten),

3. die Protozoen, einzellige tierische Lebewesen,

4. die Würmer, wirbellose Metazoen.

Zwischen Vira und Spaltpilzen stehen als nicht sicher einreihbare Übergangsformen die Rickettsien und Bartonellen, zwischen den Pilzen und
Protozoen ebenso die Spirillen (Leptospiren, Spiro- und Treponemen).
Die Parasiten aus der Klasse der Arthropoden, zumeist nur Ektoparasiten, seien hier beiseite gelassen.

Es könnten Zweifel darüber auftauchen, ob die Vorstellung einer Symbiose
auch auf die Vira übertragen werden darf. Wissen wir doch auch heute noch
nicht, ob es sich bei ihnen um Lebewesen handelt oder nicht. Ihre Teilchen-
größe reicht bis in die Größenordnung der Eiweißmoleküle, und Zellstruk-
turen, wie sie früher als Eigenheit alles Lebenden angesehen wurden, können
daher bei ihnen nicht mehr bestehen. Man neigt heute zumeist dazu, die Vira
als Grenzphänomene zwischen lebender und toter Substanz anzusehen. Wieweit die Vorstellung, daß alle Infektionsstoffe Lebewesen seien, zu revidieren
sein wird, steht heute noch nicht fest. Hier ist, wie DOERR mit Recht betont,
entscheidend, daß die Vira „sich in ihren Beziehungen zu den besiedelten
Wirten und hinsichtlich ihrer Anpassungsfähigkeit genau so verhalten wie
pathogene Mikroben". Das tun sie als Krankheitserreger recht weitgehend,
wenn auch bei der Gestaltung des Krankheitsverlaufs gewisse Unterschiede
gegenüber den anderen Krankheiten hervortreten. So sind wir jedenfalls berechtigt, als Hilfshypothese sie vorläufig noch zu den „Symbionten" zu zählen.

## 1. Normale Symbionten.

**a) Systematik:** Ob Viren zu den Normalsymbionten gehören, ist heute
noch ungeklärt. Einzelne Beobachtungen weisen darauf hin, so die von
manchen Autoren angenommene weiteste Verbreitung eines „Schnupfen-
virus", die ebenso zuweilen angenommene Immanenz des Herpesvirus
auch im Gesunden, die zum scheinbaren Beginn einer ganz neuen Infektkette (also eigentlich einer „generatio spontanea"!) jeweils führen kann,
wenn der Wirt an einem Schüttelfrost oder einer Verbrennung usw. erkrankt (s. S. 133), auch die weite Verbreitung von Bakteriophagen bei
Gesunden kann so gedeutet werden, u. a. mehr. Gänzlich unklar bleibt

dabei erst recht die Frage nach der Bedeutung und Herkunft, die eine solche normale Virussymbiose im Menschen haben würde. Hier muß das Ergebnis weiterer Forschung abgewartet werden.

Würmer zählen wir nicht, von Protozoen nur einige wenige Vertreter zu Normalsymbionten, so daß dabei im wesentlichen nur die Spaltpilze interessieren.

Die bei weitem häufigsten bakteriellen Normalsymbionten setzen sich aus folgenden Gruppen zusammen (nach der üblichen Nomenklatur der klinischen Bakteriologie):

Mikrokokken (umfassen im weiteren Sinne grampositive und -negative Staphylo-, Tetra- und die meisten Diplokokken),
Streptokokken (anhämolytische und vergrünende einschl. vieler Pneumokokken, ferner Entero- und sog. Milchsäurestreptokokken),
diphtheroide oder Coryne-Bakterien (Hofmann-, Pseudodiphtherie- oder Xerosebazillen),
hämoglobinophile Bazillen (dabei besonders die sog. Influenzabazillen),
Gruppe der Colibazillen,
Döderleinsche Milchsäure-(oder Scheiden-)Bazillen.

Zahlenmäßig eine viel kleinere Rolle spielen als Normalsymbionten auf allen Schleimhäuten auch anaerobe gramnegative Bazillen (z. B. B. funduliformis, Buday, symbiophiles, fusiformis u. a.), im Darm auch grampositive (zur Gruppe des Gasbrands gehörig), schließlich Vibrionen und Spirillen. Erwähnt seien als normale Symbionten des Darmlumens aus der Klasse der Protozoen hier noch die Entamoeba coli und einige andere saprophytische Amöben, auch die A. buccalis in der Mundhöhle.

**b) Physiologie.** Vertreter dieser Keimgruppen treten nun auf der Haut und den Schleimhäuten in jeweils gleichmäßigen, großen Mengen auf. Standorte und Mengen sind durch das Gleichgewicht mit dem Wirt festgelegt. Zwar dienen die inneren und äußeren Körperoberflächen den Keimen als „Nährböden“, zugleich gehen aber von ihnen auch Gegenwirkungen aus, die die Keime in Ausbreitung und Vermehrung eindämmen. Daß dabei eine echte Beziehung zwischen Wirt und Gast und nicht nur ein Nebeneinanderleben besteht, geht unter anderem daraus hervor, daß der Mensch meist deutliche Agglutinine gegen seinen darmeigenen Colistamm im Blutserum aufweist.

Die *Vermehrung* der normalen Symbionten im Wirt geht offenbar sehr rasch vor sich; das gilt zum mindesten für den Darm mit seinem täglichen „Bakterien-Umsatz“ (mit dem Stuhl werden täglich mehrere Gramm Bakterien abgesetzt); es handelt sich dabei um Milliarden von Keimen. Es wäre aber falsch, diese als Bakterien-„Individuen“ anzusehen. Wann wir unter natürlichen Verhältnissen „Geburt und Tod“ eines Bakteriums anzusetzen haben, läßt sich nämlich nicht entscheiden, da wir bei allen Spaltpilzen nur eine amitotische Teilung kennen und man den Augenblick der Teilung weder als „Tod“ der ursprünglichen noch als „Geburt“ zweier neuer Zellen bezeichnen kann. Nicht einmal im Fall der Sporenbildung ist so etwas möglich. Erbbiologisch gesehen ist überhaupt nur jeweils eine ganze Bakterienart ein Individuum durch alle Zeiten, da sich ein solches nur durch eine vorangehende Kopulation oder Konjugation erfassen läßt, wir aber von einer solchen bei Bakterien überhaupt nichts wissen. Jedenfalls würde es irreführend sein, die Aufmerksamkeit nur einzelnen Bakterien zuzuwenden; wir müssen vielmehr immer die durch den jeweiligen Standort begrenzte Bakterienpopulation ins Auge fassen, wobei wir praktisch, ohne einen zu großen Fehler zu machen, annehmen können, daß in einer solchen die meisten Einzelkeime genetisch sich auf ganz wenige, oft sogar nur eine Bakterienzelle zurückführen lassen. Auch in vitro ist infolge der Diskontinuität bzw. Rhythmik der Vermehrungsgeschwindigkeit, wie HIRSCH gezeigt hat, eine Bakterienpopulation als biologische Einheit anzusehen. So gelangen wir biologisch gesehen von selbst zum Begriff der Bakterienflora, die im Falle der Artgleichheit ihrer Konstituenten als einheitliches, von gleichen Umweltsbedingungen abhängiges Ganzes („Individuum") anzusehen ist. Sich dieses klar vor Augen zu halten ist wichtig auch für pathologische Veränderungen, wie sie dann aus den normalen hervorgehen können und wie sie teils durch die Variabilitätserscheinungen an der Flora, teils durch Verdrängung einer vorhandenen durch eine fremde (zuweilen „pathogene") Flora gekennzeichnet sind.

*Normalerweise ist die gesunde Flora frei von Variabilitätserscheinungen innerhalb der Flora*, und *die Verdrängung der dem Wirtsindividuum eigenen Flora* sogar durch eine artgleiche, z. B. die experimentelle Ansiedlung eines Colistamms aus dem Darm eines anderen gesunden Menschen oder diejenige von wirtsfremden Stämmen auf den Tonsillen, *gelingt nicht* oder nur unter größten Schwierigkeiten für ganz kurze Zeit (SEIFFERT, NISSLE, REICHEL u. a.). Diese Stabilität ist auch notwendig, da der Mensch ja andauernd bakteriellen Einflüssen seiner weiteren Umgebung unterworfen ist, die auf seine eigene Flora bei längerer konstanter Einwirkung doch nicht ohne Folgen bleiben. Konstant einwirkende Faktoren sind z. B. geographische, klimatische, ernährungsphysiologische, und deshalb können solche Einflüsse auch exogene Floraveränderungen, zuweilen auch mit Krankheitszeichen, hervorrufen (Anpassungserscheinungen an neue Gegend, neues Klima, neue Ernährung).

## 2. Die Symbionten unter krankhaften Umständen.

**a) Systematik:** In betreff der „spezifischen" Erreger kann in systematischer Hinsicht hier auf den II. Hauptteil verwiesen werden. Unter den bakteriellen Symbionten jedoch finden sich entsprechend ihrer überragenden Rolle als Normalsymbionten auch viele sog. „Arten", die bei den verschiedenartigsten spezifischen und unspezifischen Krankheiten in Erscheinung treten und dabei auch sicher irgendeine Bedeutung haben. Tabelle 1 gibt zunächst einen Überblick über solche unspezifische und spezifische Keime, wie sie den obengenannten Hauptkeimgruppen der Normalsymbionten nahestehen und wie sie sich auch immer an den entsprechenden Standorten wie die zugehörigen Normalsymbionten finden. Außerdem seien hier noch folgende Arten genannt, die zwar meist nicht als „pathogen" bezeichnet werden, aber häufig bei krankhaften Zuständen neben den in Tabelle 1 aufgezählten angetroffen werden:
in Mund- und Rachenhöhle: höhere Pilzarten (Soor-, Hefe-ähnlich),

**Tabelle 1.**

Übersicht über die von Normal-Symbionten abgeleiteten Keime, wie sie bei pathologischen Verhältnissen an verschiedenen Standorten vorkommen.

| Standort | Keimgruppe | | | | |
|---|---|---|---|---|---|
| | Streptokokken | Gramnegative Mikrokokken | Corynebazillen | Hämoglobino- phile Bazillen | Coli-Gruppe |
| Bindehaut | Pneumokokken, auch hämoly- sierende Str. | Gonokokken | „Xerose"-, Diphtherie- bazillen | Koch-Weeks- u. Morax-Axen- feld-Bazillen | atypische Coli- bazillen |
| Nasenschleimhaut | hämolysierende, vergrünende Str., Pneumokokken | M. catarrhalis, Meningokokken | Hofmannsche, Diphtheriebazillen | Influenza- bazillen | Bac. ozaenae, Sklerombazillus, typische und atyp. Colibazillen |
| Bronchial- schleimhaut | hämolysierende, vergrünende Str., Pneumokokken | M. catarrhalis | Pseudo- u. echte Diphtherie- bazillen | Influenza- u. Keuchhusten- bazillen | Friedländer- Bazillen, Coli-, Paratyphus-, Typhus- u. Ruhrbazillen |
| Mundschleimhaut | alle Arten, besonders die sog. Mundstr. | M. catarrhalis, Meningokokken | Pseudo- u. echte Diphtherie- bazillen | Influenza- u. Keuchhusten- bazillen | Friedländer- Bazillen, Coli-, Paratyphus-, Typhus- u. Ruhrbazillen Colibazillen |
| Schleimhaut der Vulva bzw. Vagina | Milchsäurestr. (selten neben den Döderlein-Baz. in der Scheide), vergrünende Str. | Gonokokken | Pseudo- u. echte Diphtherie- bazillen | Streptobazillen Unna-Ducrey | |
| Harnröhren- schleimhaut | | Gonokokken | feine Coryne- bazillen | Streptobazillen Unna-Ducrey | Coli u. alle Ange- gehörigender Grup- pe B. lactis aero- genes, faecalis alca- ligenes, u. a. Calym- |

im Enddarm. neben den Angehörigen der Coligruppe, wie B. lactis aërogenes, faecalis alcaligenes, auch B. subtilis, bifidus, acidophilus, pyocyaneus, proteus vulgaris, ferner Vibrionen und Faden- und Sproßpilze.

**b) Physiologie:** Wir verstehen hier darunter die Anpassungserscheinungen der Gäste, die an ihnen im Verlauf ihres Aufenthalts im Wirt, besonders während der Krankheit, zu beobachten sind. Es ist leicht begreiflich, daß die Wissenschaft hierüber noch nicht allzuviel auszusagen weiß; auch gehören vielfach Fachkenntnisse zum Verständnis. Es ist aber grundlegend wichtig, sich darüber klar zu sein, daß nicht nur der Wirt, sondern gerade auch der Gast im Verlauf der Symbiose, ganz besonders von Symbiosestörungen veränderlich, „die Front also auf beiden Seiten beweglich ist". Dadurch unterscheiden sich die Infektionskrankheiten prinzipiell von Vergiftungen mit Toxinen oder anderen Giften, wo die Krankheitsursache in der Tat eine unveränderliche Größe ist.

Am klarsten liegen die Verhältnisse bei den höher organisierten Parasiten, den Würmern und Protozoen, besonders den Plasmodien und Amöben.

Bei den *Würmern* vereinfacht sich die Betrachtung gegenüber den Bakterien besonders dadurch, daß bei ihnen eine Vermehrung der Parasiten innerhalb des Wirts nie stattfindet, sondern immer jeder einzelne im Jugendzustand in diesen eingedrungen sein muß. Im Anschluß daran gehen bei allen Würmern Entwicklungen vor sich, die erst allmählich zum typischen Parasitismus hinleiten. Die Stadien dieses Entwicklungszyklus gehen genau Hand in Hand mit den Stadien der menschlichen Erkrankung: in den Fällen, wo der Mensch Hauptwirt ist, erfolgen Organlokalisationen immer im geschlechtsreifen Stadium, wo er Nebenwirt ist, im Larvenstadium; wo bei Würmern zyklische Allgemeininfektionen stattfinden, erfolgen sie im Larvenstadium, wo septische existieren, im Ei- und bei Lebendgebärenden im Junglarvenstadium. Dies ist ein für alle Wurmarten gleicherweise gültiges Gesetz (HÖRING). – Stoffwechsel, Aufbau des eigenen Körpers und Vorsorge für die Fortpflanzung wechseln naturgemäß mit den Stadien; auf die Einzelheiten dieses Funktionswandels im Verlauf der Stadien, über die manches bekannt ist, einzugehen, würde hier zu weit führen.

Auch bei den *Plasmodien* ist der sexuelle Vermehrungszyklus (die Gametogonie) an die Mücke (Hauptwirt!) gebunden und findet im Menschen keine Vermehrung der Erreger-„Individuen", sondern nur eine solche durch asexuelle Teilung (Schizogonie) statt. Die Stadien dieser Schizogonie gehen wiederum Hand in Hand mit denen der menschlichen Erkrankung, also auch hier die Veränderlichkeit von Wirt und Gast im Krankheitsverlauf in gesetzmäßiger Abhängigkeit voneinander. Auch hierbei ist über Funktionswandel in der Ernährungs- und Ausscheidungsfunktion im Verlauf des Zyklus der Plasmodien einiges bekannt. – Sehr lehrreich sind die Verhältnisse bei der *Amoeba* histolytica: auch sie hat eine eigene Form für die Arterhaltung außerhalb des menschlichen Wirts, die Zyste. Im Menschen hat sie für gewöhnlich, d. h. für eine harmlose Symbiose (latente Infektion) ihre gewöhnliche, fortpflanzungsfähige

(zystenbildende und die Reduktionsteilung durchmachende) sog. Darm-
lumen- oder Minutaform; erfolgt eine Entgleisung der Symbiose, eine
Erkrankung an Amöbenruhr, dann entsteht die große erythrophagierende
vegetative Form, die aber nicht mehr fortpflanzungsfähig, also auch für
den Erreger ein „Nachteil" ist (REICHENOW, WESTPHAL)! Wir sehen an
diesem Beispiel besonders schön die Abhängigkeit der Krankheits- und
Erregerentwicklungsstadien voneinander, den Funktionswechsel des
Erregers im Krankheitsverlauf und die Tatsache der besten Anpassung
beider Teile an die harmlose Symbiose.

Bei den *Bakterien* sind im Prinzip sicher die gleichen Veränderungen
im Verlauf der Krankheit zu erwarten; ihre wissenschaftliche Erfassung
ist aber sehr viel schwieriger, vor allem durch ihre rasche Vermehrung
im Wirt und durch unsere Unfähigkeit, ihren Funktionswandel im Wirt
sicher zu erfassen und den Krankheitsverlauf damit in einwandfreie Beziehung zu setzen. Und doch liegt ein nicht unbedeutendes Beobach-
tungsmaterial über solche Erscheinungen vor.

Was zunächst den Phasenwechsel im Krankheitsablauf angeht, so ist
damit in Beziehung zu setzen, was wir an *Variabilitätserscheinungen* im
Wirt kennen. Das Studium derselben in vitro, wie es in der Bakteriologie
intensiv betrieben wurde, gibt dafür allerdings nur geringen Aufschluß.
Entscheidend für das Verständnis der biologischen Bedeutung der
Bakterienvariabilität ist es vielmehr, sie im Zusammenhang mit dem
Krankheitsablauf klinisch-bakteriologisch zu studieren. Dafür möchte
ich zunächst nur einige kurze Beispiele geben: so geht beim Pneumokokkus im Verlauf der Pneumonie die anfänglich deutliche Kapsel-
bildung (Schleimbildung) und seine Fähigkeit, den Blutfarbstoff zu zersetzen (Schwärzung bzw. Vergrünung auf der Blutplatte), langsam zurück, und er gleicht sich damit immer mehr den gewöhnlichen vergrünenden Mundstreptokokken an, die zu den normalen Symbionten
gehören. Die Typhusbazillen zeigen gegen Ende der Krankheit öfters
Verschleimung und andere als regressiv gedeutete Erscheinungen; es
kommen dann im Darm neben typischen Typhusbazillen fast regelmäßig
solche gram-negativen Bazillen vor, die nach der auf der Kulturmethode
aufgebauten bakteriologischen Systematik als atypische Colibazillen zu
bezeichnen sind, die sich vom Bacterium coli commune aber doch dadurch unterscheiden, daß sie mehr oder weniger stark Eigenschaften aufweisen, die dem echten Typhusbazillus zukommen (Mangel von Gas- oder
Indolbildung, Paragglutination mit Typhusserum u. a.). Dasselbe findet
man auch im Verlauf der betreffenden Krankheiten bei den anderen
Angehörigen der Typhus-Ruhr-Gruppe. Bei Diphtherie sehen wir bei
Abklingen der Krankheit ebenfalls morphologische Veränderungen der
Diphtheriebazillen, die sie den Pseudodiphtheriebazillen angleichen,
und schließlich finden wir nur noch solche. – Diese wenigen Beispiele
sollen hier genügen, um zu zeigen, daß es zahlreiche morphologische Veränderungen der Infektionsstoffe gibt, die als Anpassungsmaßnahmen
an die Symbiose mit dem Wirt aufzufassen sind und die man gewissermaßen als Krankheitserscheinungen des Keims bezeichnen könnte. –
Daß es sich bei solchen Beobachtungen im Wirt wirklich um „Umwand-

lungen", nicht etwa um Überwucherung anderer Keime handelt, wie es oft angenommen wurde, wird klar, wenn wir uns an die obigen Ausführungen über den Begriff der Bakterienflora erinnern und in Rechnung stellen, daß, wie Jollos zuerst ausgeführt hat, die die sog. „Arten" einer Bakteriengruppe unterscheidenden Merkmale erbbiologisch weitgehend nur als „Modifikationen" bezeichnet werden können und wir daher nicht in der Lage sind, sichere Artgrenzen zu erkennen. Ob z. B. die relativ geringfügigen Unterschiede zwischen Colibakterien einer- und Typhus- oder Ruhrbazillen andrerseits es erlauben, in ihnen getrennte Arten zu erblicken und hier nicht vielmehr nur Adaptationen bzw. Dauermodifikationen vorliegen, ist erbbiologisch durchaus zu diskutieren. Dasselbe gilt noch viel mehr für die Typenlehre in der Bakteriologie; ist es doch sogar in Einzelfällen in vitro gelungen, verschiedene Typen eines Bakteriums ineinander zu überführen. Das braucht in keiner Weise die epidemiologische Bedeutung solcher Typen zu beschränken. Wichtig sind diese Variationen innerhalb der Bakteriengruppen aber für das Verständnis der Beziehungen zwischen den normalen Symbiosen des Menschen und seiner Empfänglichkeit für die bakteriellen Anthroponosen, wie sie schon oben (S. 12) erörtert wurden, weiter auch für die zahlreichen Variabilitätserscheinungen an den verschiedenen standortgebundenen Floren (vgl. Tabelle 1).

Solche Floraveränderungen als gesetzmäßiger Bestandteil infektiöser und nichtinfektiöser Krankheiten sind in großer Zahl sowohl in der Mundhöhlen- wie auch besonders in der Darmflora beschrieben worden. Mit dem Wechsel der kulturellen Erscheinungsformen gehen dabei auch stets erhebliche *Funktionsänderungen im Stoffwechsel und im Antigenaufbau* der Bakterien einher (Schrifttum siehe am Ende des Kapitels), die sich mit Abheilung der pathologischen lokalen Veränderungen wieder zurückzubilden pflegen. Auch für die eigentlichen pathogenen Erreger ist ein solcher Wechsel anzunehmen und in Einzelfällen erwiesen. Mit ihm geht ein solcher der *Infektiosität und Pathogenität* der Erreger einher. Man kann als Regel sagen, daß die Infektiosität im Verlauf der Krankheit zuerst bis zu deren Akme zu- und dann wieder abnimmt, um sogar bei Bazillenausscheidern mit zunehmendem Abstand von ihrer Krankheit immer geringer zu werden. Auch ist die Pathogenität vieler Bakterien, d. h. ihre Kraft, sich im Gewebe des Wirts zu vermehren und dabei Erscheinungen auszulösen, sowie bei den ektotoxinproduzierenden Bakterien *die Menge des abgesonderten Toxins* im Verlauf der Krankheit zweifellos *wechselnd*. Der Wirt trägt mit seinen mannigfachen symbiontischen (Immunitäts-)Einrichtungen zu diesem fortlaufenden Funktionswandel der Bakterien viel bei, und es ist im einzelnen nicht sicher abzugrenzen, inwieweit es sich bei Infektiositäts- und Pathogenitätsänderungen der Keime nicht nur um Änderungen der Wirtsfunktionen handelt, da Infektiosität und Pathogenität ja nur am Wirt gemessen werden können und im Grunde keine festen Eigenschaften des Erregers allein, sondern ebensosehr auch Wirtseigenschaften (Empfänglichkeit, Empfindlichkeit) sind. Noch eine weitere derartige Eigenschaft, die *Organaffinitäten* (Organotropien) der Keime (bzw. – was letzten

Endes dasselbe ist: das elektive Lokalisationsvermögen des Wirts für die Gäste, vgl. S. 75) kann im Verlauf der Krankheit quantitativem und sogar qualitativem Wechsel unterliegen, wie nicht nur an pathogenen, sondern auch an Colibazillen (Höring und Arjona, Höring, Dighenopoulos und Schmid) gezeigt werden konnte.

Daß wir bei pathogenen Keimen so wenig über diese Vorgänge wissen, ist wohl hauptsächlich die Folge unserer bakteriologischen Methodik: nach Isolierung des spezifischen Erregers aus einer am Krankheitsherd vorhandenen Flora pflegt man dieser kaum mehr Beachtung zu schenken, und wenn wie so oft der Erreger aus dem Blut gezüchtet wurde, so besteht überhaupt keine Möglichkeit zur Beobachtung mehr; denn ins Blut gelangen ja nur wenige einzelne Bakterienzellen aus dem Krankheitsherd bzw. der sich laufend ändernden Flora, und hier sind diese dann entweder dem Untergang geweiht oder sie müssen sich erst wieder neu ansiedeln; also ist die Züchtung einzelner Keime aus dem Blut für die Beobachtung ihres Funktionswechsels – vollends in vitro – ungeeignet.

Bei den *Vira* schließlich ist über Funktionswechsel erst wenig bekannt. Daß es aber auch bei ihnen einen solchen gibt, ist bereits bewiesen, einmal durch ihre relativ große Plastizität im Verlauf experimentell durchgeführter Wirtswechsel, sodann durch die Beobachtung, daß das virushaltige Blut gelbfieberkranker Affen an Infektiosität nicht nur entsprechend der Virusmenge, sondern auch entsprechend dem Krankheitstag, an dem es entnommen wird, wechselt (Hudson und Philip) und dabei dieselbe Rhythmik zeigt, wie es oben von bakteriellen Erregern beschrieben wurde.

Wechselnde Eigenschaften der Symbionten, wie sie hier kurz beschrieben wurden, und deren die Zukunft sicher noch viele mehr erkennen lassen wird, sind geeignet, die Pathogenese der Infektionskrankheiten weiter zu klären. Sie werden von den Symbionten erworben und wieder abgelegt, sind also meist keine Artmerkmale, wohl aber der Ausdruck der jedem Lebewesen eigenen Anpassungsfähigkeit an seine ihm jeweils gebotene Umwelt.

### Schrifttum.

Zusammenfassungen mit Schrifttumsangaben: Höring, F. O.: Das Gleichgewicht von Wirt und Keimen und seine Störungen im Krankheitsablauf. Erg. Inn. Med. u. Kinderh. 48, 364 (1935). – Sander, F.: Die atypischen Bakterienformen unter besonderer Berücksichtigung des Problems der bakteriellen Generationsvorgänge. Erg. Hyg. 21, 338 (1938).
Originalarbeiten: Baumgärtel, T.: Zur Colidiagnostik in der klinischen Bakteriologie. Klin. Wschr. 1940, 652. – Ders.: Untersuchungen über enterale Colientartung. Klin. Wschr. 1941, 289. – Grossmann, H.: Über die Beziehungen des Bakterientypus zu Konstitution (Reaktionslage) und Pathogenese. Med. Klin. 1935, 52. – Hirsch, J.: Die Bakterienpopulation als biologische Einheit. Klin. Wschr. 1933, 191. – Höring, F. O.: Die klinische Bewertung der Stuhlfloramorphologie. Klin. Wschr. 1936, 697. – Ders.: Die kausale Beziehung von Mund- und Darmfloraveränderungen zu Krankheitszuständen. Münch. Med. Wschr. 1937, 723. – Ders. mit Ch. Dighenopoulos u. F. Schmid, Organotrope Aggressine. Klin. Wschr. 1939, 192. – Ders.: Zur Pathogenese der Invasionskrankheiten. Trop.-hyg. Schriftenreihe, H. 9, 5

(1943). – HUDSON, N. P. and C. B. PHILIP: Infectivity of blood during the course of experimental yellow fever. J. exper. Med. **50**, 583 (1929). – LODEN-KÄMPER, H.: Entwicklung und heutiger Stand der Lehre von der Pleomorphie und Zyklogenie der Bakterien. Schr. d. Königsberger Gelehrten Ges., Naturw. Kl. **15**, H. 3 (1939).

# C. Der Wirt.

## 1. Morphologie und Physiologie des gesunden Wirts.

Die Ausgeglichenheit des Gleichgewichts zwischen dem menschlichen Wirt und seiner mikrobischen Um- (und Innen-) Welt ist, klinisch gesprochen, gekennzeichnet durch den Zustand der Gesundheit des Menschen, subjektiv seines Wohlbefindens. Das ist nicht etwa gleichbedeutend mit Mangel an gesundheitsgefährdenden Reizen, vielmehr gehört als unerläßliche Voraussetzung der Gesundheit zu ihr auch das dauernde Wechselspiel von Reiz und Reizantwort zwischen Individuum und Umwelt, ein fortgesetztes Schwingen um die Gleichgewichtslage. Diese aufrechtzuerhalten erfordert daher ein Funktionieren einer Menge von Teilfunktionen. Mit ihnen werden einerseits lokal der morphologische Normalzustand der oberflächlichen und tieferen Gewebe sowie allgemein die normale Funktion der Organe, andrerseits die normale mikrobielle Symbiose in ihrer konstanten Zusammensetzung, Menge und Lokalisation (S. 22) erhalten.

Auf die Morphologie und Physiologie des Zustands der Gesundheit des Menschen braucht hier nicht näher eingegangen zu werden. Dagegen sei kurz auf die Art und Weise hingewiesen, in der der Wirt bei irgendwelchen Reizen mikrobischer Art reagiert und seine Gesundheit bewahrt. Denn weder oberflächliche Florastörungen noch sogar akzidentelles Eindringen von Mikroben ins Blut braucht zum Verlust der Gesundheit bzw. zur Krankheit zu führen, solange der Wirt unempfänglich ist. Erst Infektion plus Empfänglichkeit führen zur Erkrankung.

Gegen Störungen der Flora schon normalerweise mikrobiell besiedelter Oberflächen und Körperhöhlen stehen dem Wirt im Prinzip folgende Ausgleichsmittel zur Verfügung: an der Haut ihre intakte Kontinuität und ihr Säuremantel; an den Schleimhäuten wiederum deren Intaktheit, ferner soweit sie mit Flimmerepithel bewehrt sind, der aktive Abtransport von Fremdstoffen, die Wirkung ihrer Sekrete, die teils einfach mechanischen Schutz geben und durch ihren Flüssigkeitsstrom Fremdstoffe abspülen, teils aber auch Fähigkeiten der Einwirkung auf Mikroben besitzen, die auf in ihnen gelöste Stoffe zurückgeführt werden, wie die Lysozyme von Tränen- und Nasensekret (FLEMING), die viele Luft- und andere Keime noch in höchsten Verdünnungen auflösen, die Inhibine (DOLD), die ihre Entwicklung zu hemmen, Mutine (DOLD) und Dissozine (HIRSZFELD), die ihre Infektiosität und ihre morphologischen Eigenschaften abzuändern vermögen. Weiter finden sich in den Sekreten noch aktive Leukozyten, die zur Phagozytose bereitstehen. Wahrscheinlich sind Organe wie die Tonsillen, der Magen (Salzsäurewirkung), vielleicht

auch die Appendix zur Kontrolle der Schleimhautfloren in besonderem
Maße befähigt. Dadurch werden nun den normalen Symbionten günstige, den abnormen ungünstige Fortkommensbedingungen geschaffen,
so daß jene diese leicht überwuchern („Bakterienantagonismus").

Nur fakultativer Besiedlung ausgesetzte Oberflächen und Körperhöhlen, z. B. die Bronchien, der Dünndarm, werden in entsprechender
Weise immer wieder sterilisiert und obligat sterile, z. B. die Harnblase,
auch bei akzidenteller Infektion steril erhalten.

Sogar beim Eindringen von Keimen in die Blutbahn, wie es weit
häufiger vorkommt, als festgestellt wird, braucht es noch keineswegs
zur Erkrankung zu kommen, wenn der Wirt gegen die betreffenden
Keime nicht empfänglich ist. Solche *Bakteriämien* entstehen leicht bei
kleinen Verletzungen, besonders bei lokalen Prozessen im Unterhautgewebe (Furunkel u. a. Eiterungen), bei Manipulationen wie Verband-
wechseln, während der Menstruation, im Wochenbett usw. Das Schick-
sal solcher in die Blutbahn eingedrungener Keime ist experimentell gut
durchforscht: es können recht erhebliche Keimmengen im Blut folgenlos
vertragen werden. Blutfilter sind für sie im Prinzip sämtliche Kapillar-
gebiete, in besonderem Ausmaß jedoch Leber, Nieren und Lungen. Hier
werden die Bakterien von den Endothelien festgehalten und aufgenommen. Es kann dabei zu lokalen Entzündungsherden kommen, und im
Prinzip sind in Leber und Nieren immer dann solche anzunehmen, wenn
das Filter undicht wird und die ins Blut gebrachten Keime in Galle bzw.
Harn erscheinen, was oft schon nach nur wenigen Minuten der Fall ist;
jedoch ist der Infektionsschutz des Leber-, Nieren- und Lungengewebes
groß und gut reguliert (MÜLLER und PETERSEN, BAHRMANN), und auch
die Lungen erweisen sich als vorzügliche Schlammfänger des Blutes
(BINGOLD, NARATH). Kleinere Herdbildungen heilen beim wenig oder
unempfänglichen Wirt wieder aus und bleiben klinisch latent, und nur
ungünstigenfalls kommt es zu metastatischer Keimansiedlung und -ver-
mehrung und damit zur Entstehung klinisch wahrnehmbarer Krank-
heitsherde.

## 2. Morphologie und Physiologie des erkrankten Wirts.

Erweist sich der Wirt gegenüber irgendeiner Symbiosestörung in dem
auf S. 17 besprochenen Sinne als empfänglich, so kommt es zu Krankheitserscheinungen. Bei der allgemeinen Besprechung derselben gehen
wir von der klinischen Symptomatologie und damit den Grundlagen des
ärztlichen Handelns am Krankenbett aus. Die klinischen Symptome
sind das Ergebnis der morphologischen Prozesse, unspezifischen und
spezifischen humoralen Veränderungen und der Koordination aller
dieser Vorgänge unter dem Einfluß des Nervensystems. Mit Hilfe aller
dieser Teilfunktionen ist der Wirt bestrebt, das symbiontische Gleichgewicht wieder herzustellen. Die einzelnen Teilfunktionen bei den
Symbiosestörungen unterscheiden sich dabei nicht prinzipiell von solchen, wie wir sie auch bei nichtinfektiösen Krankheiten finden (vgl. der
Abschnitt „Spezifität" S. 54); nur ihr Auftreten in einer bestimmter

Koordination ist für die Infektionskrankheiten charakteristisch. Wir werden daher dieser unser besonderes Interesse zuzuwenden haben.

## a) Allgemeine klinische Symptomatologie der infektiösen Krankheiten.

So verschieden die klinischen Zeichen je nach dem Ort der Symbiosestörung und je nach der Art der Empfänglichkeit des Wirts gegenüber der Art des betreffenden Symbionten sein können, so lassen sich doch aus ihnen gewisse Symptome herausschälen, die sich in verschieden starker Ausprägung immer wieder finden und die wir als die *Allgemeinsymptome der Infektionskrankheiten* bezeichnen können. Besonders die akuten bieten sie mit großer Regelmäßigkeit. Die praktisch-diagnostisch wichtigsten sind folgende:

die Beeinträchtigung des Allgemeinbefindens (Prostration),
Fieber, manchmal mit Schüttelfrost,
Zungenbelag,
Milztumor,
Beeinträchtigung des Kreislaufs,
oft Albuminurie,
Veränderungen des Blutbilds.

Das gleichzeitige Auftreten der Mehrzahl dieser Symptome muß immer den Verdacht auf eine Infektionskrankheit erwecken. Das eine oder andere kann undeutlich sein oder fehlen, insbesondere bei subchronischen und chronischen Infektionskrankheiten; im allgemeinen aber sind einige dieser Symptome nachweisbar und gibt die Kombination von mehreren den Hinweis auf das Vorliegen einer Infektionskrankheit. – Dennoch können sie nicht, wie oben gesagt, als „spezifisch" für die Infektionskrankheiten bezeichnet werden; denn auch in ihrer charakteristischen Zusammenstellung kommen sie bei nichtinfektiösen Krankheiten vor, z. B. bei der akuten Leukämie. Die Allgemeinsymptome der Infektionskrankheit lassen auch nicht auf das Vorliegen einer Allgemeininfektion (S. 11) schließen, sondern sind an sich davon unabhängig, da der Gesamtorganismus auch ohne Generalisierung der Infektion in Reaktion treten kann.

Klinisch stehen ihnen die führenden Symptome gegenüber, die jeweils einzelne Gruppen der Infektionskrankheiten kennzeichnen. Die wichtigsten sind folgende:

Durchfall bei den sog. Durchfallskrankheiten (Enteritis, Dysenterie, Cholera, auch Typhus und Paratyphus),

Katarrhe der oberen Luftwege und Lungenerscheinungen (Pneumonie, Grippe, Keuchhusten, Psittakose u. a.),

Exantheme bei den Exanthemkrankheiten (Scharlach, Masern, Pocken, Fleckfieber u. a.),

zentralnervöse Symptome (Meningitis epidemica, Poliomyelitis, Enzephalitis u. a.).

Als weitere diagnostisch wichtige Symptome, die als führend bezeichnet werden können, sind zu nennen:

Eiterungen und membranöse Beläge auf Wunden oder Schleimhäuten (Wundinfektionen, Diphtherie, Gonorrhöe u. a.),

Lymphdrüsenschwellungen (Drüsenfieber, Schlafkrankheit, Tularämie, Pest u. a.).

Ein sehr wichtiges, oft wegweisendes Symptom bei Infektionskrankheiten ist ferner der

Schüttelfrost (kruppöse Pneumonie, Malaria, Sepsis, Pyelitis u. a.).

Die Hervorhebung dieser führenden Symptome dient klinisch-diagnostischen Zwecken und gibt gewissermaßen ein Schema an die Hand, um sich im einzelnen Fall zurechtzufinden.

Alle führenden Symptome sind in schwächerer Ausbildung auch unter den Allgemeinsymptomen der Infektionskrankheiten zu finden, d. h. sie gehören eigentlich zu diesen und werden erst dadurch führend, daß sie bei der betreffenden Infektionskrankheit besonders stark entwickelt sind. Sie sind also nur quantitativ, nicht qualitativ von den Allgemeinsymptomen verschieden. So finden wir z. B. bei den meisten Infektionskrankheiten gelegentlich Exantheme, während das Symptom Exanthem nur für eine bestimmte Gruppe von Infektionskrankheiten zum führenden wird. Die Erscheinung, daß das eine Mal dieses, dann wieder jenes Symptom als führend hervortritt, ist dadurch entstanden, daß der Wirt im Verlauf der Phylogenese die erbliche Fähigkeit erworben hat, diesen Symbionten hier, jenen dort zu fixieren; und dies hängt teils von der Eintrittspforte ab, d. h. von der Stelle, wo der Mensch mit dem Symbiont zuerst in Berührung kam bzw. kommt, teils von der oben erwähnten Verwandtschaft des betreffenden Keims mit normalen Symbionten: die Keime der Coligruppe werden vorwiegend in Darm, diejenigen der Streptokokkengruppe in den Luftwegen fixiert usw. Die vom Tier auf den Menschen übergehenden Keime lassen naturgemäß solche Beziehungen vermissen, wie ja auch oft umgekehrt experimentell auf Tiere übertragene menschliche Infektionsstoffe bei diesen ganz andere Krankheitsbilder auslösen als beim Menschen. Der Einfluß der phylogenetischen Anpassung von Wirt und Keim auf die Gestaltung des Krankheitsbildes geht noch weiter, indem, wie auf S. 19 ausgeführt, auch die Abhängigkeit des Verlaufs vom Lebensalter sich aus ihr erklären läßt: so beantwortet der Säugling, auch noch das ältere Kind manche Infektionen mit einem ganz anderen Krankheitsbild als der Erwachsene; als Beispiel sei hier nur erwähnt, daß es beim Säugling noch keine kruppöse Pneumonie gibt und daß viele Infektionskrankheiten regelmäßig beim Kinde leichter verlaufen als beim Erwachsenen.

Die führenden Symptome sind stets unmittelbarer Ausdruck der Lokalisierung des betreffenden Infektionsstoffs: beim Durchfall findet man den Keim im Stuhl, bei den Lungenerscheinungen im Auswurf, bei den Exanthemen in aus ihnen gewonnenem flüssigem oder Gewebsmaterial, bei zentralnervösen Symptomen im Zentralnervensystem bzw. Liquor, bei Eiterungen und Drüsenschwellungen in diesen, beim Schüttelfrost im Blut. Daraus ergibt sich, daß das führende Symptom die Folge der Organfixation des betreffenden Infekts ist. — Demgegenüber können die Allgemeinsymptome der Infektionskrankheiten, wie schon erwähnt, nicht auf die Lokalisation der Symbiose zurückgeführt werden. Vielmehr können sie auch ohne unmittelbare örtliche Beteiligung der Symbionten entstehen. Die Anwesenheit des lebenden Infektionsstoffs ist für sie nicht Bedingung. Kommen sie doch auch bei nichtinfektiösen Krankheiten, z. B. der Serumkrankheit, vor, auch in der für Infektionskrankheiten typischen Häufung.

Die nun folgende Darstellung der bei der Infektionskrankheit in Tätigkeit tretenden Teilfunktionen des Menschen als Grundlagen für die klinische Symptomatologie muß sich an eine Aufteilung des Stoffs entsprechend den wissenschaftlichen Methodiken der Medizin, d. h. der pathologisch-anatomischen, der chemisch-physikalischen und der serologischen halten. Man muß sich aber davor hüten, dabei den Blick für das Ganze der organischen Vorgänge zu verlieren, zu dem allein die klinische Beobachtung immer wieder zurückführt und das sich nur aus der übergeordneten nervösen Regulation der einzelnen Geschehnisse verstehen läßt. Die ältere Infektionslehre hat diese ganzheitliche Betrachtung oft verkannt, wenn sie die Frage stellte, ob ein bestimmtes Symptom wie die Entzündung, das Fieber, das Auftreten von Antikörpern usw. als nützlich oder als schädlich anzusehen sei, und zu trennen suchte zwischen den schädlichen Folgen der Einwirkung von Bakterien und ihren Giften („Toxinen") und den Abwehr- oder Wiederherstellungsmaßnahmen des Menschen. Diese Isolierung eines kleinen Symptoms führt stets nur zu einer Verkennung seiner Bedeutung im Rahmen des Ganzen, d. h. der dem Leben allgemein zugehörigen Umwelts- bzw. Wirt-Gast-Beziehungen, die weder nützlich noch schädlich gewertet werden können. So sind auch die Ergebnisse der einzelnen Untersuchungsmethoden nicht voneinander in ihrer Bedeutung für das Ganze zu trennen, ohne ihnen Zwang anzutun: man kann z. B. die Entzündung oder das Fieber oder auch den spezifischen Antikörper heute nicht mehr rein morphologisch bzw. chemisch-physikalisch bzw. serologisch betrachten, ohne jeweils auch die entsprechenden anderen Veränderungen und besonders ihre nervöse Regulation zu beachten, sobald man sie auf ihre Bedeutung hin analysieren will. Handelt es sich doch stets dabei nur um die Erfassung ein und desselben Vorgangs mit verschiedenen Mitteln!

### b) Morphologische Grundlagen der Symptomatologie.

Das Eindringen eines Mikrosymbionten, das nach den auf S. 11 dargestellten Arten vor sich geht, löst im Gewebe Reaktionen aus, die wir im einzelnen erst nach Abtötung desselben, weniger rein klinisch feststellen können. Wir sind daher, um ihren Ablauf zu erkennen, darauf angewiesen, diesen aus Material verschiedener Herkunft, das in einzelnen Stadien des Infektionsprozesses untersucht wurde, zu rekonstruieren. Auf diesem Wege gewinnt man dann ein gutes Bild von der geweblichen Funktion, die nur eine von den vielen ist, die die Symbiose von Wirt und Keim regeln.

Es ist unmöglich, zwischen Folgen einer Schädigung des Gewebes und Wiederherstellungsmaßnahmen in ihm streng zu unterscheiden. Beide gehen von Anfang an Hand in Hand. Diese Unterscheidung, die in der Entzündungslehre eine große Rolle gespielt hat, entspringt mechanistischen Vorstellungen, da, wie in der Einleitung ausgeführt, die Infektionskrankheit ja eine fortgesetzte Anpassung an die Umwelt, also eine Entwicklungsphase ist, bei der eine Wertung als Schaden oder Nutzen verfehlt wäre. Sagten wir doch schon, daß jede Infektionskrankheit von ihrem Anfang an als nützlich betrachtet werden kann, wenigstens dann, wenn sie zu Immunität führt und damit vor erneuter Erkrankung schützt. Wo dies aber nicht der Fall ist, d.h. bei lokalen Infektionen, wie sie meist nur durch Wunden oder dergleichen zustande kommen, liegt die eigentliche Schädigung in der Verwundung, nicht aber in der Infektion, die nur eine selbstverständliche Folge davon ist, daß der Mensch nicht in steriler Umwelt lebt.

Die geweblichen Veränderungen sind stets dort besonders stark, wo die eigentliche infektiöse Symbiose stattfindet, da sich hier der lebende Keim mit der lebenden menschlichen Zelle unmittelbar auseinandersetzt. Außerdem ist aber ein über den ganzen Körper verbreitetes Gewebssystem für die Auseinandersetzung mit Fremdstoffen, belebten und unbelebten, besonders eingerichtet, das Mesenchym mit allen seinen Teilen. Dieses reagiert auch entfernt vom Ort der Symbiose. So kommt es, daß die gewebliche Funktion des Wirts in der klinischen Symptomatologie in zweierlei Richtung in Erscheinung tritt: einmal in den Veränderungen am Ort der Symbiose (Katarrh, Eiterung, Anschoppung, Exanthem, Ausfallserscheinungen nervöser Zentren und Bahnen usw.), welche das sog. führende Symptom (S. 31) herbeiführen, dann aber auch in manchen Allgemeinsymptomen der Infektion (S. 31), die sich in mesenchymalen Geweben abspielen (Milztumor, Drüsenschwellungen, Blutbildveränderungen).

Alle Oberflächen des Wirtskörpers einschließlich Verdauungskanal sind, mit Epithelien ekto- oder endodermalen Ursprungs überzogen, denen hochgradige Unempfindlichkeit gegenüber Infektionsstoffen eignet. Auch die drüsigen Organe ekto- und endodermaler Abstammung sind relativ unempfindlich und reagieren bei Infektionsprozessen im allgemeinen nur durch ihren mesenchymalen, interstitiellen Anteil, erst sekundär durch degenerative Beteiligung des Drüsengewebes. Eine Reaktion auf Infektionsstoffe erfolgt daher meist erst, wenn die oberflächlichen Bezüge von ihnen durchdrungen sind und Berührung mit mesenchymalem Gewebe erfolgt. Man kann daher sagen: Träger der geweblichen Funktion bei Infektionen ist das Mesenchym, das unter normalen Verhältnissen nirgends mit der Umwelt in Berührung steht.

Die Grundform seiner Reaktion ist die Entzündung. Sie kann normergisch oder allergisch (allgemeiner: pathergisch) verlaufen, sie kann eine gewöhnlich unspezifische oder eine spezifische Entzündung sein. Alle diese Formen sind nicht prinzipiell, sondern nur quantitativ verschieden, wobei sich die allergische Entzündung durch die Schnelligkeit und Heftigkeit ihres Ablaufs auszeichnet, wenigstens in ihrer wichtigsten hyperergischen Abart, zu der auch die „seröse Entzündung"

(Rössle) gehört. Aber auch die sog. spezifische Entzündung („spezifische Granulationsgeschwülste" der älteren Nomenklatur) unterscheidet sich nicht prinzipiell, sondern nur durch die Ausmaße des regeneratorischen Zellwachstums von der unspezifischen.

In dieser Auffassung der Entzündungsarten folgen wir im wesentlichen Rössle, da sie sich für die Infektionslehre als sehr brauchbar erweist. Rössle sagt: „Die allergische Natur von Krankheiten wird in erster Linie von zweierlei Erscheinungen gekennzeichnet: 1. durch die Erzeugung von Antikörpern gegen das Allergen (humorale Allergie) und 2. durch das Auftreten besonders gearteter Entzündungsformen, wobei der Heftigkeit der Anfangsstadien (hyperergische Entzündung) der auffällig chronische weitere Verlauf und die Neigung zu besonderen histologischen Entzündungsbildern (spezifische Entzündung und Granulome) gegenübersteht." „Wo nun auch diese Art der hyperergischen Entzündung ... ausgelöst wird, immer entsteht ... eine qualitativ gewöhnliche und nur quantitativ ungewöhnliche Entzündung." „Die Reaktionsmöglichkeiten des gereiften Gewebes sind beschränkt, Spezifität der Reaktion gibt es überhaupt nicht, und das systematische experimentelle Studium der allergischen Entzündungen hat immer nur quantitative und zeitliche, aber keine qualitativen Eigentümlichkeiten ergeben. Spezifität gibt es nur hinsichtlich des auslösenden Agens. Spezifisch ist also an der Tuberkulose nicht das Granulom, sondern der Tuberkelbazillus."

Der für die Infektionsprozesse wichtigste Teil des Mesenchyms ist das retikuloendotheliale System. Es reagiert bei allen stärker den Organismus beeinträchtigenden Infektionen und wird dabei zum Anlaß wichtigster klinischer Allgemeinsymptome der Infektion. Leber, Milz und Knochenmark einer-, Lymphdrüsen mit Tonsillen andererseits sind die Hauptsitze des retikuloendothelialen Systems. Seine Aufgabe ist teils das Abfangen der Keime und Keimstoffe aus dem Blut und der Lymphe, wobei seine Zellen oft dem Untergang geweiht sind, teils die Absonderung spezifischer Antikörper und unspezifischer Fermente. So halten sich auch bei den Geschehnissen im retikuloendothelialen System von Anfang an Schaden und Nutzen die Wage.

Die mit der vermehrten Tätigkeit einhergehende Organvergrößerung zeigt sich am retikuloendothelialen System als wichtiges klinisches Symptom: bei lokalen Infektionen in der regionalen Lymphdrüsenschwellung, bei der Allgemeininfektion in allen als Blutfilter dienenden Organen; neben Lymphdrüsen, Leber und Lungen ist das besonders die Milz, und dadurch kommt es zu dem für die Allgemeininfektion so wichtigen *Symptom des Milztumors*, der von infektiöser *Leberschwellung* begleitet sein kann. Die *Anschwellung der Lymphdrüsen*, der Milz oder Leber, auch die Beteiligung der Lungen kann zum führenden Symptom werden, wenn sich der Symbiont in ihnen ansiedelt, z. B. in den Lymphdrüsen bei der Drüsentuberkulose, der chronischen Lues, der Bubonenpest u. a., in der Milz besonders bei der Malaria, in der Leber bei der Weilschen Krankheit oder dem Gelbfieber, in den Lungen bei kruppöser Pneumonie, Tuberkulose u. a.

Eine besondere Stellung haben sowohl histologisch als auch funktionell und klinisch die Tonsillarorgane im Rachenring und in der Appendix, sowie die kleineren lymphatischen Plaques, z. B. im Dünndarm. Ihre Funktion ist nicht vollständig geklärt, doch bezieht sich ihre Filterleistung wahrscheinlich sowohl auf Lymphe und Blut, als auch auf den Inhalt der Hohlräume, in denen sie stehen, Rachen, bzw. Darm. Entsprechend tritt ihre klinische Veränderung sowohl als lokaler, vorwiegend durch exogene Infektion entstandener Prozess im Sinne eines führenden Symptoms auf (*Tonsillitis, Angina bzw. Appendicitis*), wie auch als Ausdruck und Symptom der Allgemeininfektion (symptomatische oder Ausscheidungsangina z. B. bei Lues und vielen anderen Infektionskrankheiten, Appendixreizung bei vielen Infektionskrankheiten, besonders bei der kindlichen Pneumonie, typhöse Krankheiten). Die Tonsillarorgane verlieren mit zunehmendem Lebensalter als Ansiedlungsort von Infektionen an Bedeutung, was nach dem biogenetischen Grundgesetz auch einen Hinweis darauf gibt, daß es sich um in phylogenetischer Rückbildung befindliche Organe handelt.

Während Leber, Milz und Lymphknoten durch weite Kapillaren mit geringer Strömungsgeschwindigkeit für ihre Aufgaben besonders gut ausgerüstet sind, beteiligt sich an ihnen das Kapillarsystem der Unterhaut, ein weiterer Träger reichlichen zum retikuloendothelialen System gehörenden Gewebes, erst unter bestimmten Umständen, die klinisch kenntlich sind an einer Hyperämie bzw. Rötung. Und diese führt unter Beteiligung entzündlicher Vorgänge zu den verschiedenen *Exanthemen*. Ein solches kann prinzipiell bei jeder Infektionskrankheit vorkommen. Auch ohne Ansiedlung von Keimen kann es bei lokalen Infektionen wie auch bei Serumkrankheit und Arzneimittelschädigung zu Exanthemen kommen. Als führendes Symptom enthält es bei den eigentlichen Exanthemkrankheiten den lebenden Erreger selbst. In den meisten infektiösen Exanthemen sind dieselben heute nachgewiesen, sowohl Bakterien (z. B. in den Typhusroseolen) als auch Vira. Manche tuberkulösen (Lupus) und spätluischen Exantheme enthalten die Keime nur in kleinsten Mengen; bei ihnen ist das Hautorgan überwiegend durch die Aufgabe der Bildung von Antikörpern und Fermenten alteriert (Eso- oder Eisophylaxie, HOFFMANN). Sie stehen also gewissermaßen zwischen dem Serumexanthem als Ausdruck einer Allgemeinwirkung der Infektion ohne Ansiedlung eines Infektionsstoffs in der Haut und den Typhusroseolen als „Bakterienembolien" (SCHOTTMÜLLER). – Nach allem ist auch das Exanthem teils Ausdruck einer Schädigung, teils einer Heilmaßnahme, und seine Entstehung kann nicht nur stofflich-toxisch erklärt werden. Über das Zustandekommen der einzelnen charakteristischen Exanthemformen können wir heute noch nichts aussagen.

Das Knochenmark ist beim Erwachsenen die Bildungsstätte der weißen Blutzellen (außer Lymphozyten). Seine Funktionsänderung tritt daher klinisch-symptomatologisch als die besonders bei Allgemeininfektionen diagnostisch so wichtige Veränderung der *Leukozytenzahl* und des *Differentialblutbildes* in Erscheinung, bei lokaler Infektion als führendes Symptom in Form der *Eiterung*, einer lokalen Anhäufung der im Knochenmark gebildeten weißen Blutzellen. Die Leukozyten der myeloischen Reihe haben teils die Aufgabe der Phagozytose, durch die sie geschädigt werden und zugrunde gehen können, teils machen sie aber auch für die Wiederherstellung der Störung wichtige Fermente frei;

so ist auch bei ihnen Schaden durch toxische Stoffe und Nutzen durch eigene Reaktion nicht zu scheiden. Neben den Veränderungen der weißen Blutzellen wird im Knochenmark auch die Produktion der Erythrozyten bei Infektionskrankheiten beeinflußt, wohl teils in Form einfacher Bildungshemmung (toxische Aplasie), teils aber auch als Ausdruck relativen Eisenmangels im Mark. Auf diese Weise kommt es, besonders bei chronischen Infektionskrankheiten, zu den sog. *infektiös-toxischen Anämien.*

Die Hauptveränderungen des Knochenmarks bei akuten Infektionskrankheiten, seien sie leukozytotischer oder leukopenischer Art, sind etwa folgende: im Anfangsstadium und während des Verlaufs der Krankheit Hyperplasie des granuloblastischen Gewebes mit Zunahme der Blutformen, der unreifen myeloischen Zellen, der Plasmazellen und der Histiozyten, relative Verminderung der Erythroblasten und unter den letzteren Zunahme der basophilen und Verminderung der orthochromatischen; in der Rekonvaleszenz rasche Rückkehr zum normalen Zustand der Erythro- und Granuloblasten, zuweilen Auftreten von Eosinophilie. Man kann je nach der Stärke der *Markreaktion* unterscheiden: ein Mark mit vermehrter reifer Neutrophilie (reifen Myelozyten, Metamyelozyten, Stab- und Segmentkernigen), ein solches mit unreifer Neutrophilie (besonders der unreifen Myelozyten), ein Promyelozytenmark von reiferem Typ (Monozytoide und polymorphe Promyelozyten), ein unreifes Promyelozytenmark (Überwiegen der rundkernigen Promyelozyten) und ein Myeloblastenmark (SCHILLING). Meist, aber nicht immer entsprechen dem Markbefund auch die *Befunde im Blutbild,* deren dynamische Veränderungen im Ablauf der Infektionskrankheiten besser bekannt sind („biologische Leukozytenkurve" von SCHILLING). Der häufigste und typische Befund bei akuten Infektionskrankheiten ist zunächst die Leukozytose mit Linksverschiebung und toxischer Granulation bei Aneosinophilie („Abwehrphase"), die bei abklingender Krankheit allmählich in eine Lympho-Monozytose, oft mit Eosinophilie umschlägt („Heilphase"). Nicht selten findet man bei Infektionskrankheiten aber auch Leukopenien oder – wie bei den meisten Viruskrankheiten – zuerst Leukopenie, dann Leukozytose. Warum es bei den verschiedenen Infektionskrankheiten zu den charakteristischen Veränderungen des Blutbilds kommt, ist noch ziemlich unbekannt. Die für den Typhus bezeichnende Leukopenie soll zwar schon durch Einspritzung abgetöteter Typhusbazillen auslösbar sein, und die Eosinphilie beim Scharlach wird von manchen Autoren als Hinweis auf eine allergische Komponente in seiner Pathogenese gedeutet; über Ansätze zu einer Erklärung ist man aber bisher nicht hinausgekommen. Auch die speziellen Funktionen der einzelnen Leukozytenformen sind im einzelnen noch ungeklärt.

Retikuloendotheliales System, Blutgefäße und strömendes Blut können als die vom Wirt für die Wiederherstellung einer infektiösen Gleichgewichtsstörung am höchsten spezialisierten Organe bezeichnet werden. Das ihnen entwicklungsgeschichtlich zugehörige *Bindegewebe,* das ebenfalls mesenchymaler Abkunft und genetisch nicht von ihnen zu trennen ist, beginnt zugleich mit ihren Reaktionen den Umbau im erkrankten

Gewebe, indem es die Wiederherstellung seines Gerüsts und die Bildung von Narbengewebe übernimmt.

Zuweilen greift die Entzündung noch über das eigentliche Mesenchym hinaus und bezieht die diesem entwicklungsgeschichtlich ebenfalls verwandten, auch vom Mesoderm abstammenden Gewebe mit ein: die *serösen Häute* in den Gelenken, Brust- und Bauchhöhle und Herzbeutel sowie *die Nieren*. Ihre Beteiligung ist bei den typischen akuten Infektionskrankheiten seltener; sie ist vielmehr eine Erscheinung einer besonderen (allergischen) Disposition (beim Rheumatismus) oder eines ausgeprägten Überempfindlichkeitsstadiums gegenüber dem betreffenden Keim (bei Tuberkulose, Nephritis nach Angina und Scharlach, sog. infektiöse Rheumatoide nach Scharlach, Ruhr usw.). In diesen Fällen werden also gewissermaßen noch weitere oder gar alle zur entzündlichen Reaktion befähigten Gewebearten in diese mit einbezogen, der überempfindliche Organismus reagiert mit weiteren Teilen oder gar dem gesamten ihm zur Verfügung stehenden mesenchymalen Apparat.

Das Zusammenspiel der jeweils beteiligten Anteile des Mesenchyms ergibt nun, quantitativ verschieden abgestuft und mit verschiedener Geschwindigkeit arbeitend, die verschiedenen *Formen der Entzündung:* die einfache oder die hämorrhagische Entzündung oder Eiterung, die Ödem-, die Exsudat- und die Granulombildung, wobei Ödem und Exsudate besonders bei hyperergischer, Granulome besonders bei den sog. spezifischen Entzündungen hervortreten.

Durch diese verschiedenen Phasen bzw. Grade der lokalen Entzündung sind nun auch die klinischen Bilder vieler Infektionskrankheiten gekennzeichnet, wir können sie unmittelbar für das führende Symptom verantwortlich machen. Kleinste entzündliche Herdbildungen werden klinisch als solche allerdings nur dann manifest, wenn sie lebenswichtige, hochempfindliche Gewebsteile, wie etwa das Zentralnervensystem, betreffen; dabei entstehen *lokalisierbare Symptome*, wie Lähmungen u. a., wie man sie bei Enzephalitis, Poliomyelitis oder auch Meningitis findet.

Die Eiterung, an der Blutbildungsapparat und Bindegewebe zugleich beteiligt sind, ist das Hauptsymptom vieler lokaler Infektionsprozesse, und zwar derjenigen mit den sog. Eitererregern oder auch unter bestimmten Umständen mit manchen anderen Keimen: mit Typhus- und Tuberkelbazillen und sogar mit höher organisierten Symbionten z. B. Aktinomyzespilzen und Ruhramöben (Leberabszesse). — Die hämorrhagische Entzündung findet sich bei lokalen und Allgemeininfektionen mit Keimen der verschiedensten Gruppe: bei Milzbrand als hämorrhagische Lymphadenitis, bei toxischer Diphtherie, bei Grippepneumonie und -enzephalitis, im Pockenexanthem (sog. schwarze Blattern) und überhaupt als Ausdruck besonders heftiger Entzündung.

Die Ödembildung als eines der Frühstadien der Entzündung kann bei manchen gutartigen Infektionen das Bild beherrschen, so bei der einfachen Schleimhautkatarrhen (Schnupfen, einfacher Darmkatarrh) sie kann aber auch, wenn sie im Übermaß auftritt, sehr bedrohlich wer

den, so bei der Cholera, bei der das Blutserum fortgesetzt in Strömen
in die Darmlichtung ergossen wird und bei der infolgedessen der Organismus einer inneren Austrocknung erliegen kann. Bei einigen Infektionskrankheiten ist das führende Symptom durch die Exsudation von
Blutplasma auf Schleimhautoberflächen mit anschließender Fibrin-
bildung beherrscht; das ergibt das Bild der membranösen Entzündung,
das bei Diphtherie und Ruhr im Vordergrund steht. Wieder andere
sind durch die Exsudatanhäufung in verschiedenen Körperhöhlen gekennzeichnet, so bei der kruppösen Pneumonie in den Lungenalveolen
(s. S. 149), bei tuberkulösen und rheumatischen Entzündungen der
serösen Häute in den entsprechenden Körperhöhlen, Brust- und Bauchhöhle, Herzbeutel und Gelenke.

Während die bisher genannten Entzündungsformen sich durch die
Geschwindigkeit ihres Ablaufs und ihre Heftigkeit klinisch meist deutlich bemerkbar machen, tun das nicht so sehr die langsamer verlaufenden
spezifischen Entzündungen, die Granulome. Bei den akuten Infektionskrankheiten mit spezifischer Granulombildung wird diese meist
nur der histologischen Untersuchung wahrnehmbar, so bei der rheumatischen Polyarthritis, dem Typhus, der Bangschen Krankheit und der
Tularämie. Nur bei den chronischen Infektionskrankheiten, besonders
Tuberkulose und Lues, wird sie klinisch manifest, wenn sie zur Zer-
störung größerer Gewebsbezirke führt.

### c) Chemisch-physikalische Grundlagen der Symptomatologie.

Bei der Untersuchung der Veränderungen im Stoffwechsel, Blutchemismus, Kreislauf, Atmung, der Darm- und Drüsentätigkeit hat die
pathologische Physiologie – ähnlich wie die pathologische Anatomie bei
der Entzündungslehre – vielfach auch die Frage zugrunde gelegt, ob
es sich um reine Betriebsstörungen durch toxische Substanzen oder um
Wiederherstellungsmaßnahmen des Organismus handle. Man wollte sie
als „unspezifische" Vorgänge den spezifischen serologischen entgegen-
stellen und sah gewissermaßen in ihnen nur das Schädliche, in den serologischen Befunden nur das der Beseitigung der Toxine dienende Nützliche, das die Abwehr besorge. Mehrfach wurde auch versucht, alle diese
Veränderungen auf die Einwirkung eines einzigen Stoffs zurückzuführen,
der im empfindlich gewordenen Organismus als Reaktionsprodukt ent-
stünde („Anaphylatoxin" von Friedberger). Insbesondere hat hierbei
das Histamin eine große Rolle gespielt, das als körpereigenes toxisches
Eiweißspaltprodukt nachgewiesen wurde und Vergiftungserscheinungen
auslöst, die an die Zustände bei manchen Infektionen, besonders aber
beim anaphylaktischen Schock stark erinnern: Kreislaufkollaps, urtika-
rielle Hautreaktionen, leukotaktische Wirkung, Leberschädigung. Das
Histamin kommt jedoch auch im Schock nur in viel zu kleinen Mengen
im Organismus vor und wird auch zu rasch abgebaut. Eppinger und
seine Mitarbeiter haben aus Eiter, verdorbenem Fleisch und aus Bakterienkulturen durch Extraktion Stoffe gewonnen, die ähnliche Erscheinungen nach mehrstündiger Latenzzeit auch bei peroraler Ver-

abreichung erzeugen; es handelt sich dabei besonders um Allylami
und Allylformiat. Sie sahen davon im Tierversuch neben den Zeiche
der Erschlaffung Bluteindickung, später Hämolyse, Temperatursturz
erhöhte Durchlässigkeit der Gefäßwände, Albuminurie, schwere Ver
änderungen der Magen- und Darmschleimhaut und besonders des Leber
parenchyms, oft mit Ikterus. Sie fanden dabei die Zeichen der seröse
Entzündung, die sonst für die allergischen Reaktionen charakteristisc
ist. Auch am Endokard entstanden Veränderungen, die an eine verrukös
Endokarditis erinnerten. Sie bringen diese Beobachtungen mit der Ent
stehung der Allgemeinsymptome der Infektionskrankheiten in Zu
sammenhang, und sicher liegt hierin eine Erklärung für deren Ent
stehung. Wie aber die gleich zu besprechenden pyrogenen Stoffe da
Fieber bei Infektionskrankheiten nur zu einem gewissen Teil zu erkläre
vermögen, so handelt es sich, wie übrigens auch EPPINGER betont, siche
auch bei diesen Stoffen nur um einen Teilfaktor für die Entstehun
der Infektionssymptome. Die Vielfalt derselben, ihre gesetzmäßig
Dauer und Abheilung lassen sich nicht nur als Vergiftungsfolgen ve
stehen, deren jede einzelne wieder beseitigt werden muß, vielmehr grei
von Anfang an eins ins andere und erweisen sich die Folgeerscheinunge
des Eiweißabbaus auch schon als Voraussetzungen für den Wiede
aufbau.

Das für die Infektionslehre wichtigste physikalische Symptom ist da
Fieber. Sicher sind an seinem Zustandekommen auch „Giftstoffe“ b
teiligt, doch sieht man gerade in ihm schon seit H. H. MEYER un
KREHL allgemein eine nervös-regulatorische Maßnahme. Die einfachs
Vorstellung, daß etwa die im Blute kreisenden Erreger selbst das Fieb
erzeugten, mußte bald der weichen, daß es die verschiedensten tei
bakteriellen, teils körpereigenen Zerfallsstoffe seien, die pyrogen wir
ten. Es war aber nie mit solchen möglich, Einsicht in die Eigenart
des klinischen Fieberverlaufs bei den natürlichen Infektionskrankheit
zu gewinnen; denn daß die Rolle bakterieller Gifte und Zerfallsstof
nicht ausschlaggebend sei, ging schon daraus hervor, daß auch die nich
bakteriellen Viruskrankheiten prinzipiell gleichartiges Fieber begleite
bei denen doch nur kaum wägbare Mengen von Erregersubstanzen
Aktion treten, und mit der Annahme, daß das Fieber durch den Zerfa
körpereigener Substanzen hervorgerufen werde, war zum mindest
keine Erklärung für die eigenartigen verschiedenen Typen klinisch
Fieberabläufe, z. B. die kritische Entfieberung bei manchen Kran
heiten, gegeben. Ein wirkliches Verständnis ergab sich daher erst a
der Erkenntnis der nervösen Bedingtheit des Fiebers als einer form
immer wieder ähnlichen Reaktionsweise des Organismus auf die ve
schiedenartigsten Reize (vgl. S. 50 ff.).

Am Stoffwechsel treten bei Infektionskrankheiten, teils gemei
sam mit Fieber, teils ohne solches, vielfältige Veränderungen auf. F
alle gilt, daß sie einzeln auch bei nichtinfektiösen Prozessen bekan
sind, und daher nicht notwendigerweise bakteriotoxisch entsteh
müssen. In ihrer Gesamtheit ergeben sie aber ein für den Infekt se
charakteristisches Bild.

Der Grundumsatz ist gewöhnlich gesteigert, und darin liegt ein Grund für die oft rasche *Gewichtsabnahme*. Bei Fiebernden geht diese Grundumsatzsteigerung großenteils auf Rechnung der vermehrten Wärmebildung, die um 20 bis 60% gegenüber der Norm gesteigert sein kann.

Klinisch zeigen sich die Stoffwechseländerungen im Infekt objektiv faßbar am deutlichsten in den mannigfachen Veränderungen des *Blutchemismus*.

Der Eiweißstoffwechsel ist teils durch zentrale Reizung, teils peripher durch vermehrten Eiweißzerfall gesteigert. Für die Inkubationszeit ist im allgemeinen eine *Hypoproteinämie* bezeichnend, welche zur Zeit der Akme von einer ausgesprochenen *Hyperproteinämie* mit Bluteindickung abgelöst wird. Als Ausdruck des vermehrten Umsatzes sehen wir klinisch die Anreicherung von Endprodukten in Blut und Harn: *Reststickstofferhöhung*, vermehrte Harnstoff- und Harnsäureausscheidung im Harn, leicht kenntlich am reichlichen *Ziegelmehlsediment* des Fiebernden. Einige ebenfalls dem pathologischen Eiweißzerfall entstammende Endprodukte (vor allem Urochromogen) geben im Harn die diagnostisch wertvolle *Diazoreaktion*. Warum sie nur bei manchen Infektionskrankheiten, besonders Typhus, Fleckfieber, Masern und Phthise, positiv ist, bei anderen jedoch trotz gesteigerten Eiweißzerfalles negativ, ist ungeklärt.

Neben der Eiweißumsatzsteigerung treten auch erhebliche qualitative Änderungen in der Eiweißzusammensetzung auf. Die schwefelhaltigen Eiweißbausteine (Zystin, Methionin) und -abbauprodukte (Hippursäure) werden dabei im Infekt besonders beansprucht: dem Zystinabkömmling *Glutathion* kommt als „Entgifter" eine wichtige Rolle zu, seine Menge im Blutserum wird vermindert, im Harn erscheinen vermehrt schwefelhaltige Endprodukte. Die Beanspruchung dieses Teils des Eiweißstoffwechsels zeigt sich klinisch in Störungen des Haut-, Nagel- und Haarwachstums durch Infektionskrankheiten. – Eindrucksvoll ist die Verschiebung des Verhältnisses der Eiweißfraktionen im Serum: auf der Höhe des Infekts findet man eine Vermehrung des Globulins, d. h. eine *Erhöhung des Albumin-Globulin-Quotienten*. Es darf wohl angenommen werden, daß dadurch die Vehikelfunktion des Bluteiweiß (BENNHOLD, KYLIN) erheblich affiziert wird, die in der Aufnahme, dem Transport und der Abgabe adsorbierbarer oder chemisch zu bindender Stoffe besteht. Als Teil dieser Funktion läßt sich ja auch die spezifische Bindung von Antigenen aller Art, also auch besonders bakterieller Substanzen, auffassen, die im Serum vor sich geht; wissen wir doch heute, daß die Antikörper ausschließlich an die Globulin-, und zwar besonders die Pseudoglobulinfraktion gebunden sind, und daß die in der Immunbiologie zu beobachtende Spezifität im Prinzip chemisch begründet ist, d. h. es sich bei der Antigen-Antikörperbindung um teilweise reversible Adsorptionen und chemische Bindungen handelt, wie sie auch sonst für die Vehikelfunktion des Eiweißes charakteristisch sind. Die Erhöhung der Globulinfraktion hat daher sicher für den Infekt eine außerordentliche Bedeutung. – Die „Labilisierung" der Eiweißkörper durch sie gibt den wesentlichen Grund für die in der Diagnostik so wichtige, jedoch keineswegs regelmäßig vorhandene *Beschleunigung der Blutkörperchensenkung* im Infekt, auch für andere „unspezifische", aber diagnostisch doch zuweilen wertvolle Reaktionen wie das Weltmannsche Koagulationsband ab.

Der vermehrte **Fettabbau** aus den Fettdepots, zusammen mit der Inanition und der Anreicherung saurer Substanzen, wie sie im Infekt allgemein und lokal in jedem Entzündungsherd entsteht, führt nicht selten bei Infektionskrankheiten zu einer *Azidose*, als deren Ausdruck *im Harn Azeton* auftreten kann.

Stark beteiligt an der Reaktion des Organismus im Infekt sind auch die **Lipoide**, von denen das Cholesterin, besonders seine Ester regelmäßig, oft bis auf 50%, absinkt, um dann zu einer postinfektiösen oder postfebrilen Hypercholesterinämie zu führen. Die Lipoide sind sowohl für die Permeabilität der Zellmembran wie auch für die Phagozytose von großer Wichtigkeit..

Durch vermehrte Ausschüttung der Glykogenspeicher kommt es im Infekt zuweilen zu einer *febrilen Hyperglykämie*, ja auch zur *Glykosurie* als Ausdruck der Störung des **Kohlehydratstoffwechsels**.

Vielfältig sind die Störungen im **Mineralhaushalt** im Infekt. Die wichtigste ist die oft ausgeprägteste Kochsalzretention im Gewebe, die zu NaCl-Verarmung in Blut und Harn bei gleichzeitiger Wasserretention im Gewebe und Bluteindickung führt. Treten noch Chlorverluste nach außen durch Erbrechen oder Durchfälle (Ruhr!) hinzu, so kann es sogar zum klinischen Bild der *Hypochlorämie* mit Alkalose kommen, die die sonst im Infekt übliche Azidose überdeckt. Der fast völlige *Cl-Mangel im Harn*, den man im Beginn vieler Infektionskrankheiten findet, kommt nicht nur bei Exsudatanschoppungen (Pneumonie, Pleuritis), sondern auch ohne solche (Typhus, Masern, Scharlach usw.) vor, ist also mindestens zum großen Teil nur Folge der Cl-Verschiebung ins Gewebe. – Das Kalium wandert umgekehrt ins Blut und der K-Spiegel steigt an. – Dies zusammen mit der Infektazidose führt oft auch zu einem deutlichen Abfall des Kalziums, der genetisch an der Neigung zu hämorrhagischer Diathese im Infekt, vielleicht auch an Störungen des Knochenaufbaus beteiligt ist. In Überempfindlichkeitsstadien können die verschiedensten akuten *Kalkmangelsymptome* durch den diese begleitenden Kalkspiegelsturz hervorgerufen werden.

Das Eisen erfährt im Infekt gesetzmäßig eine Umlagerung, indem das retikuloendotheliale System, besonders in der Milz, auch in Knochenmark, Leber und Lungen Fe speichert, wenn nötig auf Kosten des Hämoglobineisens (HEILMEYER). Dabei kommt es zu starker Erniedrigung der Serumeisen- (und gleichzeitigen Erhöhung der Serumkupfer-) Werte. Dieser Vorgang beginnt schon in der Inkubationszeit, und der Wiederanstieg des Fe zeigt frühzeitig die Überwindung des Infekts an. Er kann besonders bei länger dauernden Infekten zur Entstehung *„toxisch-infektiöser" Anämien* im Sinne von Eisenmangelanämien beitragen. Hierbei besteht ein enger Zusammenhang mit dem vermehrten Verbrauch von Askorbinsäure (Vitamin C), das ja für Resorption und

Stabilisierung des Fe in seiner allein aktiven Ferro-Form benötigt wird. Das retikuloendotheliale System bedarf aber gerade des aktiven Eisens bei seiner Aktivierung im Infekt in erhöhtem Maße.

Die skizzierten Umsatzstörungen wirken sich auf die einzelnen Organe in vielfacher Weise aus. Auch diese Organsymptome sind im einzelnen nichts für den Infekt Charakteristisches, in ihrer klinischen Kombination aber ergeben sie das Bild des infektiösen Zustands und beteiligen sich am Zustandekommen der Allgemeinsymptome der Infektion.

Wohl am stärksten beteiligt ist am Umsatz und seinen Störungen die Leber. Bluteindickung und gesteigerter Eiweiß-, Kohlehydrat- und Blutzerfall lassen es oft als infektiöses Frühsymptom zur Anreicherung von Gallenfarbstoffen in Blut und Harn kommen, kenntlich an der beim Fieber häufig positiven *Urobilin- und Urobilinogenprobe.* Bei schweren Infekten kann die Leberschädigung zum Ikterus, ja bis zur Leberatrophie führen.

Die Lungen werden durch die Azidose und in ihrem retikuloendothelialen System vermehrt in Anspruch genommen, die Blutfülle nimmt in ihnen zu, der Tonus der Atemmuskeln ab. All das, zusammen mit Einflüssen hämodynamischer und direkt zentralnervöser Art, führt zu der im Infekt regelmäßigen *Steigerung der Atemfrequenz* bei herabgesetzter Vitalkapazität.

Leichte Schädigung des Nierenparenchyms, die man auch pathologisch-anatomisch an einer trüben Schwellung der Nieren (toxische Nephrose) nachweisen kann, führt zu der meist leichten sog. febrilen *Albuminurie.*

Mit der Verminderung und Ansäuerung des Speichels bei Infektionskrankheiten, außerdem mit Veränderungen der Mundatmung und der Mundflora hängt das wichtige Symptom des *Zungenbelags* zusammen. Warum es freilich zu typischen Formen desselben kommt (Typhus-, Scharlach- usw. Zunge), ist damit nicht erklärt.

Die Salzsäureproduktion des Magens und die der Verdauungssäfte des Darmtrakts überhaupt geht bei Infektionskrankheiten teilweise oder ganz zurück. Auch die resorptive Kraft von Magen und Darm läßt nach. Speichel- und Magensaftmangel sind eine wichtige Ursache der *Inappetenz* und damit Teilbedingung des *Kräfteverfalls.* Die Kalorienaufnahme des Fiebernden kann auf ein Drittel des Tagesbedarfs und weniger heruntergehen. Die Motilität des Magendarmkanals wird weniger stark gestört. Jedoch ist ihre Verminderung, klinisch *Obstipation*, ein ebenso häufiges Symptom, z. B. bei Pneumonie, wie die Vermehrung, klinisch *Durchfälle*, auch wenn die pathologische Symbiose nicht wie bei den spezifischen Darminfektionen im Darm selbst lokalisiert ist. Bei schweren Infekten treten oft symptomatische Durchfälle auf.

Die wichtigsten Erscheinungen am Kreislauf bei Infektionskrankheiten mit und ohne Fieber sind *Tachykardie und Blutdrucksenkung.* Im Mittel ist der Puls je ein Grad Temperatursteigerung um acht Schläge in der Minute beschleunigt. Worauf die von dieser Regel abweichende Bradykardie bei Typhus, Influenza u. a. beruht, ist unbekannt. Da die gewöhnlich erfolgende Beschleunigung auf Kosten der Dauer der Diastole geht, ist meist eine Herabsetzung der Herzleistung und damit auch eine schlechtere Ernährung des Herzmuskels selbst unvermeidlich, auch ohne daß es in ihm zu Entzündung oder Degeneration zu kommen braucht. So wird auch die Verlangsamung der Strömungsgeschwindigkeit und das Absinken des Blutdrucks verständlich. Für dieses ist außerdem das Nachlassen des Tonus der peripheren Gefäße verantwortlich. Ein klinischer Ausdruck davon ist die bei Infektionskrankheiten oft beobachtete *Dikrotie des Pulses*. Im oder vor dem Schüttelfrost erfolgt oft vorübergehend ein Blutdruckanstieg durch Gefäßkontraktion. Die Herz- und Kreislaufschädigung führt schließlich zum *Kollaps*, einer bei Infektionskrankheiten stets zu fürchtenden Komplikation. Sie ist letzten Endes auch die häufigste Todesursache bei diesen.

Alle bisher in diesem Abschnitt besprochenen Veränderungen des Wirtsorganismus stehen in unmittelbarer Beziehung zu den typischen Symptomen des Infekts. Nun verläuft aber ein und dieselbe Infektionskrankheit, auch bei gleicher Infektionsart und -dosis, von Fall zu Fall verschieden schwer, d. h. die einzelnen Symptome sind verschieden stark ausgeprägt. Mit der Erklärung dieser Tatsache kommt man auf das Gebiet der individuellen Reaktionen, d. h. der Konstitution und Disposition bzw. von deren Einfluß auf den Krankheitsverlauf. Bei der Erforschung dieser Faktoren hat die Wissenschaft erst in jüngster Zeit größere Erfolge zu verzeichnen. Die Konstitutionsforschung liegt dabei vor allem in den Händen der Erbwissenschaften, der Neurologie und Psychiatrie; ein ganz wesentlicher Träger der Konstitution ist aber das endokrine System. Die Erforschung der exogenen, die individuelle Disposition beeinflussenden Faktoren ist hauptsächlich an die Ernährungslehre, Hygiene, Bioklimatologie, Arbeits- und Sozialmedizin geknüpft. Hier sollen vor allem noch Hinweise auf Endokrinologie und Vitaminlehre in ihren Beziehungen zur Infektionslehre gegeben werden.

Die inneren Drüsen greifen in mannigfacher Weise hemmend und fördernd in den Ablauf von Stoffwechsel, Kreislauf usw. ein; sie stellen also mit ihrem Einfluß auf Infektionsresistenz und Krankheitsablauf schon ein übergeordnetes Regulationssystem dar. Zur Erforschung dieses Einflusses gibt es im Prinzip zwei Wege, einmal das Studium der Wirkung der einzelnen Hormone auf den Ablauf von Infektionsprozessen, dann die Beobachtung dieses Verlaufs bei den verschiedenen endokrinen Krankheiten, die als extreme Varianten von Konstitutionstypen aufgefaßt werden können. Für die Klinik ist nicht so sehr die unmittelbare Einwirkung eines Hormonüberschusses oder -mangels auf die Infektionsresistenz, als diejenige der durch das Hormon veranlaßten konstitutionellen Störung, z. B. Fettsucht, innersekretorische Kreislaufstörungen usw., von Bedeutung. In der folgenden Tabelle sei eine Zusammenfassung darüber gegeben.

**Tabelle 2.**

Übersicht über die Infektionsresistenz bei endokrinen
Krankheiten (nach Höring 1937).

```
Sexualdrüsen: Pubertät, Menses, Gravidität   . . . vermindert
        Kastration, Greisenalter  . . . . . . . . . vermehrt
Schilddrüse: Basedowsche Krankheit . . . . . . . vermehrt
        Myxödem und verwandte Zustände  . . . . . vermindert
Epithelkörperchen: Tetanie . . . . . . . . . . . vermindert
        Ostitis fibrosa . . . . . . . . . . . . . . unbekannt
(Thymus: Status thymicolymphaticus  . . . . . . vermehrt)
Pankreas: Diabetes mellitus . . . . . . . . . . . vermindert
        (Hyperinsulinismus . . . . . . . . . . . . vermehrt?)
Nebennierenrinde: Addisonsche Krankheit   . . . . vermindert
        Interrenalismus  . . . . . . . . . . . . . z. Teil vermehrt*
Hypophyse: Gesamtdrüse: Simmondssche Krankheit vermehrt
        Vorderlappen: Dystrophia adiposogenitalis  . . vermehrt?
        Akromegalie ohne Diab. mell.  . . . . . . unbekannt
                mit Diab. mell. . . . . . . . . . vermindert
        Morbus Cushing ohne Diab. mell. . . . . . . z. Teil vermehrt*
                mit Diab. mell. . . . . . . . z. Teil vermehrt*
        Hinterlappen: Diabetes insipidus  . . . . . vermindert?
```

Hervorgehoben sei, daß bei hypophysären Störungen (M. Cushing)
Fieberunfähigkeit, also ein ganz oder fast fieberfreier Verlauf auch bei
schweren Infektionszuständen vorkommt, was sich durch die engen Beziehungen von Hypophyse und Zwischenhirn erklärt. Derartige Mängel
der normalen Regulation können sich manchmal für den Träger günstig
auswirken, indem sie eine zu starke und damit lebensgefährliche Reaktion des Organismus verhindern; so kann es durch konstitutionelle
Anomalien im Endergebnis zu einer Hebung der Infektionsresistenz
kommen, und kombinierte Funktionsausfälle können einander aufheben
oder sogar überkompensieren.

Auf die engen Wechselbeziehungen zwischen endokrinem und Nervensystem wird später noch hinzuweisen sein.

Es kann hier nicht auf die Wege eingegangen werden, auf denen jedes
einzelne Hormon seinen Einfluß auf den Infekt geltend macht. Von
ganz besonderer Bedeutung für den Ablauf von Infektionskrankheiten
sind aber die Nebennieren: nicht nur werden in ihnen oft tiefgreifende
morphologische Veränderungen (Lipoidschwund, Nekrosen, Blutungen)
gefunden, sondern auch ihre Funktion ist aufs engste mit den Stoff-
wechselveränderungen beim Infekt verknüpft, so daß man den klinischen Zustand, den man im schweren Infekt vor sich hat, in mancher
Hinsicht geradezu als Nebenniereninsuffizienz ansehen kann. Finden
wir doch auch bei einer solchen aus nicht infektiöser Ursache Symptome
wie die Adynamie, Abmagerung, Blässe, Hypotonie und Durchfalls-
neigung neben der Bluteindickung, Kohlehydratverarmung der Leber,
Hypochlorämie bei Kalium- und Reststickstoffsteigerung. Mark und
Rinde sind im Infekt gleicherweise affiziert. Eine schwerste akute Komplikation, wie sie selten, besonders bei Meningokokkensepsis im Kindesalter, zur Beachtung kommt, das *Marchand-Waterhouse-Friderichsen-*

---

* Anfälligkeit der Haut zwar vermehrt, Resistenz im Krankheitsverlauf
jedoch gut.

*Syndrom* (rasch einsetzende zerebrale Erscheinungen, Krämpfe und Koma mit hohem Fieber, Zyanose, hämorrhagischem Exanthem und abdominellen Symptomen, Tod meist innerhalb 1–3 Tagen) wird heute meist als Folge des plötzlichen Ausfalls beider Nebennieren durch Blutungen (Nebennierenapoplexie) gedeutet. – Wiederum wie beim Eisenhaushalt ist der des Vitamin C eng mit der Funktion der Nebennierenrinde verknüpft, in der es normalerweise in großer Menge gespeichert wird und aus der es bei Infekten weitgehend verschwindet.

Von den die Disposition beeinflussenden Faktoren sei hier die Bedeutung der Vitamine für die Infektion hervorgehoben. An erster Stelle ist das C-Vitamin zu nennen. Es wird bei allen Infekten im Organismus in erhöhtem Maße verbraucht. Eine bestehende C-Hypovitaminose führt zu vermehrter Anfälligkeit; der Skorbut wird sogar meist erst durch das Hinzutreten eines Infekts manifest. Wie weit hämorrhagische Diathesen bei Infektionskrankheiten als C-Mangelfolgen angesehen werden können, ist allerdings oft schwer abzugrenzen. – Dem Vitamin A wird wegen seiner Fähigkeit, Epithelschädigungen an Haut und Schleimhäuten zu verhindern bzw. zu heilen, eine „infektionsverhütende" Kraft beigemessen. – Im Experiment lassen sich weiterhin durch Mangel des antileukopenischen Vitamin M (im $B_2$-Komplex) schwerste Infektionen an Mund- und Darmschleimhäuten auslösen, wie überhaupt gerade die Zungenveränderungen und die Neigung zu Stomatitiden bei Infekten an Störungen im $B_2$-Haushalt denken lassen. – Die Transmineralisation im Infekt bringt auch Beziehungen zum Vitamin D mit sich, dessen der Organismus im Infekt auch in erhöhtem Maße bedarf. Ein Infekt läßt beim Kind nicht selten eine Rachitis manifest werden. → Neuerdings wird dem Mangel des sog. Permeabilitäts- oder P-Vitamins (Citrin) auch eine besondere Bedeutung für die erhöhte Blutungsbereitschaft bei Infekten, auch allgemein für das Zustandekommen hyperergischer Reaktionen zugeschrieben.

Sonstige exogene Einflüsse auf die Disposition, die in der Lebensweise des Individuums begründet sind, sind fast unübersehbar zahlreich. Hunger und Elend sind ja nicht nur der Verbreitung der Infektion günstig, sondern beeinflussen auch Resistenz und Verlaufsschwere aufs stärkste. Ähnliches gilt für Klima und Wetter, denen erst in jüngster Zeit wieder mehr Beachtung geschenkt wird (Düll, Flach, Hüttl, Linke, Petersen, Pfleiderer und Büttner, De Rudder u. v. a.). Da wir diese Einflüsse heute zumeist nur mehr statistisch, noch kaum physiologisch erfassen können, kann hier nicht näher darauf eingegangen werden.

### d) Serologische Grundlagen der Symptomatologie.

Wie beschrieben, hatte man ursprünglich die geweblichen und die pathologisch-physiologischen Funktionen bei Infektionskrankheiten vorwiegend unter dem Gesichtspunkt der Betriebsstörung im Wirtsorganismus betrachtet und sieht erst in neuerer Zeit in ihnen mehr Heilmaßnahmen. Im Gegensatz dazu schrieb man den spezifisch-serologischen Funktionen, d. h. den experimentell nachweisbaren Antikörpern, von

Anfang an die Hauptrolle in der Infektionsabwehr zu unter der schon in der Einleitung als irrig bezeichneten Annahme, daß die Infektionskrankheit einer Vergiftung mit Bakteriengiften gleichzusetzen sei. Und dabei sollten die Antikörper die Entgiftung bewirken. Damit wurde ihre Bedeutung, wie sich heute mehr und mehr zeigt, weit überschätzt; denn die serologischen Antikörper sind nicht dazu imstande, die Heilungsvorgänge bei Infektionskrankheiten zu erklären.

Nur zwei zu den Infektionskrankheiten gezählte Krankheiten können einer Vergiftung gleichgesetzt werden, Botulismus und allenfalls der Tetanus (S. 183 und S. 188); bei einigen anderen sind echte Bakteriengifte, Exotoxine, am Krankheitsvorgang mehr oder weniger stark beteiligt, so bei den anaeroben Wundinfektionen Diphtherie, Scharlach, auch bei Ruhr (s. dort). Nur bei diesen Infektionskrankheiten kommt den antitoxischen Antikörpern, den echten Antitoxinen, eine Bedeutung für die Heilung zu; jedoch genügen sie allein bei den zuletzt genannten Infektionskrankheiten nicht zu einem Verständnis des Heilungsvorgangs. Bei allen anderen, also der überwiegenden Mehrzahl der Infektionskrankheiten sind Giftwirkungen der Infektionsstoffe nicht in nennenswertem Maße im Spiele; hier handelt es sich vielmehr um lebendige Gleichgewichte der Symbiose. Wohl wirken auch bei ihnen die Leibessubstanzen der Infektionsstoffe wie jedes artfremde Eiweiß antigen, und antibakterielle, sog. antiinfektiöse Antikörper werden auch bei ihnen oft nachweisbar. Eine Bedeutung von solchen für die Heilung hat sich jedoch nie überzeugend nachweisen lassen. Sie sind vielmehr vorwiegend Ausdruck einer Schädigung des Wirts. In vitro verursachen sie wohl eine Hemmung des Bakterienwachstums, jedoch meist nur in so hohen Konzentrationen, wie sie unter natürlichen Umständen im Wirt nie erreicht werden. Dieser hat vielmehr das deutliche Bestreben, sich ihrer baldmöglichst zu entledigen, und so verschwinden sie bei der Ausheilung sehr bald wieder aus dem Blute. Die oft auf sie bezogene Immunität überdauert jedoch ihre Anwesenheit um lange Zeit und ist auch meist schon vor ihrem Auftreten erreicht. Ihre Anwesenheit ist also keinesfalls Vorbedingung für die Immunität. Ihre Bedeutung ist vielmehr ebensowenig bekannt wie diejenige vieler anderer serologischer Phänomene der Art- und Organspezifitäten, der Blutgruppen u. a. Auch alle diese dienen nicht irgendeiner „Abwehr".

Ebenso wie experimentelle Antikörperbildung in stärkerem Maße nur durch parenterale, nicht oder nur schwer durch perkutane oder perorale Verabreichung des Antigens zu erreichen ist, erscheinen antibakterielle Antikörper im Serum in höherer Konzentration nur, wenn eine Allgemeininfektion vorliegt, z. B. beim Typhus, und nur in geringem Maß bei lokalen Infektionen, z. B. bei Ruhr.

Um die Immunität des Menschen gegenüber einem Infektionsstoff näher zu bringen, ist es notwendig, nicht nur die spezifischen, sondern alle die besprochenen Teilfunktionen des Wirts zusammen zu berücksitigen. Ihre Besprechung erfolgt daher in einem besonderen späteren Abschnitt (S. 60).

Das Verständnis für die Pathogenese und die klinische Symptomatologie der Infektionskrankheiten wird durch die Kenntnis der serologischen Veränderungen nicht wesentlich gefördert. Den Einfluß auf die Krankheit sehen wir deutlich am Kranken nur dort, wo die künstliche Zufuhr von gegen echte Exotoxine gerichteten Antikörpern rasche Entfieberung, Besserung des Kreislaufs usw. bewirkt, was manchmal bei der Serumbehandlung der obengenannten exotoxischen Krankheiten beobachtet wird. Der Änderung des gesamten klinischen Bildes bei solchen Erfolgen der Serumtherapie – seien sie nun wirklich auf spezifische oder auch nur unspezifische Wirkung zurückzuführen – liegt aber auch eine Regulationsänderung des gesamten Organismus zugrunde, also nicht nur ein humorales Geschehen.

Mit Hilfe der bakteriologisch-serologischen Laboratoriumsmethoden freilich werden die Antikörper im Blut der Patienten zu einem der wichtigsten **diagnostischen Hilfsmittel**, dessen Besitz wir den großen Entdeckungen der bakteriologischen Epoche verdanken. Nicht auf dem Gebiet der Pathogenese, sondern der praktischen Diagnostik liegt daher ihre überragende Bedeutung. Für die Diagnostik sind gerade die pathogenetisch völlig belanglosen antibakteriellen Antikörper von größter Wichtigkeit. Sie werden in den meisten Fällen durch *Agglutination* oder *Komplementablenkung* nachgewiesen. Bei der Bewertung all dieser diagnostischen Reaktionen muß jedoch immer bedacht werden, daß ihr positiver Ausfall nur ein Symptom ist, und daß ein Symptom unter vielen das Vorliegen einer bestimmten Infektionskrankheit nicht beweisen kann, d. h. die serologischen Reaktionen dürfen nur im Rahmen der ganzen Symptomatologie für die Diagnose bewertet werden. Im einzelnen werden wir auf sie bei den einzelnen Krankheiten zu sprechen kommen.

Die Einengung des Begriffs der Spezifität (S. 54) mahnt auch hier beim Gebrauch des Ausdrucks „spezifische Reaktionen" zur Vorsicht. Handelt es sich doch bei ihnen nur um chemische oder physikalisch-chemische Bindungen, wie sie auch sonst im Organismus vorkommen und wie sie dieser im Laufe seines Individualdaseins auch sonst erlernen kann, z. B. in Form der Gewöhnung an bestimmte Arzneimittel. Aus diesem Grunde greifen die spezifischen Antikörper auch vielfach auf chemisch (und biologisch) verwandte Antigene über, z. B. Typhus auf Paratyphus, Tuberkulose auf Lepra, während die Krankheitsimmunität nie übergreift.

Es sei hier nochmals betont, daß die serologischen Reaktionen nicht für Infektionskrankheiten charakteristische Symptome sind. Wie alle Symptome der Infektionskrankheiten einzeln auch bei nichtinfektiösen Erkrankungen bekannt sind, so auch diese: die der Agglutination ähnliche Präzipitation von Giften, z. B. Schlangengift, und von artfremden Eiweißen überhaupt, die Komplementbindung gegenüber Antigenen und Allergenen der verschiedensten nichtinfektiösen Herkunft. So sind also die „spezifischen" Reaktionen keineswegs typisch für Infektionskrankheiten; typisch ist vielmehr nur die Koordination dieses Symptoms mit den anderen Symptomen der Infektionskrankheiten, wie sie im folgenden Abschnitt besprochen wird.

## e) Die Koordination der Grundlagen der Symptomatologie durch das Nervensystem.

In den vorausgehenden Abschnitten haben wir uns mit den Veränderungen am Entzündungsherd, den humoralen, besonders im Blut, und denen an den Organen beschäftigt und dabei nur die wichtigsten, vor allem diejenigen, die in unmittelbarer Beziehung zu den klinischen Allgemeinsymptomen der Infektion stehen, berücksichtigt. Dabei ergab sich schon ihre vielfache Verknüpfung miteinander und daß bei der Untersuchung einzelner Symptome oft nur der gleiche Vorgang mit verschiedenen Methoden beobachtet wird, wobei konstitutionelle bzw. innersekretorische Einflüsse Stärke und Geschwindigkeit des Ablaufs beeinflussen. Es zeigte sich weiter, daß die lokalen Symptome an einem Krankheitsherd sich meist nur graduell, nicht prinzipiell von den Allgemeinsymptomen der Infektion unterscheiden, und diese nur, lokal gebunden und intensiviert, wiederholen: lokale Hyperthermie – Fieber, lokale Schwellung – allgemeine Kochsalz- und Wasserretention, lokale – allgemeine Gefäßdilatation, lokaler – allgemeiner Eiweißabbau, lokale – allgemeine Azidose usw. Die analytische Forschung versuchte jedes Einzelsymptom als Folge einer exogenen (bakteriellen oder toxischen) Schädigung, gewissermaßen als primäres Ereignis aufzufassen und verfolgte nun, von ihm ausgehend, seine Auswirkungen auf den Organismus. Dabei drängte sich dann die Frage auf, ob ein solches Symptom rein peripherer Natur, also etwa auch am isolierten Organ auslösbar, oder zentralnervös sei, und diese Fragestellung ergab nun in den meisten Fällen, daß das eine das andere nicht ausschließt: periphere Entstehung mit sekundärer Beteiligung des Gesamtorganismus einer-, Auslösung des Symptoms primär vom Zentralorgan andererseits.

Es seien für das Zusammenfallen des peripheren Automatismus mit zentraler Steuerung einige Beispiele angeführt:

Das Wesen der Entzündung wurde lang in der örtlich gebundenen zellulären Reaktion auf den an dieser Stelle eingetretenen chemischen oder physikalischen Reiz gesehen; heute tritt die Reaktion der innervierten Gefäßbahn als das Primäre des ganzen Vorgangs in den Vordergrund (RICKER).

Die Entstehung der örtlichen und allgemeinen Leukozytose wurde früher vorwiegend als Folge der Chemotaxis unter Einwirkung humoraler Substanzen (Opsonine) angesehen; wir wissen heute, daß die örtliche Leukozytenansammlung vorwiegend vom Verhalten der innervierten Kapillargefäßwand abhängt, ihre Bildung im Knochenmark weitgehend humoral reguliert ist (HOFF, KEN KURE) und ihre Ausschwemmung aus diesem zentralnervösen Einfluß unterliegt (Hirnstich-Leukozytose, BORCHARDT, ROSENOW).

Die lokale und allgemeine Stoffwechselsteigerung mit dem Eiweißzerfall, dem Fettabbau und der Kohlehydratausschwemmung ist wohl von der Peripherie her „toxisch" oder auch nur rein lokal auslösbar; ihre zentrale Regulation, zum Teil auf dem humoralen Umweg über die inneren Drüsen, ist aber heute schon jedem Arzt eine Selbstverständlichkeit. Das gleiche gilt für die Wasserhaushaltsstörung und die Transmineralisation: der örtliche Automatismus in einem Herd und die Regulation von den Zentren des Zwischenhirns aus greifen ineinander (Salzstich, Osmoregution von JUNGMANN und BERNHARDT, zentrale Wasserhaushaltsstörung beim Diabetes insipidus).

Lokale und allgemeine Wärmehaushaltsstörung sind in ihrer Abhängigkeit von der Intaktheit der nervösen Leitungsbahnen (Splanchnicus) und von den Zentren genau erforscht (KREHL, SCHÖNBORN, GRAFE u. v. a.).

Die Auslösung einer dem Schock zugehörigen Kontraktion glatter Muskulatur nach vorausgegangener Sensibilisierung durch erneute Berührung mit dem Antigen ist zwar rein peripher möglich (SCHULTZ-DALEscher Versuch am isolierten Meerschweinchenuterus), geschieht aber im Organismus im Rahmen der anaphylaktischen Gesamtreaktion. Und die Bildung der Immunstoffe, auf Grund deren die auch isoliert in vitro stattfindende Antigen-Antikörper-Bindung zustande kommt, ist vom Nervensystem beeinflußt (z. B. durch bedingte Reflexe, METALNIKOW, Ermüdung, FRIEDBERGER, TROMMSDORF, VINCENT, ELLET und BAYLEY* u. a.). Während Sympathicuserregung die Immunitätslage (Abwehrbereitschaft) hebt (BOGENDÖRFER, BORCHARDT, ROSENTHAL und HOLZER, HAUSMANN*), steigert Parasympathicuserregung den Immunkörperspiegel (REITLER, SALOMONSEN und MADSEN, ROSTOSKI, BELAK*).

Die Wechselwirkung von Zentralnervensystem und Peripherie trat in diesen Forschungsergebnissen deutlich zutage. Je mehr man ein einzelnes Symptom, aus dem organismischen Zusammenhang gerissen, betrachtete, um so mehr konnte es zunächst in die Peripherie verlegt werden; je komplexer aber das gewählte Symptom war, um so früher wurde seine Bindung ans Nervensystem erkannt.

Das gilt insbesondere für ein in seiner Entstehung so komplexes Symptom wie das Fieber. Seine zentrale Genese und die Existenz eines Temperaturzentrums im Stammhirn (Wärmestich von ARONSOHN und SACHS), die Erfolgsorgane der Wärmebildung (vor allem Leber und Muskulatur) und -abgabe (Haut, Lungen) sind seit langem gut erforscht. Trotzdem blieben die Einzelheiten der Fieberverläufe (Continua, Remittens, Intermittens, Krise) unerklärt. Von den pyrogenen Substanzen, mit denen versucht wurde, die Fieberentstehung zu erklären, wurde schon gesprochen (S. 40), auch davon, daß bei gewissen Hypophysen-Zwischenhirnstörungen Fieberunfähigkeit besteht (S. 45); die künstliche Fiebertherapie mit pyrogenen Substanzen (Pyrifer) einer-, das Vorkommen sicheren, rein zentralnervösen (nicht-infektiösen oder -toxischen) Fiebers bei Hirntumoren, nach Enzephalographie usw. andererseits sind heute jedem Arzt geläufig, obwohl gerade letzteres, die rein nervöse Hyperthermie, noch bis in neuere Zeit in Zweifel gezogen wurde. Wir sehen daraus, daß der Komplex „Fieber" ganz verschieden ausgelöst wird und daß dabei die Wärmeregulation, wie es zuerst LIEBERMEISTER ausgedrückt hat, „auf verschiedene Temperaturgrade eingestellt werden kann". So haben wir auch in der Klinik der Infektionskrankheiten verschiedene Ursachen für die Fieberentstehung zu berücksichtigen, nämlich zunächst

*Fieber aus lokaler Ursache*, wie es bei schwereren lokalen Infektionsprozessen vorkommt, so bei Wundeiterungen, Furunkeln u. a., und wie es meist durch unregelmäßigen oder remittierenden (amphibolischen) oder gar intermittierenden Verlauf gekennzeichnet ist, wobei nach Entfernung der Ursache (operative Eröffnung, Drainage) das Fieber rasch zurückgeht. Dem steht das

*Fieber aus zentraler Ursache*, wie wir es kurz bezeichnen wollen, gegenüber, das mit andauernd hohen, kontinuierlichen Temperaturen zu verlaufen und, gelegentlich von Pseudokrisen unterbrochen, kritisch oder

---

* Schrifttum s. bei H. MÜLLER, Z. Kinderheilk. **62**, 162 (1940).

lytisch zu enden pflegt, und das man gerade dann findet, wenn ein entzündlicher Herd nicht oder noch nicht vorhanden ist, oft freilich in der Entstehung begriffen, dann aber nicht oberflächlich, sondern irgendwo innerlich gelegen ist. Während bei dem Fieber aus lokaler Ursache der Tonus des Wärmezentrums vom Entzündungsherd, also primär gewöhnlich von außerhalb des Nervensystems aus erregt wird, geschieht das beim Fieber aus zentraler Ursache im Verlauf einer primär nervösen Umsteuerung des Organismus, die mit der im nächsten Kapitel zu besprechenden Empfänglichkeitsänderung identisch ist. – Ein praktisch sehr wichtiges Ereignis für die Infektionslehre ist schließlich der

*Schüttelfrost.* Bei ihm reguliert das Fieberzentrum plötzlich auf eine hohe Temperatur um, es kommt daher zu dem subjektiven Kältegefühl, die Wärmeabgabe wird auf ein Minimum reduziert, die Wärmebildung durch die mit dem Schütteln einhergehende Muskeltätigkeit hochgradig gesteigert. Infektiöse Schüttelfröste kommen dann vor, wenn Bakterien in größerer Menge plötzlich ins strömende Blut kommen; bei Viruskrankheiten fehlen sie daher so gut wie gänzlich. Es handelt sich also hier tatsächlich um die Folge eines plötzlichen Freiwerdens pyrogener Zerfallsstoffe, einen Vorgang ähnlich wie beim künstlichen Schüttelfrost durch intravenöse Injektion von Milch, Pyrifer oder dgl. Wieso es zum Eindringen von Bakterien ins Blut kommt und warum die Reaktion des Wirts von Fall zu Fall quantitativ und qualitativ so variiert, d. h. der eine schon auf kleinste Keimmengen mit Frost antwortet, der andere nicht, der eine auf diese, der andere aber auf jene Bakterienart, das wird später zu besprechen sein. Auch die Geschwindigkeit, mit der es zum Frost kommt, wechselt sehr (der Zeitfaktor); meist dauert es 1–3 Stunden vom Eindringen der Keime bis zum Beginn des klinischen Frostes (Schottmüller), der Beginn der Temperaturbewegung kann aber auch wesentlich früher einsetzen (Grafe).

Neben den individuellen Unterschieden sind auch allgemeine Gesetzmäßigkeiten auf Verlauf und Höhe der Temperaturen ebenso auf Geschwindigkeit des Ausbruchs und Stärke eines Schüttelfrosts von Einfluß, so die *endogenen Rhythmen*, vor allem der 24-Stunden-Rhythmus des Menschen, der sich ja auch schon im Temperaturverlauf des Gesunden kundtut. Er erklärt die größere Höhe der Abendtemperaturen und die Tatsache, daß Schüttelfröste nachts, besonders in der zweiten Hälfte derselben, zu den größten Seltenheiten gehören. Auch in diesen Einflüssen dürfen wir die Wirkung des Nervensystems erblicken.

Noch komplexere Allgemeinsymptome der Infektion als das Fieber, über deren zentrale Bedingtheit a priori nie ein Zweifel entstehen konnte, sind die bei infektiösen Prozessen oft so charakteristischen *Störungen der Allgemeingefühle:* Prostration, Müdigkeit, Verstimmung, Übelkeit (Nausea) bis zum Erbrechen, vage Kopf-, Rücken- und Gliederschmerzen, Störungen des Schlafrhythmus und des Sensoriums überhaupt. Sie greifen vom Bereich der Tiefen-, stärksten in das der Oberflächenperson, vom Unbewußten ins Bewußte über, wenn sie auch keineswegs als nur kortikale Funktionen aufgefaßt werden dürfen, da die Organgefühle zum mindesten die Peripherie ebenso wie das Zentrum betreffen.

4*

Bei aller Differenzierung dieser Symptome je nach Krankheit und Individuum sind sie doch eine typische Begleiterscheinung der Funktionsänderungen im Infekt.

Sucht man nun die Vielzahl der nervös regulierten Einzelgeschehnisse beim Infekt zusammenfassend zu betrachten, so kann man sie als einheitliche Reaktion des Organismus unter zentralnervöser Steuerung auffassen und kommt – bei einiger Schematisierung – zu der Vorstellung der *„vegetativen Geamtumschaltung"*, wie sie von HOFF ausführlich dargestellt wurde. Er unterscheidet bei den Infektionskrankheiten ganz allgemein eine erste („Abwehr"-) Phase, die mit Fieber, Sympathikotonie, myeloischer Leukozytose, Umsatzsteigerung, Blutzuckeranstieg, Azidose usw. einhergeht, von der Phase „der Überwindung der Infektion", bei der es zum Überwiegen des parasympathischen Tonus mit Tendenz zum Temperaturrückgang, zur lymphatischen Reaktion, zum Umsatzabfall, zur Alkalose usw. kommt. Dieselben Phasen konnte er aber auch in allen Einzelheiten beim neurogenen Fieber z. B. nach Enzephalographie nachweisen. Der Ablauf der Reaktion wird nicht nur vom Zwischenhirn aus reguliert, er kann auch nur teilweise in einzelnen „Funktionskreisen" zustandekommen, die durch Zwischen- und Querschaltungen verschiedener nervöser und humoraler Stationen kurzgeschlossen sind; als solche sind insbesondere der Automatismus des sympathisch-parasympathischen Systems und das endokrine System zu nennen, die eigene Impulse aussenden, aber auch solche vom Zwischenhirn aus empfangen, das seinerseits wieder solche aus höheren sub- und kortikalen Sphären erhält.
Der Reiz, der die vegetative Gesamtumschaltung in Tätigkeit treten läßt, kann also ganz verschiedener Art (infektiös, rein nervös u. a.) sein; er kann aber auch an den verschiedensten Stellen angreifen, sei es an einem beliebigen Punkt der Peripherie, an inneren Organen, an den peripheren vegetativen oder animalen Nervenbahnen, an endokrinen Drüsen oder im Zentralnervensystem selbst. Immer erfolgt eine prinzipiell gleiche Gesamtreaktion, wobei das gesamte (periphere und zentrale) Nervensystem in Tätigkeit tritt. Es gehört zu dessen Eigenheiten, nicht nur, daß es der Träger der Ganzheitsreaktionen des Organismus ist, sondern auch, daß es nur als Ganzes zu reagieren vermag. Reize, wie es die infektiösen sind, lösen daher auch erst in dem Augenblick eine der für den lebenden Organismus typischen Reaktionen aus, wo sie in unmittelbare Berührung mit dem Nervensystem treten, wie das von SPERANSKY und seiner Schule in ausgedehnten Experimenten gezeigt werden konnte. Von der zuerst gereizten Nervenstelle aus erfolgt dann im Nervensystem die Weiterleitung der Reaktion, die nicht durch die Art des Reizes, sondern durch den Bau und Zustand des Nervensystems bestimmt ist. Sie hängt ab erstens von der Stärke nur desjenigen Teils des Reizes, der unmittelbar das Nervensystem trifft, und zweitens vom individuellen Zustand des Nervensystems, dessen Reaktionen sich verschieden gestalten, je nach der (phylogenetischen) Erbmasse, den (ontogenetischen) Engrammen (dem Vorleben des Individuums) und seiner

augenblicklichen Konstellation (Disposition). Die Ursache des ganzen Prozesses, die Infektion, gibt also nur den ersten Impuls für die ganze Reaktion, die daraufhin „kumulativ abläuft", das ätiologische Moment darf nicht überschätzt werden. „Es ist klar, daß die Auffassung von infektiösen und toxischen Prozessen als solchen, die von Anfang bis Ende spezifisch sind, falsch ist. In allen diesen Fällen startet der spezifische Erreger nur den Prozeß. Die folgende Entwicklung desselben wird von anderen Bedingungen bestimmt (SPERANSKY)."

Durch diese Betrachtung des Infekts als eines Spezialfalls der (nervösen) Ganzheitsreaktion des Individuums haben wir nun den Schlüssel für die klinische Infektionslehre gewonnen.

### Schrifttum.

BAHRMANN, E.: Über die Ausscheidungscholangitis. Virchows Arch. **308**, 808 (1942). – BENNHOLD, H. H.: Über die Vehikelfunktion der Serumeiweißkörper. Erg. inn. Med. u. Kinderh. **42**, 273 (1932). – Ders., KYLIN, E. und RUSZNYAK, St.: Die Eiweißkörper des Blutplasmas. Dresden, Th. Steinkopf 1938. – BINGOLD, K.: Die Rolle der Lungen bei den septischen Erkrankungen. Arch. klin. Med. **188**, 350 (1942). – BORCHARDT, L.: Zur Physiologie des Fiebers. Arch. exp. Path. u. Pharm. **137**, 45 (1928). – DOLD, H. und F. W. DECK: Über Inhibine. Z. Hyg. **123**, 383 (1941) und frühere Arbeiten. – DÜLL, B.: Wetter und Gesundheit. Dresden und Leipzig 1941. – EPPINGER, H., KAUNITZ und POPPER: Die seröse Entzündung. Wien, Jul. Springer 1935. – FLACH, E.: Meteorologisches Geschehen als Krankheitsursache. Münch. Med. Wschr. **1936**, 1922. – GRAFE, E.: Das Fieber und die Frage seiner Bekämpfung. Münch. Med. Wschr. **1933**, 447, 494 und 527. – HEILMEYER, L.: Die Eisentherapie und ihre Grundlagen. Leipzig, S. Hirzel 1944. – HIRSZFELD, L.: Prolegomena zur Immunitätslehre. Klin. Wschr. **1931**, 2153. – HOFF, F.: Zusammenhang zwischen Blutmorphologie und dem humoral-chemischen Verhalten des Blutes. Erg. inn. Med. u. Kinderh. **46**, 1 (1934). – Ders.: Infektionsabwehr und vegetatives Nervensystem. Dtsch. Med. Wschr. **1941**, 417. – Ders.: Steuerungseinrichtungen des Organismus. Dtsch. Med. Wschr. **1942**, 1189. – HÖRING, F. O.: Endokrine Krankheiten und Infektionsresistenz. Erg. inn. Med. u. Kinderh. **52**, 336 (1937). – Ders.: Über die Gefahr des ätiologischen Denkens in der Klinik der Infektionskrankheiten. Münch. Med. Wschr. **1943**, 499. – HÜTTL, T.: Witterungswechsel und Krankheiten. Dtsch. Med. Wschr. **1941**, 319. – JORES, A.: Physiologie und Pathologie der 24-Stunden-Rhythmik des Menschen. Erg. inn. Med. u. Kinderh. **48**, 574 (1935). – JUNGMANN, P. und H. BERNHARDT: Experimentelle Untersuchungen über die Abhängigkeit der Osmoregulation vom Nervensystem. Z. klin. Med. **99**, 84 (1923). – KEN KURE, zit. n. HOFF: Japanische Beiträge zum Problem der zentralnervösen Blutregulation. Klin. Wschr. **1938**, 638. – KREHL, L.: Pathologische Physiologie. Berlin, Jul. Springer 1932. – KYLIN, E.: Ist es berechtigt, das Bluteiweiß als ein spezifisches Organ aufzufassen? Med. Klin. **1935**, 171. – Ders., s. BENNHOLD, KYLIN und RUSZNYAK. – LIEBERMEISTER, C.: Handbuch der Pathologie des Fiebers. 1875. – LINKE, F. und B. DE RUDDER: Medizinisch-meteorologische Statistik. Berlin 1936. – MÜLLER, E. F. und W. F. PETERSEN: Über den Infektionsschutz des Lebergewebes bei experimenteller Sepsis. Z. exp. Med. **66**, 442 (1929). – NARATH, H.: Die Lungen als Schlammfänger des Blutes. Münch. Med. Wschr. **1942**, 871. – PETERSEN, W. H.: The patient and the weather. Michigan, Edwards Broth. 1934–38. – PFLEIDERER, H. und BÜTTNER, K.: Bioklimatologie, in VOGT, Lehrbuch der Bäder- und Klimaheilkunde. Berlin 1941. – RICKER, G.: Pathologie als Naturwissenschaft. Berlin 1934. – Ders.: Wissenschaftliche Aufsätze für Ärzte. Berlin 1936. – RÖSSLE, R.: Die nosologische Stellung des Rheumatismus. Klin. Wschr. **1936**, 809. – ROSENOW, G.: Hirnstichleukozytose. Z. exp. Med. **64**, 452 (1929). – DE RUDDER, B.: Grundriß einer Meteorobiologie des Menschen. Berlin 1938. – SCHILLING, V.: Das Blutbild und seine klinische Verwertung. Jena, Gustav Fischer 1933. – SCHOTTMÜLLER, H. und K. BINGOLD: Die septischen Erkrankungen, in Mohr-Bergmann-Staehelins Handbuch der inneren Med., 2. Aufl. 1925. – SPERANSKY, A. D.: A basis for the theory of medicine. New York, International Publishers 1935. – Referate dieses Werks: HÖRING, Infektionskrankheit und Nervensystem. Allg. pathol. Schr.Reihe Heft 2, 18 (1941), ferner Dtsch. Med. Wschr. **1944**, 162; v. ROQUES, K. R.: Die Stellung der Heilanästhesie in der Pathologie und Therapie, Münch. Med. Wschr. **1940**, 34 und Nervensystem und Krankheit, Dtsch. Gesdh.Wes. I, 120 (1946).

# D. Die Infektionskrankheit.

## 1. Spezifität.

Von alters her war den Ärzten die Konstanz der Infektionskrankheiten, d. h. ihr auffallend gleichmäßiger Verlauf aufgefallen (vgl. S. 4). Die Anfänge dieses klinischen Begriffs reichen bis über SYDENHAMS Zeit (1661) hinaus (RICHTER). Zu Beginn des 19. Jahrhunderts, besonders bei HENLE, steht er schon fest. Er wurde damals nur auf die Ähnlichkeit des klinischen Bildes von Fall zu Fall bezogen, die ja erst die rasche Wiedererkennung der betreffenden Infektionskrankheit ermöglicht. Mit der Entwicklung des mechanistischen Weltbilds und der bakteriologischen Epoche übertrug man mehr und mehr die Eigenschaft der Konstanz von der Krankheit auf deren „Ursache", den Erreger, und sah in ihr auch einen Hauptbeweis für dessen Spezifität, durch die immer wieder der gleiche Krankheitsverlauf hervorgerufen werde. Diese aus einer Überwertung des Kausalzusammenhangs entsprungenen Trugschlüsse traten erst in der neuesten Entwicklung der Infektionslehre als solche hervor, zuerst in Zweifel gesetzt vor allem durch die modernen Erkenntnisse der bakteriologischen Variabilitätsforschung (S. 26 ff.). „Die durch die Spezifität der Infektionsstoffe bedingte Spezifität der Infektionskrankheiten" (DOERR) gilt aber auch heute noch weiterhin als die Grundlage der Infektionslehre.

Auch die Spezifität wurde bereits vor der Erforschung der Infektionsstoffe schon bald nach den ersten großen mikroskopischen Entdeckungen aus klinischen und epidemiologischen Erfahrungen gefolgert, wenn auch erst R. KOCH den experimentellen Beweis erbringen konnte. Sie besagte ursprünglich nur, daß jeder Infektionskrankheit stets ein und derselbe Infektionsstoff zugehört (s. S. 4). Allerdings war die Klinik vor den bakteriologischen Entdeckungen noch nicht in der Lage, die Infektionskrankheiten so voneinander zu unterscheiden wie heute. Gibt es doch innerhalb der einzelnen Gruppen von Infektionskrankheiten mit gemeinsamem führendem Symptom große Ähnlichkeiten des klinischen Verlaufs, die die Differentialdiagnose erschweren, ja bei manchen Krankheiten, z. B. beim Typhus und Paratyphus abdominalis überhaupt oft mit Sicherheit nur bakteriologisch-serologisch möglich werden lassen. So wurden manche vorher noch irrtümlich zusammengeworfene

Infektionskrankheiten erst durch die Kenntnis von den Infektionsstoffen als ätiologische Einheiten voneinander abgegrenzt.

So weit also hat die Spezifitätshypothese die Klinik der Infektionskrankheiten sehr gefördert. Während aber ursprünglich der Spezifität der Infektionsstoffe Bedeutung nur für die Übertragung der Infektionskrankheiten, nicht aber für ihren zyklischen Verlauf beigelegt wurde, hat sich unter dem Einfluß der Suche nach äußeren „Ursachen" der Spezifitätsbegriff mit der Zeit immer mehr verschoben und trat ganz in den Vordergrund der Infektionslehre, in der er allein nun auch die Pathogenese erklären können sollte. Durch die Spezifität der Reaktion des Makro- auf den Mikroorganismus wurden nicht nur die pathologisch-anatomischen Erscheinungen bei Infektionskrankheit und die Immunität, sondern auch die klinischen Symptome zu erklären versucht, wobei die Vorstellung des spezifischen Toxins im Keim und des Antitoxins als seines Widerparts im Menschen, also eine serologische Erscheinung, den Blick der Forscher fesselte. Die spezifischen Reaktionen sollten der Hauptfaktor der „Abwehr", d. h. der Heilung sein. Man nahm dabei an, in der Spezifität der Reaktionen mit dem Keim eine prinzipiell neue Form unter den biologischen Funktionen des Menschen gefunden zu haben, die sich nur auf Infektionsprozesse beziehe.

Diese Annahme wurde zuerst durch die Entdeckung der Blutgruppen in Zweifel gezogen, die das Phänomen der Spezifität ganz unabhängig von Infektionsvorgängen, also nicht als „Abwehrwaffe" zeigte. Viele andere ähnliche Beobachtungen gesellten sich hinzu. Die Kritik erkannte, daß die serologische Spezifität keineswegs etwas biologisch Einzigartiges ist, sondern sich anderen wohlbekannten Naturerscheinungen unterordnet. Zwei Entdeckungen führten hauptsächlich zu dieser Erkenntnis: einerseits darf heute als bewiesen gelten, daß die Spezifität auf bestimmten chemischen Eigenschaften beruht (H. Schmidt); andererseits gelang die Erzeugung serologischer Antikörper gegen wohlbekannte synthetische Chemikalien (Azofarbstoffe, teils in Verbindung mit Eiweiß, teils mit anderen Kolloiden), die nicht frei in der Natur vorkommen. Es war damit bewiesen, daß es sich bei den spezifischen Antikörperreaktionen nicht um prinzipiell von chemischen oder chemisch-physikalischen Bindungen verschiedene Reaktionen des lebenden Organismus handelt, sondern nur um besonders komplizierte Vorgänge derselben Art, wie sie auch sonst, etwa aus der Stoffwechsellehre, bekannt sind. Es blieb an ihnen nur noch die Tatsache „spezifisch", daß der Mensch sich daran gewöhnt, bzw. in seinem Leben erst lernt, die reagierenden Antikörper neu zu bilden; doch auch diese Eigenschaft entspricht einer allgemeinen biologischen Funktion (z. B. Gewöhnung an manche Arzneimittel) und räumt den spezifischen Reaktionen keine Sonderstellung ein. Mit diesen Entdeckungen wurde also die Annahme, daß alle spezifischen Antikörper dem Zwecke einer „Abwehr" dienen sollten, hinfällig. Viele Forscher, voran Doerr als Bakteriologe, und Gottstein als Epidemiologe, haben sich in neuerer Zeit mit dem Spezifitätsbegriff auseinandergesetzt (s. auch S. 66) und auf seine Problematik hingewiesen. Während ihn Doerr noch als „den ruhenden Pol in der Erscheinungen

Flucht" bezeichnet, um den sich unser ganzes Wissen gruppiere, und dabei seine Gültigkeit auch auf die angeborene bisher als unspezifisch bezeichnete Infektionsresistenz ausdehnt, schränkt ihn GOTTSTEIN dahin ein, daß sie nicht die Spezifität von Parasit und Krankheit, sondern nur diejenige von Wirt und Gast zur Deckung bringen lasse, daß sie also nichts mit der Klinik der Infektionskrankheiten zu tun habe, sondern nur die Eigenschaft der Artbeständigkeit der Lebewesen in der Generationenfolge zum Ausdruck bringe, also gewissermaßen eine Selbstverständlichkeit.

Als pathologischer Anatom hat sich RÖSSLE besonders intensiv mit dem Spezifitätsbegriff auseinandergesetzt und ausgeführt, daß die als spezifisch bezeichneten Gewebsveränderungen (die Granulome) sich nur graduell, nicht prinzipiell von denen bei der gewöhnlichen Entzündung unterscheiden, daß sie also nur gewohnheitsgemäß, nicht aber im strengen Sinne als spezifisch bezeichnet werden dürfen (vgl. S. 34). Dabei muß beachtet werden, daß sich – entsprechend den verschiedenen Betrachtungsweisen – der Spezifitätsbegriff in der pathologischen Anatomie nicht mit dem in der Immunitätslehre deckt. Dort spricht man nämlich von Spezifität, wenn gewebliche Veränderungen durch ihre Morphologie mit einiger Sicherheit auf ihre Ätiologie schließen lassen, während sich Spezifität hier einerseits auf (physikalisch-chemische) in vitro-Reaktionen, andrerseits auf funktionelles Geschehen (z. B. Pirquet-Reaktion, Anaphylaxie usw.) bezieht oder gar auf ganze Krankheitsverläufe ausgedehnt wird, also sehr viel weiter reicht als im morphologischen Sinne. Der Morphologe präjudiziert dabei im allgemeinen noch gar nichts über etwaige Kausalzusammenhänge zwischen Erreger und Gewebsreaktion, während solche Vorstellungen beim Gebrauch des Worts Spezifität in der Immunitätslehre wohl stets mitspielen. Und trotz der viel weniger weit reichenden Begriffsfassung in der Pathologie kommt RÖSSLE doch zur Einschränkung seiner Bedeutung.

SPERANSKY hebt in seiner Neuralpathologie hervor, daß ein qualitativer Einfluß des spezifischen Errgers auf den Krankheitsverlauf nur im ersten Augenblick der gegenseitigen Einwirkung von Mensch und Erreger aufeinander vorhanden sei derart, daß dieser bei seiner Berührung mit irgendeinem Teil des Nervensystems den Krankheitsvorgang „startet", den Stein ins Rollen bringt, daß aber dann der weitere Verlauf allein von der neuralen Struktur des Organismus abhängt, der den stattgehabten Reiz nun über längere Zeit hin mnestisch festhält und nun nach seinen eigenen Gesetzen abreagiert, daß man also die Spezifität der Krankheitssymptome nicht aus irgendwelchen Eigenschaften des Erregers oder seiner Gifte ableiten könne.

Von klinischer Seite wurde auf die Tatsache hingewiesen, daß das Wesen der Infektionskrankheit nicht in der Spezifität gesehen werden kann, da es mannigfache unspezifische Infektionskrankheiten gibt (HÖRING 1932). Das sind teils einmalige Ereignisse einer Symbiosestörung zwischen einem Wirt und einem bisher noch nicht an die Symbiose angepaßten Keim, demgegenüber also auch keine spezifischen Krankheitsreaktionen entwickelt sind; als Erreger können dabei die verschiedensten „apathogenen" Keime auftreten, und wahrscheinlich liegen solche Vorgänge sehr vielen sporadischen, als grippöse Infekte bezeichneten Zuständen zugrunde. Zum anderen Teil gibt es auch Fälle von Symbiosestörung mit normalen Symbionten, wo nur die Senkung der Resistenz des Wirts Krankheitsbedingung ist; hierbei sind „spezifische" Krankheitssymptome phylogenetisch längst überwunden, da die normale Symbiose ja bereits auf einer „älteren" Stufe der Phylogenese beruht, bei der es höchstens „unspezifische" Reaktion auf die normalen Symbionten gibt. Eine Symbiosestörung mit normalen Symbionten ist ja gewissermaßen ein Atavismus. – Weiter verlaufen viele Infektionskrankheiten beim Säugling sehr symptomenarm, da die spezifischen Reaktionsformen erst im späteren Alter erworben werden, d. h. der Säugling kann sich solchen spezifischen Infekten gegenüber ebenfalls atavistisch verhalten, und trotz der bestehenden Spezifität der Infektionsstoffe keine „spezifischen" Symptome bekommen, sondern uncharakteristische oder überhaupt keine. So gibt es also auch klinisch gar nicht selten „unspezifische Infektionskrankheiten".

Um den Begriff der Spezifität, der sich in der Infektionslehre zu so beherrschender Stellung emporgehoben hatte, heute mit einem befriedigenden Inhalt zu füllen, ist es nach allem nötig, sich an seine historische Entwicklung zu erinnern. Er entstand aus praktisch-klinisch-epidemiologischen Bedürfnissen. So lehrt ZIEMSSEN (s. S. 4), daß man die Spezifität daran erkenne, daß „die Übertragung desselben Ansteckungsstoffes immer nur dieselbe Krankheit erzeugt", er sagt aber nicht, daß es der Ansteckungsstoff selbst sei, der die Krankheit mit ihren Symptomen mache; und darin eben liegt der Unterschied. Auf seine ursprüngliche Bedeutung eingeschränkt, ist der Spezifitätsbegriff auch heute noch ein vorzügliches Hilfsmittel für die ätiologische Aufklärung von Seuchen und die hygienisch-bakteriologische Untersuchung der Umwelt des Kranken. Diese Betrachtung ist jedoch nicht die einzig mögliche: als strenge Arbeitshypothese für die pathogenetische Forschung hat sich der Spezifitätsbegriff in seiner im Zeitalter der Bakteriologie abgewandelten Bedeutung als irrig erwiesen. Unter seiner Herrschaft hat das ätiologische Denken besonders in der Therapie der Infektionskrankheiten vielfach auf Abwege geführt (vgl. HÖRING 1943). Erst nach seiner notwendigen Einschränkung „kann die Forschung, befreit von selbst geschaffenen, nunmehr entbehrlich gewordenen Schranken unbehinderter neue Gebiete in Angriff nehmen" (GOTTSTEIN).

## 2. Allergie (Die Empfindlichkeitsstadien).

Wie schon in der Einleitung ausgeführt, darf die Infektionskrankheit nicht als Kampf zwischen Wirt und Keim bis zur Vernichtung des einen oder anderen Teils, sondern muß als gegenseitiger Anpassungsprozeß mit dem Ziel der Schaffung einer ausgeglichenen Symbiose aufgefaßt werden. Im Prinzip stellt sich der Wirt dabei auf die weitere Anwesenheit des Erregers oder zukünftige erneute Berührung mit ihm ein. Selbstverständlich kann eine Symbiosestörung bzw. eine Infektionskrankheit nur bei einem Wirt eintreten, der für den betreffenden Gast empfänglich und gegen ihn empfindlich ist, und bei fortbestehender Anwesenheit des Gasts kann sie nur dann zur Abheilung gelangen, wenn der Wirt ihm gegenüber unempfindlich geworden ist. Damit wird er dann auch für eine erneute exogene Infektion unempfänglich. Das Wesen der Infektionskrankheit besteht also vor allem darin, den Wirt vom Zustand der Empfänglichkeit gegen einen bestimmten Keim zu dem der Unempfänglichkeit zu überführen (JÜRGENS). Dieser Übergang im Verhalten gegenüber der exogenen Infektion ist notwendigerweise verbunden mit einem Wechsel der Empfindlichkeit gegen den im Körper anwesenden Erreger. Was wir im Ablauf der Infektionskrankheit als Ärzte klinisch am Kranken erleben, ist also der Ausdruck dieser Empfindlichkeitsänderung.

Um nun zu einem allgemeinen Verständnis des Prozesses der Infektionskrankheit zu gelangen, müssen wir zunächst einmal davon absehen, was die einzelnen Krankheiten voneinander trennt: das sind besonders der Zeitfaktor (die Geschwindigkeit des Verlaufs) und die typischen Lokalisationen (Organschädigungen). Diese Verschiedenheiten der Reaktionsnormen des erwachsenen Menschen gegenüber verschiedenen Erregerarten konnten wir aus den phylogenetischen Beziehungen des Genus Mensch zu dem betreffenden Genus des Erregers verständlich machen, indem teils sehr „alte" solche Beziehungen vorliegen (besonders bei den Schmutzinfektionen), teils stark wechselnde, aber doch hoch spezialisierte Anpassungen (bei den Anthroponosen), teils nur sozusagen zufällige und meist „junge" (bei den Zoonosen) (S. 18). Diese Verschiedenheiten sind in erster Linie der Anlaß zu dem bunten Bild der Symptomatologie der Infektionskrankheiten, d. h. ihr Verlauf ist vor allem eine Funktion der prämorbiden Empfänglichkeitslage.

Von all diesen Unterschieden sehen wir hier zunächst ab — sie werden Gegenstand des II. Abschnitts zu sein haben — und verfolgen die Veränderungen der Empfindlichkeitslagen, wie sie bei der — phylo- oder ontogenetischen — Erstberührung eines Keims mit dem Menschen vor sich gehen müssen unter der einen Voraussetzung, daß dieser sich für jenen empfänglich erweist. Hierfür, damit es also überhaupt zum Haften einer Infektion kommt, müssen einige Bedingungen erfüllt sein: der Keim muß irgendwie ins Innere des Wirts hineingelangen, aktiv (bei Eigenbeweglichkeit) oder passiv (durch Verschlucken, Einatmen, Verletzungen), und er muß den Lebensbedingungen, wie sie ihm die Wirtsgewebe bieten, gewachsen sein, so daß er sich in ihm vermehren kann. Ist das nicht der Fall, so geht er rasch zugrunde, und seine Reste werden vom Wirt als „Fremdkörper" abgebaut. Trifft es aber zu, so beginnt die Symbiose sich zu entwickeln und zugleich der Wirt irgendwie seinerseits darauf zu reagieren. Die hier angenommene „vollständige" Entwicklung seiner Empfindlichkeitsgrade fängt als gewöhnliche Fremdkörperreaktion an, stellt sich dann aber auf den spezifischen Erreger (seine Species) ein und wird dabei von steigender Empfindlichkeit, solange bis diese Einstellung kräftig genug ist, um das Fremdkörpergefühl zu überwinden und die Berührung fast oder ganz reaktionslos zu ertragen, womit dann Unempfindlichkeit hergestellt, die Anpassung voll-

zogen ist. Es sind also bei dieser Entwicklung folgende Stufen vorhanden:
empfindlich – überempfindlich – unterempfindlich – unempfindlich.

Diesen Empfindlichkeitsstufen entsprechen klinisch die Stadien der „vollständigen" Infektionskrankheit, wie sie aus der angenommenen, jungfräulichen Empfänglichkeitslage hervorgeht. Pathogenetisch sind für sie folgende Bezeichnungen üblich:
normergisch – hyperergisch – hyp-ergisch – (positiv) anergisch.

Wesentlich ist nun, sich stets dabei zu vergegenwärtigen, daß jede Empfindlichkeitsänderung eine Ganzheitsumstellung des Organismus ist, da, wie im Kapitel I C 2 e ausgeführt, die Funktionen seiner Teile immer der nervösen Regulation unterliegen. Freilich wenn erst Unterempfindlichkeit erreicht ist, so daß nur noch eine eng begrenzte lokale Reaktion stattfindet, spricht der Anschein gegen eine Ganzheitsreaktion; es könnte aber gar nicht zur Lokalisierung kommen, wenn der Wirt nicht eben schon in seiner Gesamtheit diesen Empfindlichkeitsgrad erworben hätte, und insofern stellt auch der lokale Infektionsprozeß eine Ganzheitsreaktion dar.

Die nervöse Regulation der Allergien ist heute allgemein anerkannt. Rössle hat sich schon 1933 vorsichtig dafür eingesetzt und bezeichnenderweise für das Verständnis der gesamten Pathergien in erster Linie die Pawlowschen Anschauungen über bedingte Reflexe herangezogen. Inzwischen ist durch Speransky das ausgedehnte Beweismaterial hierzu bekannt geworden, das die Pawlowsche Schule unter ihm weiterhin dazu beigebracht hat. Ich verweise im übrigen auf das neuere Schrifttum, das z. B. bei Sturm zusammengestellt ist.

Die Empfindlichkeits- bzw. Allergielage des Organismus ist nur eine schlummernde Eigenschaft; sie wird erst erkennbar in dem Augenblick, wo infolge fortdauernder oder erneuter Berührung mit dem Keim die allergische Reaktion beginnt. Dabei zeigen sich dann für jede Empfindlichkeitslage charakteristische Reaktionsformen. Sieht man nun dabei, wie eingangs angenommen, von den Verschiedenheiten der Lokalisation und des Zeitfaktors ab, so lassen sich trotz der Unterschiede in praxi für jede Stufe allgemein typische Reaktionsformen erkennen. Während also die Allergielage spezifisch auf den betreffenden Erreger eingestellt ist, sind die allergischen Reaktionsformen allgemeingültig, unspezifisch:

Die *Reaktion des Normergischen* ist auf alle Infektionsstoffe zunächst die einer Fremdkörperreaktion. Erst im weiteren Verlauf treten die für die einzelnen Infektionsstoffe typischen Intensitäts- und Tempounterschiede in Erscheinung und entwickelt sich dann z. B. bei langsamer Reaktion der „Primäraffekt".

Die *Reaktion des Hyperergischen* ist morphologisch im histologischen Bild der Entzündung zu erkennen, physiologisch im Bilde der ersten Phase der vegetativen Gesamtumschaltung (S. 52), in der Klinik besonders deutlich in denjenigen Zeichen, wie man sie auch bei der Serumkrankheit des Menschen sieht: Fieber, Dystonien der glatten Muskeln der Gefäß- und Bronchialwände, schwere Wasser- und Mineralverschiebungen, oft mit Beteiligung der Leber, Exanthemen, kurz Beteiligung fast des gesamten mesenchymalen Apparates, oft auch einschließlich der serösen Häute der Gelenke und großen Körperhöhlen. Eine

solche Geschwindigkeit der hyperergischen Reaktion, wie sie im Anaphylaxieversuch am Tier künstlich durch die intravenöse Reinjektion
des Allergens erreicht wird, kommt beim Menschen kaum vor. Die
hyperergische Reaktion mit ihren vielfachen Abwandlungen der Intensität und Lokalisation („Organwahl") wurde in ihrer völligen Unabhängigkeit von der Art des Erregers in neuerer Zeit eingehend studiert
und dadurch die ätiologische Bedeutung der Spezifität auf das ihr gebührende Maß zurückgeschraubt (KLINGE). Ein schönes experimentelles
Beispiel für die Unabhängigkeit der allergischen Reaktion von der Art
des Allergens hat BIELING beschrieben: die zur Serumgewinnung mehrfach mit Bakterien injizierten Pferde bekommen völlig gleichartige
Veränderungen an Endokard und Gelenken, ob sie nun mit Strepto-,
Pneumo-, Meningokokken oder gar Rotlaufbazillen vorbehandelt worden waren, wenn dieses nur in der gleichen Weise  geschehen war. Bei
einer solchen künstlichen Vorbehandlung wird die Hyperergie zum
Dauerzustand gemacht; in der Infektionslehre ist sie nur ein zwischen
Norm- und Anergie eingeschaltetes Durchgangsstadium der entsprechenden Infektionskrankheiten. Die Gesamtreaktion des Wirts auf den Gast
äußert sich dabei noch in besonders eindrucksvoller Weise dadurch, daß
zu Beginn der hyperergischen Reaktion bei den Infektionskrankheiten
gesetzmäßig eine Bakteriämie, also eine Verbreitung des Keims über
den ganzen Körper stattfindet, die so recht die ganzheitliche Auseinandersetzung demonstriert.

Die *Reaktion des Hyp-ergischen* ist durch seine Fähigkeit gekennzeichnet, den Krankheitsprozeß und damit den Keim einzuengen, die
Heftigkeit und meist auch die Geschwindigkeit der vegetativen Umschaltung zu dämpfen und so zur Heilung überzuleiten. In dieser Tendenz ist die Reaktion des Hyp-ergischen stets gleich, d. h. unspezifisch.
Freilich treten bezüglich Zeitfaktor und Organwahl gerade in dieser
Empfindlichkeitslage die größten Unterschiede bei den einzelnen Infektionsstoffen hervor, und dadurch kommt es histologisch zu den sog.
spezifischen (granulomatösen) Entzündungen. Daß es sich aber auch bei
ihnen nur um quantitative Differenzen gegenüber anderen Arten der
Entzündung handelt, nicht um qualitativ Neues, und daß auch bei ihnen
nicht der Gewebsprozeß, sondern nur das auslösende Agens spezifisch
ist, wird heute auch von pathologisch-anatomischer Seite (RÖSSLE) betont (vgl. S. 56).

Die *Reaktion des Anergischen* auf den spezifischen Reiz ist ebenfalls
unspezifisch; denn wenn ein Organismus auf die Infektion mit Typhusbazillen oder Masernvirus oder einem sonstigen Infektionsstoff hin gesund bleibt, so ist es, was die Art der Reaktion angeht, das gleiche: in
allen Fällen überwindet er sie ohne manifeste klinische Zeichen, d. h.
er bleibt eben gesund. Nur die beseitigten Infektionsstoffe sind spezifisch.

### 3. Immunität (Die Empfänglichkeitsstadien).

Mit Erreichung der (positiven) Anergie ist der Wirt nicht nur gegen
die in ihm vorhandenen Keime unempfindlich, sondern auch für exogene

Reinfektion unempfänglich, d. h. immun geworden. Wie und wann vollzieht sich nun der Übergang von der Empfänglichkeit zur Immunität genauer?

Im vorangegangenen wurde der allmähliche und stufenweise sich vollziehende Übergang von Empfindlichkeit zu Unempfindlichkeit bei der Annahme einer „vollständigen" Infektionskrankheit besprochen. Derjenige zur Unempfänglichkeit gegenüber exogener Super- oder Reinfektion geht bemerkenswerterweise stets fast plötzlich und sehr frühzeitig nach der Infektion vor sich. Wir wissen das aus den Untersuchungen über die Reaktion des Infizierten auf Superinfektion während der Inkubationszeit. Unempfänglichkeit wird schon während der Entwicklung der Hyperergie, also noch vor Beginn der klinischen Krankheit erreicht! Klinisch-empirisch ist diese Gesetzmäßigkeit den Ärzten längst bekannt: wäre es doch sonst nicht zu verantworten, Patienten mit der gleichen Infektionskrankheit in gemeinsamen Räumen zu pflegen, d. h. Isolierabteilungen einzurichten. Es hat sich aber in praxi immer gezeigt, daß die Superinfektionen, die ja dabei unvermeidlich sind, dem Kranken nicht schaden. Mit Erreichung der Hyperergie, also vom klinischen Krankheitsbeginn an, besteht mithin zunächst der Fall, daß der Keim im Wirt vorhanden und auch für ihn schädlich, bzw. dieser gegen ihn empfindlich ist, exogene Superinfektion aber nicht mehr haftet. Diesen Zustand hat man als *Infektionsimmunität* bezeichnet, d. h. eine Immunität, die so lange besteht, als die Infektion anhält, oder auch als *nicht sterilisierende Immunität*, da der Infektionsstoff nicht oder noch nicht abgetötet ist.

Dieser Zustand ist also ein obligates Übergangsstadium bei allen „vollständigen" Infektionskrankheiten. Er dauert freilich bei den verschiedenen sehr verschieden lange: bei vielen nur wenige Tage (bis der Erreger aus dem Körper verschwindet), bei anderen unregelmäßig bald länger, bald kürzer (so etwa beim Typhus, je nachdem ob sich Bazillenausscheidung entwickelt oder nicht), bei manchen aber, besonders bei den chronischen Infektionskrankheiten sehr lange (z. B. Tuberkulose, Syphilis, auch Malaria – bei dieser auch als Prämunition bezeichnet). In diesen Fällen wird dieser Zustand besonders wichtig in Form der latent gewordenen Krankheit, und da bei ihnen eine volle Immunität (bei abwesendem Keim) nicht zustande kommt, so wird er hier oft Voraussetzung des subjektiven Wohlbefindens in der Latenz und gibt Schutz gegen Superinfektionen.

Den Gang der Ereignisse bei der „vollständigen" Infektionskrankheit aber vorausgesetzt, geht der Zustand der Infektionsimmunität oft noch während der Krankheit oder sonst irgendwann nach ihr unmerklich in den der *Immunität* über, und zwar dies in dem Augenblick, wo die letzten lebenden Infektionsstoffe der betreffenden Krankheit im Wirt verschwinden.

Nun hat sich im Lauf der Zeit in Hinsicht auf den Immunitätsbegriff eine bedauerliche Begriffsverwirrung eingestellt. Klinisch und serologisch versteht man heute unter Immunität zwei gänzlich verschiedene Dinge. Die Unklarheit ist durch die Identifizierung der serologischen

Immunitätsreaktionen mit der klinischen Krankheitsimmunität entstanden. Wir wissen aber heute, daß eine noch so hohe Konzentration von antibakteriellen Antikörpern im Serum keinen Krankheitsschutz verleihen muß. Die klinische Erfahrung zeigt im Gegenteil, daß im allgemeinen die höchsten Antikörpertiter gerade bei schwerstem Darniederliegen des Kranken auftreten, daß es z. B. gerade bei stark positiver Gruber-Widalscher Reaktion zum Typhusrezidiv kommt, daß bei den schwersten sepsisähnlich verlaufenden Fällen Bangscher Krankheit Agglutinintiter bis zu 1 : 500000 gefunden werden, daß die Tuberkulose oft gerade bei stark positiven serologischen Reaktionen progredient ist, vor allem aber, daß mit Abheilung einer Infektionskrankheit die spezifischen Antikörper aus dem Serum rasch wieder verschwinden, während sich nun erst gerade die Unempfänglichkeit auswirkt. Nur die Krankheiten mit echter Exotoxinwirkung (S. 64) machen insofern eine gewisse Ausnahme, als bei ihnen ein hoher Gehalt des Serums an antitoxischen Antikörpern das Fortschreiten der Intoxikation hemmt und einen Teilschutz gegen Reinfektion gewährt, nie jedoch einen Vollschutz; es handelt sich aber hier um nur einige Ausnahmen unter den Infektionskrankheiten! Die serologische Immunität verdient jedenfalls nicht diesen Namen.

Um Mißverständnissen vorzubeugen, verwende ich deshalb gegebenenfalls den Ausdruck *Krankheitsimmunität*, der den alten und bewährten, nicht auf theoretische Vorstellungen, sondern auf Erfahrung gegründeten Begriff der Unempfänglichkeit für eine bestimmte Krankheit klarer zum Ausdruck bringt. Man muß dabei sich gegenwärtig halten, daß er im Gegensatz zum Immunitätsbegriff der Immunbiologie nicht nur die spezifischen Immunitätsreaktionen umfaßt, sondern, fußend auf der Erkenntnis der Notwendigkeit einer vorausgegangenen ganzheitlichen, allergischen und mithin formal unspezifischen Umstellung, auch die ganzen unspezifischen Funktionen einschließt, die zur Überwindung der Krankheit führen, bzw. bei Reinfektion sofort in Kraft treten und so die Wiederholung der gleichen Krankheit verhindern. Krankheitsimmunität ist also diejenige Empfänglichkeitslage, die bei spezifischer Reinfektion die Summe der unspezifischen und nervös regulierten Reaktionen auftreten läßt, die eine zweite gleiche Erkrankung verhindern.

Die Immunität der sog. Immunitätslehre, die als Mechanismus stets die Antigen-Antikörper-Reaktion zugrunde legte und damit den Versuch unternahm, alle Immunitätsvorgänge gewissermaßen als einen chemischen Vorgang quantitativ nach dem Massenwirkungsgesetz analysieren zu wollen, kannte bisher nur zwei Formen der Immunität: die antitoxische (von E. v. Behring entdeckte) und die antiinfektiöse Immunität. In dieser Zweiteilung blieb kein Raum für die Krankheitsimmunität, wie sie für den Arzt von altersher die größte praktische Bedeutung besitzt. Wenn wir diese im obigen Sinne definieren, müssen wir uns also darüber im klaren sein, daß sie im Prinzip mit der Antigen-Antikörper-Reaktion nichts zu tun hat und auch nicht im Sinne der Massenwirkung gemessen werden kann. Sie entsteht vielmehr als Krankheitsfolge ausschließlich auf dem Boden einer bei dem betreffenden Individuum vorhandenen, angeborenen Empfänglichkeit als eine erworbene Eigenschaft des Organismus als Ganzem. Sie ist also eine phänotypische Abänderung einer genotypischen Eigenschaft, eine „korporale Mutation", und damit eine ganzheitliche qualitative Strukturänderung des Organismus, die sich, wie unten zu erörtern sein wird, nur nach der Wirkungsweise eines Alles-oder-Nichts-Gesetzes erfassen läßt.

Die Dauer einer einmal erworbenen Krankheitsimmunität kann sehr verschieden sein; auch sie hängt von der ererbten angeborenen Struktur der Species Mensch bzw. des Individuums ab. Auf diese Verhältnisse wird unten einzugehen sein.

## 4. Die Allergielagen und die pathogenetischen Typen
### der Infektionskrankheiten.

Sind wir bisher bei der Darstellung der Empfindlichkeitslagen im Verlauf des Übergangs von Empfänglichkeit zur Immunität von der Annahme der „vollständigen" Infektionskrankheit ausgegangen, so soll nun auf die tatsächlichen Gegebenheiten bzw. die verschiedenen Möglichkeiten „unvollständiger" Krankheiten eingegangen werden. Sie sind, wie ausgeführt, durch die verschiedenen, „alten" und „jungen" phylogenetischen sowie ontogenetischen (individuelle) Beziehungen (S. 17) vom Wirt zum Keim bedingt; denn von diesen, d. h. von der jeweiligen prämorbiden Empfindlichkeitslage hängt der Krankheitsverlauf ab. Theoretisch bestehen folgende Möglichkeiten:

1. Die prämorbide Empfindlichkeitslage entspricht einer phylogenetisch jungfräulichen Normergie; es resultiert eine „vollständige" Infektionskrankheit mit bakteriämischem Stadium und bis zum Erwerb voller Immunität (Beispiel: Masern).

2. Die prämorbide Empfänglichkeitslage entspricht schon einer (angeborenen oder erworbenen) Hyperergie; es resultiert eine plötzlich einsetzende, mit kurzer Bakteriämie einhergehende und meist auch nur zu Immunität von beschränkter Dauer führende Krankheit (Beispiel: krupöse Pneumonie).

Beide Fälle durchlaufen das Generalisationsstadium, das die Inkubation und das Stadium der Organmanifestation voneinander trennt. Da diese drei Stadien gesetzmäßig einander folgen und sich nicht selten während des Individualdaseins in bald kürzeren, bald längeren Abständen wiederholen, so bezeichnen wir diese Krankheiten mit gesetzmäßiger Generalisation als *zyklische Infektionskrankheiten* (vgl. auch S. 11 und S. 70 ff.).

3. Die prämorbide Empfänglichkeitslage entspricht einer abklingenden Hyper- bzw. beginnenden Hyp-ergie; es resultiert eine lokale Infektion mit heftiger Allgemeinreaktion, aber ohne gesetzmäßige Bakteriämie (Beispiel: Angina).

4. Die prämorbide Empfänglichkeitslage entspricht einer ausgeprägten Hyp- oder schon fast vollständigen Anergie; es resultiert Krankheit nur als Folge akzidenteller Einbringung von Keimen in die Gewebe

(Verletzungen usw.), und die Infektion bleibt dabei lokal beschränkt (Beispiel: Wundinfektion mit Staphylococcus pyogenes).

Diese beiden Fälle weisen kein Generalisationsstadium auf, der Prozeß bleibt lokal. Wir bezeichnen Krankheiten dieser pathogenetischen Typen als *Lokalinfektionskrankheiten*.

In diesen vier Hauptfällen ist die komplikationslose, schnelle und vollständige Beendigung im Sinne des begonnenen Zyklus bzw. die rasche Stabilisierung der Gleichgewichtslage der betreffenden Symbiose angenommen. So einfach und glatt verlaufen jedoch die Zyklen nicht immer, vielmehr wird oft endgültige Anergie nicht in kurzer Zeit oder in einem Zyklus erreicht, und so entstehen chronische Verläufe und zyklische Rückfälle. Unter den sich daraus ergebenden zahlreichen Abwandlungsmöglichkeiten des Verlaufs führe ich hier als besonders typisch folgende an:

5. Die prämorbide Empfänglichkeitslage ist wie bei 1.; volle Unempfindlichkeit wird jedoch nicht im ersten Zyklus erreicht, sondern erst nach zwei oder mehreren Zyklen bzw. Rückfällen, schließlich aber doch (Beispiel: typhöse Erkrankung mit Rezidiven).

6. Der Zyklus verläuft zwar zunächst wie bei 1. oder 2.; die erreichte Anergie geht aber nach kürzerer oder längerer Zeit wieder verloren, und die Empfindlichkeitslage kehrt zu der ursprünglichen prämorbiden zurück (Beispiele: im Abstand von mehreren Monaten oder auch einigen Jahren rezidivierende krupöse Pneumonien, bzw. nach langer Zeit erfolgende Zweiterkrankung an Typhus oder die sog. Masern der Großmütter).

7. Die prämorbide Empfindlichkeitslage ist wie bei 1.; der Zeitfaktor des Zyklus ist aber sehr niedrig und der Verlauf dehnt sich daher, oft mit Rückfällen in die Generalisation, über Jahre hin aus. Volle Anergie mit bleibender Immunität wird dabei nicht erreicht, wohl aber Infektionsimmunität mit Krankheitslatenz (Beispiel: Tuberkulose).

8. Die prämorbide Empfindlichkeitslage ist wie bei 2. (Hyperergie); es wird zwar für einige Zeit Hyp-, günstigenfalls auch Anergie erreicht, der aber meist bald wieder Rückschläge in die Hyperergie folgen, oder der Verlauf zeigt eine chronisch auf- und abschwankende hyperergische Lage (Beispiel: chronisch-rezidivierender bzw. chronischer Gelenkrheumatismus).

Diesen typischen Fällen der Pathogenese der Infektionskrankheiten sind nun noch zwei wichtige pathogenetische Komplikationen hinzuzufügen:

9. Die prämorbide Empfindlichkeitslage ist wie bei 3. oder 4.; zum Prozeß der Dämpfung der Allergielage gegenüber dem Keim selbst, also der eigentlichen Symbiosestörung gesellt sich noch eine echte Vergiftung mit einem antigen wirkenden Toxin (Exotoxin des Erregers) hinzu und überlagert jenen Prozeß. Solche Exotoxine werden aber bemerkenswerterweise nur von Bakterien mit „alter" Symbiose gebildet, gegen die der Mensch also schon arteigen hyp- oder anergisch ist (Beispiel: Diphtherie).

Wir bezeichnen diese Fälle als *Lokalinfektionskrankheiten mit Exotoxinwirkung.*

10. Die prämorbide oder besser: die bei Beginn dieser Komplikation bestehende Empfindlichkeitslage ist wie bei 3. oder 4., d. h. es ist eine Lokalinfektion vorhanden oder sie ist durch Absolvierung des Zyklus im Sinne von Fall 1. oder 2. erreicht worden: Es bildet sich aber nun durch einen ungünstigen mechanischen Zufall (Gewebserweichung, Gefäßarrosion) eine Verbindung dieses Herds zur Blutbahn und kommt zu erneuter Bakteriämie. Diese kann nun bei dieser Empfindlichkeitslage nicht mehr zyklisch reguliert werden, sondern es handelt sich nun um eine septische Generalisation. Der Verlauf dieser Komplikation kann auch nicht mehr durch weitere Änderung der an sich schon anergischen Empfindlichkeitslage beeinflußt werden, sondern ist nur davon abhängig, ob sich die mechanische Verbindung des Herds mit der Blutbahn wieder abdichtet oder nicht.

Das ist der pathogenetische Fall der *Sepsis.* Bezüglich näherer Einzelheiten sei auf S. 81 und S. 197 verwiesen.

Wir sahen bisher die prämorbide Empfindlichkeitslage als arteigen allgemein festgelegt an. Sie unterliegt aber innerhalb der Art einer gewissen Schwankungsbreite. Die wichtigsten Faktoren dieser individuellen Schwankungen sind folgende:

1. Sie ist beeinflußt durch das Lebensalter; daher der vielfach unterschiedliche Verlauf von Infektionskrankheiten im Kindesalter. Am deutlichsten ist das naturgemäß beim Neugeborenen: hier findet man sogar gegenüber den phylogenetisch so alten Normalsymbionten noch nicht die ausgereifte Empfindlichkeitslage des Erwachsenen, sondern – gewissermaßen als Atavismus – kann es z. B. bei Nabelschnurinfektion infolge negativer Anergie (Reaktionslosigkeit!) zu einer förmlichen Durchwucherung des Körpers mit Eiterkokken kommen, besonders deutlich in Leber und Milz (Nabelschnursepsis), wobei eine vegetative Umstellung fast völlig fehlt und das Neugeborene kaum Fieber und nicht viel anderes als rasche Kachexie zeigt. Auch gegen enterale Coli-Infektion ist das Neugeborene noch erheblich empfindlich (hyperergisch). Es muß erst die immunologische Reifung (HIRSZFELD) erfolgen (vgl. S. 19).

2. Die Empfindlichkeitslage ist abhängig von der Konstitution des Individuums, die wir als eine Funktion der Phylogenese ansehen konnten, wie auf S. 18 ausgeführt. Wir müssen darin z. B. die Ursache für die familiäre Häufung rheumatischer Affektionen sehen, die auf der erblichen Labilität des Symbioseverhältnisses dieser Konstitutionsträger gegenüber Normalsymbionten wie den Streptokokken beruht, und ebenso sind die Empfänglichkeitsunterschiede für die Infektionskrankheiten mit niedrigem Kontagionsindex (Scharlach, Pneumonie u. a.) zu erklären.

3. Sie ist abhängig von der Ontogenese, d. h. von den im Individualleben vorausgegangenen Infektionen, die zu stummer Feiung oder durch Krankheit erworbener Voll- oder Teilimmunität führten.

Überblicken wir nun noch einmal die Stellung von Allergie und Immunität im Rahmen der Pathogenese der Infektionskrankheiten, so erkennen wir, daß eine Anzahl von Problemen, die in der Allergielehre heiß umstritten wurden, in der Infektionslehre durch die Anerkennung der Gesetzmäßigkeit der Stadien und der phylogenetischen Unterschiede der Beziehung zu den verschiedenen Keimarten, sich von selbst erledigen. Dies gilt besonders für die beiden folgenden: 1. Das Verhältnis von Allergie und Immunität stellt sich dar nicht als gegensätzlich, wie es lange angesehen wurde (Allergie mit unspezifischen Symptomen, Immunität als „spezifischer" Vorgang!), sondern als eng zusammengehörig, indem beide Stadien ein- und desselben zwar spezifisch ausgelösten, aber in der Reaktion unspezifischen Prozesses sind, wie das auch schon von Rössle, Sylla u. a. betont wurde. 2. Trotzdem braucht nicht jede Infektionskrankheit mit einer Hyperergie einherzugehen und ist daher auch Immunität nicht notwendigerweise mit Hyperergie gekoppelt, wie das von Keller betont wurde; denn ob bei einer Infektionskrankheit das hyperergische Stadium noch durchlaufen wird, hängt von der prämorbiden Empfindlichkeit ab, und es gibt viele, die ein solches Stadium nicht durchlaufen. – Es sei im übrigen auf das am Ende dieses Abschnitts zitierte Schrifttum verwiesen.

Wir haben in diesem Kapitel bisher unsere Ausführungen auf diejenigen Vorgänge bei den Infektionskrankheiten beschränkt, die unmittelbar aus der Berührung von Wirt und Keim hervorgehen und auf einer spezifischen Allergen- bzw. Antigen-Antikörperbindung beruhen. Nun hat sich immer mehr gezeigt, daß die spezifische Allergie nur einen Spezialfall der viel größeren Gruppe der Pathergien darstellt (Rössle, Moro, Keller). Dies geht in Kürze am besten aus folgendem Schema von Rössle hervor:

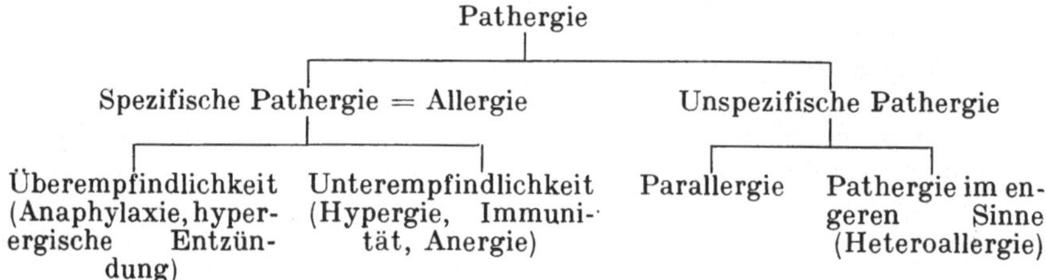


In der Infektionslehre steht naturgemäß die spezifische Pathergie im Vordergrund des Interesses; doch können auch die unspezifischen für die Pathogenese der Infektionskrankheiten von großer Bedeutung werden. Von diesen Fällen seien daher im folgenden die praktisch wichtigsten angeführt:

11. Die prämorbide Empfänglichkeit gegen den betreffenden Erreger entspricht zwar der von 3. oder 4., ist jedoch durch einen der krankheitsauslösenden Infektion unmittelbar vorausgehenden, an sich unterschwelligen, spezifischen oder unspezifischen Reiz lokaler Art gesteigert, so daß es zu einer lokal hyperergischen Reaktion, oft mit hämorrhagischer Entzündung, kommt (Beispiel: Cholera asiatica).

Wir bezeichnen diese Fälle pathogenetisch als *Lokalinfektionen bei lokaler* (oft unspezifischer) *Überempfindlichkeit.*

Wesentlich an dieser Art der Überempfindlichkeit ist: 1. daß sie nicht den ganzen Wirtsorganismus betrifft, sondern an den Ort des der

Hauptinfektion vorausgehenden Reizes gebunden ist, 2. daß zeitlich zwischen hyperergisierendem Reiz und Infektion nur ein Abstand von Stunden bis höchstens 2–3 Tagen liegen darf und 3. daß dieser ganze biphasische Vorgang nicht in beiden Phasen, sondern nur in einer spezifisch ausgelöst werden muß (Parallergie!). Dieser Form einer lokalen, zeitlich eng begrenzten, unspezifischen, hochgradigen und zu hämorrhagischer Entzündung führenden Hyperergie liegt eine experimentelle Beobachtung der neueren Zeit zugrunde, die als *Shwartzman-Sanarelli-Phänomen* bezeichnet wird.

SHWARTZMAN fand, daß eine zuerst geringe Entzündung der Haut im Bereich eingespritzter filtrierter Bakterienkulturen hämorrhagischen Charakter annimmt, wenn man am nächsten Tag oder noch früher eine intravenöse Reinjektion desselben Materials oder mancher anderer Bakterien ausführt. — SANARELLI zeigte, daß, wenn man am Tage vorher einem Kaninchen eine erträgliche Dosis Choleravibrionen intravenös eingespritzt hat, eine am nächsten Tag gemachte intravenöse Injektion von banalen Darmbakterien zum Tode unter dem typischen Bild der Cholera (hämorrhagische Enteritis mit Peritonitis) führen kann, der Dünndarm also durch den Enterotropismus der Cholerabakterien (auch abgetöteter!) für eine schwer hyperergische Entzündung sensibilisiert werden kann, die unspezifisch auf dem Blutweg ausgelöst wird.

SANARELLI ist es also gelungen, das vollständige Bild der Cholera mit diesem biphasischen Infektionsmodus zu erzeugen, wobei eine der beiden Phasen unspezifisch sein kann und der lebende Cholerabazillus überhaupt nicht anwesend zu sein braucht. Man nimmt mit gutem Recht an, daß dieses Phänomen auch Beziehungen zu manchen anderen Krankheiten wie der hämorrhagischen Grippepneumonie (RÖSSLE), den hämorrhagischen Formen der Appendicitis, Pancreatitis, mancher Colitiden und Enteritiden (sog. Cholera nostras) u. a. hat (HORSTER).

12. Nicht nur die prämorbide Empfänglichkeitslage kann parallergisch beeinflußt sein, auch im Verlauf der Empfindlichkeitsänderung während der Krankheit können durch Parallergie neben dem ursprünglichen Erreger andere Keime in die Symbiosestörung einbezogen werden, so daß es sich dann um *Doppel- oder Mischinfektionen* handelt. Solche sind in der Pathogenese der Infektionskrankheiten von großer Bedeutung, in sehr vielen Fällen als fester Bestandteil einer Krankheit, oft auch nur als zufälliges Ereignis.

Der Vorgang bei der Parallergie, d. h. der Reaktion des Wirts auf ein unspezifisches Allergen bei bestehender spezifischer Allergisierung, ist leicht verständlich, wenn man sich klar macht, daß jede Allergisierung ein zentralnervös regulierter Vorgang ist, daß aber selbstverständlich diese Regulation beim Zusammentreffen zweier Allergene bzw. Keime sich nicht gleichzeitig gegen den einen auf hyper-, gegen den anderen auf hyp-ergisch einstellen kann. Handelt es sich doch, wie ausgeführt, bei der Empfindlichkeitslage wohl um etwas Spezifisches, bei der Reaktion jedoch um etwas Unspezifisches. In dieser Weise erklärt es sich, daß die Empfindlichkeit in gewissen Stadien einer Infektionskrankheit den Körper nun leicht auch auf andere, gerade anwesende Keime mitreagieren läßt. So haben MORO und KELLER Parallergie zuerst daran demonstriert, daß ein an sich tuberkulinnegatives Kind im Stadium der floriden Pockenimpfpustel vorübergehend tuberkulinpositiv reagieren kann. Praktisch wichtiger ist das Zusammentreffen zweier lebender Infektionen.

Ist z. B. gegen das Grippevirus nach Ablauf des hyperergischen Generalisationsstadiums die Hyp-ergie erreicht, so reagiert nun der Wirt besonders leicht zugleich auf Keime, gegen die er arteigen apriori hyp-ergisch ist, so auf Pneumo- oder hämolysierende Streptokokken, und es kommt dadurch zur Grippepneumonie. Ein solches Zusammenwirken zweier Erreger, besonders oft eines Virus und eines Bakteriums (z. B. bei Pocken, Varicellen und Stomatitiden in Form der *Sekundärinfektion* der Pusteln, bei Masern, Psittakose u. a. in Form sekundärer Pneumonien u. a.) oder zweier Bakterien (Scharlach-Diphtherie, Fleckfieber-Diphtherie als *Mischinfektionen*) oder auch von Protozoen und Bakterien (Malaria und Typhus, besonders Paratyphus C als typische *Nachkrankheit*) ist als typisches Vorkommnis bei Infektionskrankheiten in der Klinik wohl bekannt; es ist gefürchtet, da es fast immer die Prognose trübt.

Auch bei zufälligen, nicht typischen *Doppelinfektionen* spielt die gegenseitige parallergische Beeinflussung eine bedeutende Rolle. Sie wirkt sich aber prognostisch je nach Lage des Falls verschieden aus, oft freilich verschlimmernd, nicht selten aber interessanterweise im Gegenteil günstig. Als Beispiele für diese unterschiedlichen Folgen seien folgende Kombinationen angeführt: während Hinzutreten von Masern zu bestehendem Scharlach sich meist verschlimmernd auswirkt, ist das beim Hinzutreten von Scharlach zu bestehenden Masern eher umgekehrt; Hinzutreten von Masern zu einer epidemischen Genickstarre bringt gewöhnlich ganz ausgesprochen einen Umschwung zum Besseren mit sich, während vorausgegangene Masern eine erhöhte Bereitschaft für die Entstehung einer epidemischen Meningitis schaffen (HEUBNER), und Ähnliches gilt für den Keuchhusten, der bei Kombination etwa mit Mumps oder dgl. abgekürzt zu werden pflegt (HUBER). – Bei gewissen Doppelinfektionen verhindert sogar der Ausbruch einer den der anderen Krankheit oder schiebt ihn wenigstens bis zum Abklingen der ersten hinaus: das gilt besonders für Malariarückfälle, die so gut wie nie etwa während eines bestehenden Typhusfiebers, höchstens am Ende des Stadium amphibolicum zum Ausbruch kommen, wohl aber – sobald der Patient entfiebert ist – sich gern wieder einstellen; das gleiche konnte ich bei der Kombination von Bangscher Krankheit und Malaria tertiana beobachten. Auch bei den so häufigen Doppelinfektionen mit verschiedenen Arten von Malariaplasmodien erkrankt der Mensch immer nur an einer Form, nie lagern sich die Fieberkurven etwa von Tropica und Tertiana usw. übereinander, wohl aber bricht oft die Tertiana aus, kaum daß die vorausgegangene Tropica zur Entfieberung gekommen war. – Allgemein gesagt, unterliegt die gegenseitige parallergische Beeinflussung zweier Infektionskrankheiten einerseits der Regel, daß Hyperergie gegen den einen nicht mit Hyp-ergie gegen den anderen Keim zusammentreffen kann, andererseits der, daß der Wirt beim Bestehen einer Infektion mit zwei nahe verwandten Erregern nur auf den einen reagiert und den anderen vorläufig oder ganz verdrängt. Ausschlaggebend ist dabei natürlich der Zeitfaktor, d. h. in welchen Allergiestadien die beiden Infektionen zusammentreffen (vgl. Höring 1947).

Im Experiment kann man den Ausbruch einer schweren Krankheit durch unmittelbar vorausgehende Infektion mit einer ähnlichen leichteren verhindern (sog. Konkurrenzphänomen von Magrassi und Interferenzphänomen von Findlay und MacCallum), z. B. am Affen die Poliomyelitis durch lymphozytäre Choriomeningitis oder Gelbfieber durch Rifttalfieber; auch kann man Mäuse gegen tödliche intraperitoneale Cholerainfektion durch unmittelbar vorausgehende intraperitoneale Gabe von Proteusbazillen schützen. Verwandt hiermit ist auch die sog. anamnestische Reaktion, die dazu führt, daß früher vorhandene Antikörper, etwa gegen Typhusbazillen, rasch im Blut wieder ansteigen, wenn ein anderer antigener Reiz, etwa eine Pneumokokkenpneumonie, erfolgt. Das Phänomen ist aus der vegetativen Gesamtumschaltung, die bei jedem Individuum noch durch Bahnungen aus seiner Vergangenheit („gebahnte Reflexe") modifiziert ist, ohne weiteres verständlich. – Solche unspezifische (parallergische) Phänomene, wie das Shwartzman-Sanarellische, das Interferenzphänomen und die anamnestische Reaktion, denen die strenge Bindung an einen kurz bemessenen Zeitfaktor gemeinsam ist, werden auch als „unspezifischer Schnellschutz" oder *Promunität* (Bieling) zusammengefaßt.

13. Sind Parallergien dadurch gekennzeichnet, daß der Reiz, auf den irgendeine Reaktion erfolgt, von dem vorausgegangenen, die Reaktion bahnenden verschieden ist, so kann sich nun auch die Reaktionsart eines Individuums auf denselben (oder auch auf einen anderen) Reiz im Lauf seines Lebens verändern. Auch solche Allomorphosen (Gräff) gehören zu den Pathergien, die Rössle ja als „solche pathologischen Erscheinungen" definiert hat, „bei denen durchgemachte Reizungen eine veränderte Reaktionslage auf ähnliche oder ganz andersartige Reizungen hinterlassen". Sie haben für den Verlauf und die Folgeerscheinungen der Infektionskrankheiten eine eminente Bedeutung, wiederum z. T. als klinisch typische Erscheinungen, sog. *Nachkrankheiten* oder „*zweites Kranksein*", z. T. als mehr zufällige und individuelle, zum mindesten seltene Vorkommnisse, vor allem *Spätkomplikationen*. Typische Nachkrankheiten sind z. B. das sog. Nachfieber, besonders nach Ruhr, Fleckfieber, Hepatitis epidemica u. a., die postinfektiösen Rheumatoide nach Ruhr, Scharlach u. a., manche postinfektiösen Neuritiden und Encephalitiden (vgl. Walther), ein zweites Kranksein ist besonders in Form der postanginösen oder postscarlatinösen Nephritis, Polyarthritis und Endocarditis, aber auch der Metalues (Tabes dorsalis und progressive Paralyse) bekannt. Mehr individuelle Spätkomplikationen auf der Grundlage von pathergischer Allomorphose sind Komplikationen wie Thrombosen und Thrombophlebitiden sowie mannigfache Gefäßstörungen und -veränderungen, die teils mehr lokaler Natur, zu Ernährungsstörungen des Gewebes bis zur Gangrän, teils auch zum Bild systematisierter Erkrankungen (Endarteriitis obliterans Winiwarter-Bürger, Periarteriitis nodosa) führen können. Auf solche Krankheitsbilder im einzelnen einzugehen, geht nun schon über den Rahmen einer klinischen Infektionslehre hinaus, sie sind aber pathogenetisch eng mit ihr verbunden.

## 5. Die Typen der Infektionskrankheiten und ihre Stadien.

### a) Die zyklische Infektionskrankheit.

Die Pathogenese der zyklischen Infektionskrankheit zeigt eine *strenge biologische Gesetzmäßigkeit* in immer neuen Abarten verwirklicht. Diese innere Gesetzmäßigkeit unterscheidet sie von den von vornherein lokalisierten Infektionen, deren Verlauf in viel höherem Maße von äußeren Einwirkungen, wie der Art der vorausgehenden Gewebsverletzung, der Infektionsdosis usw., abhängig ist. Pathogenetisch stehen die Lokalinfektionen damit mechanistisch erfaßbaren, chemisch-physikalischen Reaktionen näher. Mit solchen vergleichbar ist insbesondere die *Exotoxinvergiftung* bei einigen Lokalinfektionen, die *bei keiner zyklischen Infektionskrankheit* pathogenetisch eine Bedeutung hat, wie bereits auf S. 47 betont. Die Lokalinfektion ist ein Vorgang mit dosierbaren Reizen, wie er auch im Tierexperiment jederzeit leicht rekonstruiert werden kann. Bei der zyklischen Allgemeininfektion dagegen handelt es sich um die Auswirkung zweier belebter Größen gegeneinander, des lebenden Wirts und des lebenden Keims, ein Vorgang, der lebendige, also nicht exakt meßbare Potenzen freimacht, und im Tierexperiment nur sehr schwer, wenn überhaupt reproduzierbar ist.

Der Unterschied von Allgemeinintoxikation (als Folge einer lokalen Infektion) und Allgemeininfektion wird am besten verständlich, wenn man sich vergegenwärtigt, daß jene um so schwerer verläuft, je mehr giftige Substanzen in den Körper gelangen, wodurch es auch möglich ist, alle Krankheitserscheinungen einer Lokalinfektion mit Exotoxinwirkung, mit Ausnahme derjenigen, die am Ort der lokalen Symbiose entstehen, ohne Verwendung lebender Infektionsstoffe nachzuahmen (z. B. beim Tetanus). Bei der zyklischen Allgemeininfektion hingegen ist es gleichgültig, ob kleinste oder größte Mengen des Infektionsstoffes zur Infektion geführt haben; für sie gilt das Alles-oder-nichts-Gesetz. Die Schwere des Verlaufs wird. hierbei nicht durch die Menge des Infektionsstoffes oder seiner Ektotoxine, sondern nur durch die Empfindlichkeitslage des Wirt bestimmt.

Daraus wird auch verständlich, daß der Verlauf von Infektionskrankheiten mit nur lokaler Infektion von Fall zu Fall viel mehr variiert als derjenige bei zyklischen. Unter diesen befinden sich diejenigen Infektionskrankheiten, deren Verläufe besonders typisch sind, die man auch als *normiert* bezeichnet hat. Die Unabhängigkeit ihres Verlaufs von äußeren Einwirkungen unterscheidet sie von allen Krankheiten mit einer quantitativ erfaßbaren Ursache, und zeigt den prinzipiellen Unterschied solcher Auseinandersetzung lebender Wesenseinheiten von grobmechanischen Vorgängen, die dem *Massenwirkungsgesetz* unterliegen.

Durch die besondere Wirkungsgesetzlichkeit, die für die zyklische Infektionskrankheit und aus ihr hervorgehende Krankheitsimmunität angenommen werden muß, kommt ihr im Rahmen der Biologie eine in mancher Hinsicht ähnliche Stellung zu wie dem Grundphänomen der Entwicklungslehre, der de Vriess'schen Mutation, deren Entdeckung ja die gesamte Biologie nachhaltig beeinflußte. So wie in der Erbbiologie durch diese bzw. ihre Träger, die Gene, Beziehungen zur „Quantenbiologie" und damit zu mikrophysikalischem Geschehen hergestellt werden, so in der Infektionslehre durch die zyklische Infektionskrankheit bzw. ihre kleinsten Erreger, die Viren, die auch wie die Gene nur noch Einzelmoleküle sein können. Ausführliches über diese Problemstellungen enthalten folgende Arbeiten, auf die hier verwiesen sei: „Die zyklische Infektionskrankheit als quantenbiologisches Geschehen", Klin. Wschr. 1947, 842; „Parasitismus und Symbiose?, Das Infektionsproblem im Wandel der Grundlagenforschung", J. Ebner Verlag, Ulm, 1947; „Die Grundlagen der Immunität in neuzeitlicher Betrachtung", Ärztl. Forsch. 2, 1 (1948).

Wie im vorausgehenden Abschnitt ausgeführt, besteht das Wesen der zyklischen Infektionskrankheit darin, daß der eingebrachte Keim beim Genus Mensch eine prämorbide Empfindlichkeitslage vorfindet, die zu vollständiger Durchlaufung der Allergiestufen bis zur Anergie bzw. Immunität veranlaßt (Normergie). Die Zeit vom Beginn der Einwirkung des·Gasts auf den Wirt bis zur Entwicklung einer gegen jenen gerichteten Hyperergie entspricht der *Inkubationszeit* (1. Stadium), die der Hyperergie bis zur Entwicklung einer beginnenden Hyp-ergie und damit Lokalisierung des Gasts dem Stadium der *Generalisation* des Keims im Wirt (2. Stadium), die der Hyp-ergie bis zur Überwindung aller Empfindlichkeit und vollzogenen gegenseitigen Anpassung (Anergie) dem Stadium der *Organmanifestation* (3. Stadium). Vor dem 1. Stadium besteht Empfänglichkeit, nach dem 3. Stadium Unempfänglichkeit (Krankheitsimmunität) gegen das Eindringen des Infektionsstoffs in die Gewebe, d. h. die zyklische Infektionskrankheit bedeutet für das Individuum die Überführung von Anfälligkeit zum Krankheitsschutz. Freilich braucht dieser nicht lebenslänglich anzuhalten, sondern geht oft nach mehr oder weniger langer Zeit wieder verloren entsprechend dem zyklischen Wesen der Krankheitsimmunität; im großen ganzen gilt dabei als Regel: Krankheiten mit allgemein verbreiteter Empfänglichkeit des Menschen führen zu dauerhafter Immunität, Krankheiten mit bedingter Empfänglichkeit auch nur zu bedingter, d. h. periodischer Immunität (Jürgens). Diese ganze zyklische Phasenbildung ist im folgenden Schema wiedergegeben.

*Die Inkubationszeit:* Klinisch liegt sie zwar vor der Krankheit, pathogenetisch gehört sie aber schon zu ihr, ist also deren 1. Stadium, ja schon in ihr fallen die für den Verlauf und die Schwere einer zyklischen Infektionskrankheit maßgebenden Entscheidungen. Wir finden bei zyklischen Infektionskrankheiten – im Gegensatz zu den Lokalinfektionen mit ihren unregelmäßigen, „falschen" Inkubationen – mindestens mehrtägige, zuweilen wochenlange, bei ein und derselben Krankheit stets etwa gleich lange, d. h. normierte, „echte" Inkubationszeiten. Von einer Krankheit zur anderen sind sie sehr unterschiedlich lang, d. h. die Zeit, die der Mensch braucht, um sich gegen die einzelnen Keimarten auf die Höhe der Hyperergie zu bringen, ist recht verschieden. Bei den höheren Parasiten (Plasmodien, Würmer) mit zyklischer Generalisation geht in die Inkubation ihre Reifung von der Infektions- zur Generalisationsphase mit ein (vom Sporozoit zum Schizont bzw. vom Ei zur Jung- oder von der Jung- zur Spätlarve); dabei fällt aber stets der Zeit-

**Tabelle 3.**

Die Stadien der zyklischen Infektionskrankheiten.

| Zeitliche Einteilung | Pathogenetische Einteilung | Klinisch | Fundort des Erregers | Empfänglichkeit für exogene Infektion Super- u. Reinfektion | Empfindlichkeitsgrade | Physiologische Regulationen |
|---|---|---|---|---|---|---|
| Vor der Infektion | — | Wohlbefinden | — | empfänglich | Normergie | — |
| Von der Infektion bis zum Beginn der Allgemeininfektion | Inkubation | symptomlos | an der Eintrittspforte (= Primäraffekt) | herabgesetzt empfänglich | | — |
| Beginn bis Ende der Allgemeininfektion | Generalisation | Allgemeinsymptome der Infektion | im Blut | Infektionsimmunität | Hyperergie | Abwehrphase |
| Ende der AllgemeinInfektion bis zur Heilung | Organmanifestation | Organstörungen (= „führendes Symptom") | in einem oder mehreren Organen oder nicht mehr | unempfänglich | Hypergie | Heilphase |
| Nach der Krankheit | Erreger-Reservoir, Träger oder Ausscheider oder — | Wohlbefinden | In „Narben" oder Hohlorganen (als harmlose Symbiose) oder | Krankheits: immunität    herabgesetzt empfänglich | Anergie | — |
| Nach längerer Zeit | | | | empfänglich | Normergie | — |

punkt des Abschlusses dieser Entwicklung mit dem der Erreichung der Hyperergie durch den Wirt zusammen. Nicht vom Keim, sondern vom Wirt her wird die *Dauer* der echten Inkubation bestimmt. Gerade am Beispiel der Würmer, bei denen ja keine Vermehrung des Erregers im Wirt in Betracht kommt, sieht man, daß die Dauer der echten Inkubation nichts mit der Infektionsdosis zu tun hat; wohl kann sie bei minimaler (unterschwelliger) Infektion etwas verlängert sein, aber selbst bei höchsten Dosen, wie sie nur im Experiment möglich sind, wird sie nie unter das Minimum ihrer Norm heruntergedrückt. Wie alle allergischen Vorgänge unterliegt sie zentralnervöser Regulation. Infolge davon kann sie höchstens von hier aus im Einzelfall gegenüber der Norm abgeändert werden, wobei auch parallergische Einflüsse eine Rolle spielen können: so wird die Inkubation bei vorhandener spezifischer Teilimmunität verkürzt (kürzere Impfpustelinkubation beim Wiederimpfling, Verkürzung der Maserninkubation bei Verleihung einer passiven Teilimmunität durch Rekonvaleszentenserum-Injektion während der Inkubationszeit), sie kann durch Dazwischentreten parallergisch-unspezifischer Faktoren verlängert werden (Verlängerung der Maserninkubation durch in ihr ausbrechenden Scharlach oder Varizellen usw., weitere Einzelheiten s. bei HÖRING 1943). Experimentell können Inkubationen auch durch chirurgische und andere Eingriffe am Zentralnervensystem verändert werden (SPERANSKY).

Der *Erreger* hält sich während der Inkubation zunächst nur *an der Stelle der Eintrittspforte* auf. Hier findet – außer bei Würmern (!) – seine Vermehrung statt, und der Wirt reagiert hier zunächst örtlich mit einer unspezifischen Fremdkörperentzündung. Dieser lokale Prozeß genügt, um dem Wirt den Anstoß zu seiner ganzheitlichen Hyperergisierung zu geben. Freilich ist bei den akuten Infektionskrankheiten histologisch so gut wie nichts über das Geschehen während der Inkubation bekannt, wohl aber bei den chronischen; denn bei ihnen entsteht der *Primäraffekt*, histologisch eine zu Beginn unspezifische Entzündung, der pathogenetisch dem 1. Krankheitsstadium zuzurechnen ist, da das 2. oder Generalisationsstadium ja erst mit dem Beginn der Allgemeinerscheinungen einsetzt. Klinisch spricht man allerdings von der „Inkubationszeit bis zum Sichtbarwerden des Primäraffekts", pathogenetisch richtig ist, vom 1. Krankheitsstadium zu sprechen und dieses zu teilen in die Zeit der klinischen Inkubation im engeren Sinn und die des Primäraffekts. – Gegen Ende der Inkubation, in deren letzten 2–3 Tagen ist der Keim oft schon im Blute nachweisbar.

Ganz scharfe Grenzen sind zwischen den einzelnen Stadien naturgemäß nie zu ziehen. Auch klinisch sind ja meist gegen *Ende der Inkubation* schon gewisse *Prodromi* nachweisbar. Im allgemeinen ist aber der Krankheitsbeginn und damit das Ende der Inkubation doch recht scharf zu bestimmen, ja gerade dieser plötzliche „Szenenwechsel" (JÜRGENS) ist ein weiterer schlagender Beweis dafür, daß das Ende einer echten Inkubationszeit nicht von der progredient verlaufenden Vermehrung des Keims, sondern nur von der Umschaltung des Wirts abhängt.

Sind wir uns so über die Zeit der Beendigung der Inkubation klar, so müssen wir nun noch den Zeitpunkt des *Beginns* ins Auge fassen. Nicht jede Infektion führt zu der entsprechenden Erkrankung; oft haftet diese überhaupt nicht, oder es kommt wohl zur Ansiedlung, aber nicht zur Erkrankung (z. B. bei Diphtherie!), manchmal folgt sogar der Infektion eine stille Feiung und doch klinisch keine Erkrankung. In all diesen Fällen hat es keinen Sinn, von einer Inkubationszeit zu sprechen. Hier handelt es sich um latente Infektionen (vgl. S. 10). Durch die Gleichsetzung von Infektion und Beginn der Inkubationszeit ist viel Unsicherheit in bezug auf deren normierte Länge gestiftet worden, und damit hängen die schwankenden Angaben über die Inkubation mancher Infektionskrankheiten zusammen. In vielen Fällen entwickelt sich die Krankheit nicht in unmittelbarem Anschluß an die Infektion, es geht ihr vielmehr eine unbestimmte Zeit des ruhenden (latenten) Infekts voraus. Oft löst dann erst das Hinzutreten eines anderen unspezifischen Faktors (einer Überanstrengung, Durchnässung, einer Reise, des Durchzugs einer Wetterfront usw.) beim Wirt den Beginn der Allergisierung, d. h. den Übergang vom Infekt zur Inkubation, aus (sog. Faktorenkrankheiten).

Damit aus dem Infekt die Krankheit werde, ist allerdings neben den unspezifischen Faktoren auch bei den zyklischen Infektionskrankheiten nötig, daß die Infektion den „pathogenen Schwellenwert" überschritten hat. Bei natürlicher Übertragungsweise ist diese Voraussetzung meist erfüllt; unter künstlichen Bedingungen kann man aber leicht die Infektionsdosis so klein wählen, daß erst eine gewisse Zeit bis zur Erreichung dieses Wertes verstreicht, um den sich dann die Inkubation zu verlängern scheint. Diese selbst ist aber von der Erregerzahl unabhängig.

Die echte Inkubationszeit ist auch *vom Ort der Eintrittspforte des Erregers unabhängig*, der nur bei solchen Krankheiten die Inkubation beeinflußt, bei denen eine Wanderung des Erregers oder eines Exotoxins auf der Nervenschiene (S. 76) stattfindet (Lyssa, Tetanus).

Während der Inkubation ist der Erreger fest an diesen Ort gebunden, der Infizierte mithin, solange kein ulzerierter Primäraffekt vorliegt, noch *nicht infektiös* (während die Träger latenter Infektionen oft ansteckend sind!); erst mit der Keimverbreitung im Körper gegen Ende der Inkubation (s. oben) kann Infektiosität auftreten (Jürgens).

*Das Generalisationsstadium:* Dieses Stadium, das für die zyklischen Infektionskrankheiten charakteristisch ist, beginnt mit Erreichung der Hyperergie, es ist durch den Aufenthalt des Errgers im Blut (Virämie) gekennzeichnet, es endet damit, daß die Hyper- sich der Hyp-ergie nähert, der Infektionsstoff damit vom Wirt immer mehr beherrscht und so aus dem Blut abgedrängt wird.

Für diese *zyklische Virämie* ist es bezeichnend, daß der Gehalt des Blutes an Keimen stets nur gering ist – im Gegensatz zu den oft enormen Keimzahlen bei der septischen Generalisation. Man hat den Eindruck, daß die zyklische durchaus gezügelt, reguliert ist, als ob der Wirt die Keime sozusagen mit Absicht in dieser Zahl ins Blut einließe, um sich in seiner Ganzheit mit ihnen auseinanderzusetzen. Diese Keimmengen sind nicht etwa durch die Anwesenheit spezifischer Antikörper gedämpft; denn das Ende der Generalisation fällt keineswegs regelmäßig mit deren Erscheinen zusammen. Oft dauert sie noch an, wenn schon hohe Titer vorhanden sind, beim Typhusrezidiv setzt sie trotz solcher sogar von neuem ein; noch häufiger, besonders bei Viruskrankheiten, hat die Virämie lange vor dem Erscheinen von Schutzstoffen im Blut aufgehört. So muß man annehmen, daß die Generalisation nicht humoral, sondern histogen-zellulär am Ort des Primäraffekts, von wo aus ja die Keime ins Blut gelangen müssen, gezügelt ist, wobei diese örtliche Regulation sicher auch zentralnervösen Einflüssen unterworfen ist.

*Klinisch* findet man in diesem Stadium die klassischen Symptome der Allgemeininfektion (S. 31), voran das (kontinuierliche) Fieber aus endogener (zentralnervöser) Ursache (S. 50). Es ist das Stadium, in dem die Diagnose klinisch nur sehr schwer oder gar nicht zu stellen ist, da es bei allen Krankheiten prinzipiell gleich aussieht, „unspezifisch" ist. Immerhin sind Intensität der Symptome und die Dauer des Stadiums verschieden, und darauf muß der Arzt sein Augenmerk richten, um diagnostische Anhaltspunkte zu gewinnen: das Generalisationsstadium kann heftig und im Zeitraffertempo verlaufen, mit Schüttelfrost einsetzend, aber schon nach wenigen Stunden zur Organmanifestation überleitend (krupöse Pneumonie u. a.) oder es verläuft milde und einige Tage anhaltend („Prodromalstadium" vieler Viruskrankheiten wie Masern), ja es kann kaum merklich verlaufen (z. B. bei Mumps, auch bei Askaridiasis), oder es beginnt schleichend mit staffelförmigem Fieberanstieg und hält lange und intensiv an (Typhus!) oder es verläuft schubweise über Monate hin, sei es heftig (manche tuberkulöse Pleuritiden oder Lymphadenitiden), sei es mit geringen Allgemeinsymptomen (gleichmäßig erhöhten Morgen- und Abendtemperaturen). Als zuverlässigstes klinisches Zeichen kann der *Milztumor* gelten, dessen Entstehung (durch Hyperämie und Leukozytenanreicherung in den Blutwegen der Milz) „nicht bakteriell oder toxisch bedingt, sondern eine Reaktion ist, die mit den Vorgängen der Sensibilisierung in Beziehung steht" (LICHTWITZ).

*Das Organmanifestationsstadium:* Als Folge der Erreichung der Hyp-ergie ist der Infektionsstoff nunmehr lokalisiert und die hyperergische Ganzheitsreaktion des mesenchymalen Apparats wird immer mehr eingeschränkt, bis entzündliche Erscheinungen nur noch dort übrig bleiben, wo der Erreger liegengeblieben ist. Auch diese Reste werden mit zunehmender Anergie beseitigt und damit schließlich Heilung erreicht.

Der Ort, an dem die Lokalisation erfolgt, wird bestimmt durch die *Organotropie der Erreger* oder, was dasselbe ist, die Organfixation bzw. das elektive Lokalisationsvermögen des Wirts. Eine befriedigende allgemeine Erklärung für diese, in der Infektionslehre grundlegende Eigenschaft zu geben, ist nicht möglich; wir müssen sie als gegebene Tatsache hinnehmen. Bei den den Normalsymbionten nahestehenden Erregern der Anthroponosen sehen wir allerdings, daß die Organmanifestation immer am Standort der symbiontischen „Vettern" stattfindet (Strepto-

und Pneumokokken in und um Mundhöhle und Atemwege, Typhus- und Ruhrbazillen im Darm), und es ist daraus wohl zu entnehmen, daß die Anpassung dieser Körperhöhlen an die Normalsymbiose auch den parasitierenden „Vettern" günstige Bedingungen bietet. Nicht einmal bei den Organotropien der Toxine, z. B. der des Diphtherietoxins zum Herzmuskel, ist anzunehmen, daß es sich etwa um rein chemische Affinität handelt, da auch hier lange Latenzzeiten bis zum Wirkungseintritt vorkommen. Solche geben aber immer schon einen Hinweis darauf, daß nervöse Prozesse im Spiele sind. Sicher ist das auch bei den Organotropien allgemein der Fall. Neurotropismus ist Kennzeichen der meisten echten Toxine, aber auch besonders vieler Erreger, vor allem Viren. Vieles spricht dafür, daß auch die nicht neuralen Tropismen im Grunde immer den Weg über das Nervensystem und die innervierte Gefäßbahn, insbesondere das Kapillarsystem des betreffenden Organs nehmen. SPERANSKY konnte z. B. zeigen, daß die tödliche Nebennierennekrose durch Diphtherietoxin beim Meerschweinchen, die bisher stets als Folge eines Adrenotropismus bzw. einer Fixation des Toxins im Nebennierengewebe aufgefaßt wurde, auch zustandekommt, wenn man dem Tier zuerst intravenös reichlich Di-Serum und damit einen peripheren Schutz gibt, es dann aber mit einer kleinen subletalen Dosis Toxin subarachnoidal impft, eine äußerst überraschende Beobachtung. Er zeigte weiter, daß viele scheinbar typische organotrope Prozesse durch rein mechanische (operative und nicht toxische oder bakterielle) Schädigungen des Zentralnervensystems ausgelöst werden können.

Ein Phänomen, das mit dem Neurotropismus eng zusammenhängt, ist die Tatsache, daß eine Reihe von Infektionsstoffen und auch Toxinen die peripheren Nerven zu ihrer Verbreitung bzw. Wanderung im Wirt als „Schiene" benützen (Lyssa, Poliomyelitis u. a. Vira, Tetanustoxin). Daneben läuft bei den Vira freilich meist noch eine gewisse, wenn auch schwache Verbreitung auf dem Blutwege. Hierbei erfolgt zweifellos eine Fixation des Infektionsstoffes im Nervengewebe, deren genaue Erklärung freilich noch nicht gelungen ist (DOERR). Die *Ausbreitung von Infektionsstoffen auf der Nervenschiene* ist gleichzeitig eine besondere Abart einer Generalisation und eine Organlokalisation, der ja auch die klinische Organmanifestation auf dem Fuße zu folgen pflegt.

Diesen Organotropien der Erreger ist in erster Linie die *Prägung des klinischen Bildes* im Organmanifestationsstadium zuzuschreiben. Durch sie kommt es zu den Organsymptomen, die die klinische Diagnose der betreffenden Krankheit dann gewöhnlich leicht stellen lassen. Die vegetative Gesamtumschaltung (S. 52) tritt in ihre zweite Phase, die „der Überwindung der Infektion"; das Fieber aus endogener Ursache weicht dem aus lokaler Ursache (S. 50), es neigt mithin dazu, zu remittieren. Die Gewebsveränderungen gehen bei den kurzfristigen Infektionskrankheiten zur lokalen eitrigen Entzündung über (z. B. krupöse Pneumonie, epidemische Meningitis), bei denjenigen mit langsamerem Ablauf und den chronischen immer mehr zur sog. spezifischen granulomatösen Entzündung. Schließlich, wenn die Hypergie sich der Anergie immer mehr nähert, hat am Ort der Organmanifestation nur noch die

Aufräumungsarbeit des angerichteten Trümmerfelds zu erfolgen und mit Beendigung dieser Arbeit geht auch das 3. Stadium seinem Ende entgegen.

In ihm findet also nur noch eine rein lokale Symbiose statt, d. h. der Wirt hat nunmehr gelernt, den betreffenden Infektionsstoff so zu behandeln wie diejenigen der lokalen Infektion. Als solche verlaufen aber auch die Infektionsprozesse mit normalen Symbionten. Man kann also sagen, daß der Wirt die Infektionsstoffe der zyklischen Infektionskrankheit sich mit Beginn des 3. Stadiums zu normalen Symbionten gemacht, d. h. durch die Allgemeininfektion sich assimiliert hat; er hat sie also dann im Verlauf seiner Ontogenese zu dem Zustand gebracht, der bei den Infektionsstoffen der lokalen Infektion schon angeboren infolge phylogenetischer Anpassung vorhanden ist.

Der Zustand unterscheidet sich nun am Ende des 3. Stadiums von demjenigen vor der Krankheit durch die Krankheitsimmunität.

Was ist nun in diesem Zustand aber mit dem Infektionsstoff? Für ihn ergeben sich verschiedene Möglichkeiten:

1. Er ist nicht mehr nachweisbar, d. h. also wahrscheinlich ausgeschieden oder abgetötet, die Krankheitsimmunität dauert zeitlebens an. Neuinfektion bleibt wirkungslos. Das ist gewissermaßen die ideale Immunität. Sie besteht eigentlich nur bei den Viruskrankheiten. Es muß dabei jedoch bemerkt werden, daß man nur aus der Tatsache der erloschenen Ansteckungsfähigkeit des Kranken bzw. Isolierbarkeit des Virus auf eine „Abtötung" desselben schließt, ohne sie direkt nachweisen zu können.

2. Der Infektionsstoff bleibt im Wirt, ohne weitere Krankheitssymptome auszulösen, und solange er noch lebend anwesend ist, dauert die Krankheitsimmunität an. Dies gilt vor allem für Tuberkulose und Lues, auch in gewissem Sinne für die Protozoenkrankheiten, und wird als „Infektionsimmunität" bezeichnet. Nach Abtötung des lebenden Infektionsstoffs nimmt dabei die Krankheitsimmunität langsam wieder ab. – Ähnlich liegen die Verhältnisse bei den Bazillenausscheidern bei Typhus u. ä. Es kann hier auch noch während der Anwesenheit der Keime die Immunität wieder erlöschen, so daß es zu erneuter Krankheit infolge Autoinfektion kommen kann.

3. Bei vielen zyklischen Infektionskrankheiten verschwindet im allgemeinen der Infektionsstoff mit dem Ende der Krankheit wieder aus dem Wirt, die Immunität dauert aber oft nicht lebenslänglich, sondern nur beschränkte Zeit (Grippe). Manchmal besteht sogar nach Abklingen derselben eine erhöhte Erkrankungsbereitschaft für dieselbe Infektionskrankheit (Pneumonie). Die Immunität nähert sich hier also den Verhältnissen bei manchen Lokalinfektionen (Erysipel, auch Diphtherie). Auch beim Typhus läßt die Immunität im Lauf der Zeit nach. Derartiges findet man also bei denjenigen Infektionskrankheiten, die zwischen der Lokalinfektion ohne Immunität und den zyklischen Infektionskrankheiten mit zuverlässiger Krankheitsimmunität stehen. Die Keime dieser Infektionskrankheiten haben meist verwandtschaftliche Beziehungen zu normalen Symbionten des Menschen.

Kommt es im 2. oder 3. Stadium der Infektionskrankheit zu einer ungünstigen Wendung des Verlaufs mit Ausgang in Tod des Wirts, so ist damit der Ausgleich zwischen Wirt und Keim mißlungen. Dieser Ausgang führt meist dazu, daß neben dem Wirt auch der Keim in seinem Artbestand gefährdet wird, da Weitertragung von der Leiche aus nur selten stattfindet. Bei den meisten Infektionskrankheiten kommt es zu diesem beiden Symbionten ungünstigen Ereignis nur in einem kleinen Teil der Fälle, und bei der Mehrzahl derselben handelt es sich um irgendwelche besonders ungünstigen Umstände, Komplikationen des Verlaufs, besondere Widerstandslosigkeit des Wirts u. a., die zu diesem Ausgang führen. Vom Standpunkt der menschlichen Arterhaltung aus betrachtet, liegt aber in einem solchen Ausgang doch auch eine Auslese, in dem solche Individuen der Infektionskrankheit zum Opfer fallen, die irgendwie lebensuntüchtiger waren als andere. In dieser Beziehung machen auch diejenigen Seuchen keine Ausnahme, denen großenteils junge und kräftige Individuen zum Opfer fallen; denn eben in dem ungünstigen Ausgang liegt der Beweis einer irgendwie geminderten Lebenstauglichkeit.

Zusammengefaßt sind also *die wichtigsten Eigenschaften der zyklischen Infektionskrankheit:*

1. Sie ist durch ihre drei Stadien, Inkubationszeit, Generalisations- und Organmanifestationsstadium, gekennzeichnet.

2. Die Inkubation („echte Inkubationszeit") ist normiert.

3. Die Generalisation geht mit einer vom Wirt regulierten Verbreitung des Erregers auf dem Blutwege einher.

4. Die Organmanifestation wird durch die Organotropie des Erregers bzw. das elektive Lokalisationsvermögen des Wirts bestimmt.

5. Krankheitsschwere und -dauer schwanken im Rahmen der Konstitution und Disposition des Wirts und sind von Infektionsdosis und Erregervirulenz weitgehend unabhängig, d. h. die zyklische Infektionskrankheit unterliegt nicht dem Massenwirkungs-, sondern einem Alles-oder-Nichts-Gesetz.

6. Die zyklische Infektionskrankheit überführt den Wirt in seiner Empfindlichkeit gegen den betreffenden Erreger von der prämorbiden Stufe (meist = Normergie) über die Hyper- und Hypergie zur (positiven) Anergie.

7. Sie überführt schon während der Inkubationszeit den Organismus vom Zustand der Empfänglichkeit zu dem der Unempfänglichkeit, der freilich später wieder in vielen Fällen „zyklisch" zur Empfänglichkeit zurückgehen kann.

8. Nur zyklische Infektionskrankheiten verleihen Krankheitsimmunität, und zwar auf dem Wege über eine Ganzheitsreaktion des Organismus.

9. Jede zyklische Infektionskrankheit verläuft nach ihrem eigenen „spezifischen" Rhythmus. Durch dessen Normierung ist die Ähnlichkeit des Verlaufs (Konstanz) hervorgerufen.

10. Die Erreger der zyklischen Infektionskrankheiten sind keine

Exotoxinbildner, Toxinwirkungen sind überhaupt in ihrer Pathogenese ohne Belang.

## b) Die Lokalinfektionskrankheiten.

Fassen wir unter diesem Begriff alle vorkommenden Arten einer örtlich beschränkt bleibenden Symbiose mit irgendwelchen Mikrosymbionten zusammen, so handelt es sich dabei um eine riesige Summe der verschiedensten Krankheitsprozesse, die sich trotzdem pathogenetisch in nur wenige Gruppen einteilen lassen. Die meisten davon fallen aber nicht unter diejenigen Krankheiten, die man als Infektionskrankheit zusammenzufassen pflegt, sondern sie sind teils, soweit sie internistisch sind, Organkrankheiten, die in den Lehrbüchern nicht im Abschnitt Infektionskrankheiten, sondern bei den übrigen Kapiteln besprochen werden (Bronchopneumonie, Gallen- und Harnblasenentzündung usw.), teils fallen sie in andere Fachgebiete, so die chirurgischen Wundeiterungen, die infektiösen Haut-, Augen-, Ohrenprozesse usw. Einige lokale Infektionen aber heben sich als typische, weil seuchenhaft auftretende Infektionskrankheiten heraus; es sind vor allem Gonorrhoe, Tetanus, die Anginakrankheiten und die typischen Darminfektionen. Sie sind durch die Konstanz ihrer Krankheitsbilder als typische Infektionskrankheiten klinisch gut umschrieben.

Allen lokalen Infektionen ist das Auftreten einer *örtlichen Entzündung* und die Tatsache gemeinsam, daß eine *Verbreitung im Wirt nur kontinuierlich* durch Weiterkriechen der Infektion in die nächste Umgebung stattfindet. Zu dieser örtlichen und in den meisten Fällen uncharakteristischen Entzündung können charakteristische Erscheinungen hinzutreten, und zwar entweder durch *Funktionsausfälle des Wirts* infolge des Sitzes der betreffenden lokalen Infektion (z. B. in der Lunge oder im Darm), oder durch die *Art der kontinuierlichen Verbreitung* des Prozesses (z. B. bei Kokkeninfektionen, Furunkel, Lymphangitis, Abszedierung, Phlegmone, bei manchen Virusinfektionen die Neuroprobasie, d. h. Nervenwanderung) oder durch Exotoxinwirkungen vom Keim aus (z. B. bei Diphtherie und Tetanus).

Die *Inkubationszeit* ist nicht normiert („falsche Inkubation"), sondern richtet sich nach der Infektionsdosis und der Geschwindigkeit der Erregervermehrung an der Eintrittspforte bis zur Erreichung des pathogenen Schwellenwertes. Infektiosität des Keims und Resistenz des Wirts sind von Einfluß auf sie.

Die klinische Krankheit hat gewissermaßen *nur ein Stadium*, das der Organmanifestation. Geschwindigkeit und Intensität des Verlaufs wechseln stark von Fall zu Fall, es gibt keine feste Normierung des Verlaufs, keine innere Gesetzmäßigkeit der Krankheit. Sie unterliegt weitgehend der Zufälligkeit der Massenwirkung.

Eine *Krankheitsimmunität* wird nicht erworben, weil der Organismus seinen Empfindlichkeitsgrad gegenüber dem Erreger im Verlauf einer Lokalinfektion nicht verändert. Er hat ja von vornherein die Fähigkeit, es gar nicht zu einer zyklischen Generalisation kommen zu lassen, d. h. er ist gegen den betreffenden Erreger von vornherein angeboren bzw.

arteigen „immun" und weiß ihn lokal zu bändigen. Er verhält sich gegen diese Keime von Natur aus ebenso wie gegen die Erreger der zyklischen Infektionskrankheiten erst am Ende der Krankheit.

Bei Lokalinfektionen können *Superinfektionen* an gleicher oder anderer Körperstelle haften bzw. verschlimmernd oder krankheitsverlängernd wirken. Es existiert also auch keine Infektionsimmunität in dem Sinne, wie sie bei den zyklischen Infektionskrankheiten schon vom Ende der Inkubation an eintritt.

Weitaus die meisten Lokalinfektionen sind *bakterieller Art*. Bei den wenigen lokalen Virus- (Herpes, Molluscum contagiosum und einige andere Dermatosen) und Protozoenkrankheiten (Orientbeule) bestehen zudem noch mancherlei pathogenetische Unklarheiten.

Alle Lokalinfektionskrankheiten sind primär *Haut- oder Schleimhautprozesse*, während die zyklischen Infektionskrankheiten in ihrer lokalen Manifestation Organ- bzw. Systemkrankheiten sind.

Nur bei Lokalinfektionen kommen *Exotoxinbildner* vor (Diphtherie, Scharlach, Anaerobier, Shiga-Ruhr). So wichtig für die Klinik die Toxinfernwirkungen im Körper sind, so bleiben sie pathogenetisch doch nur Komplikationen des infektiösen Prozesses im Sinne von echten Vergiftungen meist vorwiegend neurotroper Art. Für den lokalen Infektionsprozeß, für seine Haftung und Ausbreitung haben die Exotoxine meist auch eine gewisse Bedeutung als aggressinartige Wegbereiter. Die infolge der antigenen Wirkung der Exotoxine erworbene antitoxische Immunität hat mit echter Krankheitsimmunität nichts zu tun, schützt auch nicht vor Wiedererkrankung, läßt diese aber meist leichter verlaufen.

Wenn auch die Ausbreitung der Lokalinfektion im Prinzip nur per continuitatem erfolgt, so können doch akzidentell ein- oder mehrmalige Einbrüche von Erregern in die Blutbahn vorkommen, oft durch exogene Einwirkung (Inzision, Abrasio usw.) ausgelöst. Solche kurzfristigen *Bakteriämien* sind häufiger, als beim Fehlen aller klinischen Folgeerscheinungen meist angenommen wird, und sind auch an sich belanglos. Die Keime werden meist in wenigen Minuten wieder aus der Blutbahn entfernt und im Gewebe abgetötet. Nur prämortal kommt manchmal eine massive Überschwemmung des ganzen Körpers mit Keimen zustande (terminale Bakteriämie), wenn die die Infektion lokalisierenden Kräfte im Sinne einer negativen Anergie versagen, wobei es wohl auch in der Agone zu einer Vermehrung der Keime im strömenden Blut kommen kann. Nur insofern sind gelegentliche Bakteriämien von Wichtigkeit, als sie zur Ansiedlung von Keimen an entfernter Stelle, also zur Entstehung neuer lokaler Infektionsprozesse führen können (*Metastasen*, z. B. Osteomyelitis, paranephritischer Abszeß). Auf diese Weise entsteht manche lokale Infektion sekundär hämatogen.

*Die wichtigsten Eigenschaften der Lokalinfektionskrankheiten* sind also:

1. Sie sind gekennzeichnet durch eine zeitlich nicht normierte Organmanifestation als einziges Krankheitsstadium, dem eine ebenfalls zeitlich nicht normierte „falsche" Inkubationszeit vorausgeht.

2. Sie hinterlassen keine Krankheitsimmunität und Superinfektionen können haften.

3. Sie sind vorwiegend bakterielle Krankheiten.

4. Sie sind primär stets Haut- oder Schleimhautprozesse.

5. Sie unterscheiden sich pathogenetisch nicht von lokalen Infektionsprozessen, die gemeinhin nicht zu den Infektionskrankheiten gerechnet werden.

6. Sie unterliegen bis zu einem gewissen Grade dem Massenwirkungsgesetz.

7. Sie sind zum Teil mit Exotoxinvergiftung kombiniert.

8. Sie breiten sich per continuitatem, akzidentell auch durch Bakteriämien aus.

### c) Die Sepsis.

Es gibt zwei Arten von Allgemeininfektion, die zyklische und die septische. Während die zyklische Generalisation einen Lokalinfektionsprozeß mit dem gleichen Erreger ausschließt, setzt die septische gerade einen solchen voraus. Es handelt sich also pathogenetisch um zwei völlig verschiedene Dinge; es ist daher auch falsch, etwa den Typhus als septikämische Infektionskrankheit zu bezeichnen, wie es oft geschieht, unter Außerachtlassung aller Empfänglichkeits- und Empfindlichkeitsfragen.

Die Entstehung einer Sepsis setzt Vorhandensein einer Lokalinfektion voraus, die in eine dauernde Kommunikation mit der Blutbahn tritt, also den SCHOTTMÜLLER'*schen Sepsisherd.* Ein solcher kann aber nur mit bestimmten Keimen entstehen: *Sepsiserreger* kann nur ein Keim werden, auf den der Wirt nur mit einer Lokalinfektion reagiert, d. h. mit anderen Worten: beim Eindringen eines Erregers einer zyklischen Infektionskrankheit kommt es nie zu einer Lokalinfektion, sondern immer zunächst zur zyklischen Allgemeininfektion, solange das betreffende Individuum noch empfänglich ist; erst wenn es durch die betreffende Krankheit unempfänglich, immun geworden ist, kann der gleiche Erreger bei ihm nun nicht nur eine Lokalinfektion, sondern auch eine septische Allgemeininfektion hervorrufen (Typhusbazillensepsis nach Typhus, postpneumonische Pneumokokkensepsis usw.). Die häufigsten Sepsiserreger sind daher die Keime, die stets Lokalinfektionen machen, gegen die der Mensch, wie oben ausgeführt, gewissermaßen schon arteigen eine Krankheitsimmunität besitzt: Streptokokken, Staphylokokken, Anaërobier, sodann – bei Individuen, die für eine kruppöse Pneumonie bzw. eine epidemische Meningitis unempfänglich sind (Krankheiten mit niedrigem Kontagionsindex!) – Pneumo- und Meningokokken, weiter Gonokokken. Auch Diphtheriebazillensepsis ist, wenn auch sehr selten, bekannt. Die Erreger der spezifischen Durchfallkrankheiten scheinen aber kaum je Sepsisherde zu bilden, was aus ihrer reinen Oberflächenwirkung verständlich ist. Viren können dagegen nie Sepsiserreger werden. – „Sepsis" ist also keine Krankheitsdiagnose, sondern eine Sammelbezeichnung für zahlreiche und ätiologisch wie klinisch sehr verschiedene bakterielle Krankheiten mit gleichem pathogenetischem Grundvorgang, die etwa einem Begriff wie „Avitaminose" entspricht.

Hat sich ein Sepsisherd mit einem entsprechenden Erreger gebildet, so kommt es zur Sepsis, wenn auch die Allergielage des befallenen Organismus sonst weitgehend schwanken kann. Eine Sepsis ist im Gegensatz zur zyklischen Infektionskrankheit stets mehr ein böser Zufall, als daß eine bestimmte Empfänglichkeitslage dazu nötig wäre. Eine Sepsis kann sich sowohl im anergischen als auch im noch hypergischen Organismus entwickeln, er darf nur, wie gesagt, nicht für die zyklische Infektionskrankheit mit dem betreffenden Erreger empfänglich sein. Eine Sepsis im hypergischen Organismus verläuft bland und langsam (Sepsis lenta) und macht natürlich auch eine andere histologische Gewebsreaktion als die akute Sepsis im anergischen (= immunen) Wirt. Der pathogenetische Hergang bleibt prinzipiell der gleiche. Sein Wesen ist die fortdauernde oder wenigstens periodische Bakteriämie vom Sepsisherd aus, und hört diese durch Abdichtung oder operative Entfernung des Herdes auf, so ist es in diesem Augenblick wieder nur eine Lokalinfektion und keine Sepsis mehr, während bei der zyklischen Infektionskrankheit nach Aufhören der Bakteriämie erst das Stadium der Organmanifestation, d. h. das meist für die betreffende Krankheit charakteristischste Stadium beginnt. Die spontane oder artefizielle Ausschaltung des Sepsisherdes ist die einzige Möglichkeit der Heilung einer Sepsis. Ebensowenig wie die Empfänglichkeits- oder Allergielage bei ihrer Entstehung eine Rolle spielt, tut dies eine vielleicht stattfindende Änderung derselben für ihre Heilung, während die zyklischen Infektionskrankheiten gerade dadurch zu ihrer gesetzmäßigen Abheilung kommen (s. im übrigen auch S. 239).

Zu dem alten Streit um den Sepsisbegriff soll hier im übrigen unter Hinweis auf die grundlegende, durch das Vorausgegangene ergänzte Darstellung von Schottmüller und Bingold sonst nur noch folgendes gesagt sein:

1. Ausgangspunkt der Sepsis ist stets der Sepsisherd. Wenn manche Autoren auch heute noch davon sprechen, daß eine befriedigende Erklärung für die Sepsis nicht gegeben werden könne und der Gebrauch des Ausdrucks Sepsis vorwiegend historisch (Sepsis = Fäulnis, abgeleitet von der Wundfäulnis) zu erklären sei (so auch Doerr und Staehelin im Lehrbuch der Inneren Medizin bei J. Springer, 1942), so ist das nach dem, was auf diesem Gebiete zur Klärung beigebracht worden ist, heute nicht mehr zutreffend. Daß wir ursprünglich ungenaue Bezeichnungen aus früherer Zeit übernehmen und dann nachträglich in wissenschaftlich genauer Weise bestimmen, wenn auch die richtige philologische Übersetzung ins Deutsche nicht genau mit der neuen Definition übereinstimmt, ist in der Medizin nichts Ungewöhnliches und deshalb kein Grund, um die in Theorie und Praxis bewährten wissenschaftlichen Unterlagen für die neue Begriffsbestimmung nicht anzuerkennen.

2. Kennzeichen der Sepsis ist die dauernde oder periodische Bakteriämie. Der einzige objektive Beweis ist also deren Nachweis am Lebenden, eine Aufgabe der klinischen Bakteriologie. Der pathologische Anatom ist allein schon methodisch nicht mehr in der Lage, zu erkennen, ob eine Sepsis vorgelegen hat; die Diagnose kann nur unter

Heranziehung der klinischen Befunde gestellt werden, und nicht etwa aus einer für Sepsis spezifischen Gewebsreaktion oder dgl. Sepsis ist ein pathologisch-physiologischer Vorgang am Lebenden (etwa wie Anoxämie oder ein Coma diabeticum), der wohl im Leichenbefund oft aus indirekten Zeichen geschlossen, aber nie bewiesen oder abgelehnt werden kann. Die Definition der Sepsis muß daher dem Kliniker (und hier am besten dem Internisten als dem einzigen, der ja auch mit chirurgischer, gynäkologischer, otologischer usw. Sepsis in Berührung kommt) überlassen werden, wie das nicht nur BINGOLD fordert, sondern wie es auch Pathologen, die sich in Zusammenarbeit mit der Klinik besonders mit der Sepsis beschäftigt haben (WOHLWILL, SCHÜRMANN, DIETRICH), durch ihre Anerkennung der SCHOTTMÜLLERschen Sepsisdefinition zum Ausdruck gebracht haben.

Für die Sepsis gilt also:

1. Sie entsteht immer aus einer Lokalinfektion (Sepsisherd SCHOTT-MÜLLERS).

2. Sie entsteht daher auch nur mit einem Erreger, der beim betreffenden Wirt keine zyklische Infektionskrankheit zu setzen vermag. –

3. Sie ist gekennzeichnet durch dauernde oder periodische Bakteriämie.

4. Sie ist – ohne nähere Zusätze über Verlaufsart, Erreger usw. – keine klinische Diagnose, sondern ein Sammelname für sehr verschiedene Krankheiten gleicher Pathogenese. –

5. Sie ist ein „zufälliges“ Ereignis (eine Entgleisung!) und nicht von einer gesetzmäßigen Empfänglichkeit oder Gewebsreaktion abhängig.

6. Sie kann sich günstigenfalls durch Aufhören der Keimeinschwemmung wieder zu einer Lokalinfektion zurückverwandeln, kennt aber keine gesetzmäßige Spontanheilung wie die zyklische Infektionskrankheit.

### Schrifttum.

BIELING, R.: Die Bedeutung allergischer Vorgänge für die Abwandlung des Verlaufs von Infektionskrankheiten und für die Entstehung chronischer Erkrankungen. Zbl. inn. Med. **56**, 641 (1935). – Ders.: Die Bedeutung der Immunitätslage. Dtsch. Med. Wschr. **1940**, 1356. – Ders.: Die biologische Infektionsabwehr des menschlichen Körpers. Wien, Franz Deuticke 1944. – BINGOLD, K.: Die septischen Erkrankungen. Berlin u. Wien, Urban u. Schwarzenberg 1937. – DOERR, R.: Die Lehre von den Infektionskrankheiten in allgemeiner Darstellung. In „Lehrbuch der inn. Med.“, Berlin, Jul. Springer, 1942. – Ders.: Ausbreitung und Auswirkung toxischer und infektiöser Agenzien im peripheren Nervensystem. Z. Neurol. u. Psychiatr. **173**, 621 (1941). – Ders. u. M. KON: Schieneninfektion, Schienenimmunität und Konkurrenz der Infektionen im ZNS beim Herpesvirus. Z. Hyg. **119**, 679 (1937). – Ders. u. SEIDENBERG, S.: Die Lokalisation im Lendenmark nach der Vergiftung mit Dysenterietoxin und nach Infektion mit Poliomyelitis- und Herpesvirus. Z. Hyg. **119**, 72 (1937). – Ders. u. SEIDENBERG, S.: Die Konkurrenz von Virusinfektionen im ZNS (Phänomen von Fl. Magrassi). Z. Hyg. **119**, 135 (1937). – EDENS, E.: Begriff und Umgrenzung der Allergie. Med. Welt 1937, 1231. – FINDLAY, G. M. and MacCALLUM, F. O.: An interference phenomenon in relation to yellow fever and other viruses. J. of Path. 44, 404 (1937). – GOTTSTEIN, A.: Epidemiologie, Grundbegriffe und Ergebnisse. Leipzig u. Wien, F. Deuticke 1937. – GRÄFF, S.: Der morphologische Ablauf der Infektionskrankheiten und seine Beziehung zur Klinik. Dtsch. Med. Wschr. 1941, 424. – HIRSZFELD, L.: Prolegomena zur Immunitätslehre. Klin. Wschr. 1931, 2153. – HÖRING, F. O.: Die Systematik uncharakteristischer Infektionen und deren Stellung im nosologischen System. Z. klin. Med. 121, 231 (1932). – Ders.: Über die Gefahr des ätiologischen Denkens in der Klinik der Infektionskrankheiten. Münch. Med. Wschr., 1943 499. – Ders.: Die Inkubationszeit. Dtsch. Med. Wschr. 1943, 799. – Ders.: Die Krankheitsimmunität. Dtsch. Med. Wschr. 1944, 207. – Ders.: Die zyklische Infektionskrankheit. Med. Ztschr. 1944, 105. – Ders.: Lokalinfektion und Sepsis. Klinik u. Praxis 1946, 86. – Ders.: Über das Zusammentreffen zweier Infektionskrankheiten beim gleichen Kranken. Med. Klin. 1947, 661. – HORSTER, H.: Das Sanarelli-Shwartzman-Hangersche Phänomen und seine klinische Bedeutung. Klin. Wschr. 1938, 1610. – HUBER, H. G.: Doppelinfektionen im Kindesalter. Med. Klin. 1943, 306. – JÜRGENS, G.: Grundlagen der Epidemiologie. Leipzig, J. A. Barth 1936. – KELLER, W.: Die Parallergie und ihre klinische Bedeutung. Dtsch. Med. Wschr. 1928, 307 u. 345. – Ders.: Allergie, Parallergie, Pathergie. Klin. Wschr. 1938, 1529. – KLINGE, F.: Allergie und Ätiologie. Dtsch. Med. Wschr. 1936, 1529. – LICHTWITZ, L.: Pathologie der Funktionen und Regulationen. Leiden, A. W. Sijthoffs Uitgeversmaatschappij 1936. – RICHTER, A.: Medizingeschichtliche Untersuchungen über die Entstehung einiger wichtiger Begriffe der Infektionslehre. Diss. München 1938. – RÖSSLE, R.: Die geweblichen Äußerungen der Allergie. Wien. Klin. Wschr. 1932, 609 u. 648. – Ders.: Allergie und Pathergie. Klin. Wschr. 1933, 574. – Ders.: Die nosologische Stellung des Rheumatismus. Klin. Wschr. 1936, 809. – SCHMIDT, H.: Grundlagen der spezifischen Therapie. Berlin, B. Schultz 1940. – SPERANSKY, A. D.: Vgl. Schrifttumsangabe auf S. 54. – STURM, A.: Cerebrale Anaphylaxie und Hirnschädigung. Klin. Wschr. 1941, 1139. – SYLLA, A.: Die Allergie und ihre klinische Bedeutung. Wert und Gefahren der Desensibilisierung. Klin. Wschr. 1940, 753. – THADDEA, S.: Allergie und vegetatives System. Zbl. inn. Med. 60, 146 (1939). – WALTHER, G.: Die Phase der Hyperergie in der Rekonvaleszenz nach Infektionskrankheiten, insbesondere nach Bazillenruhr. Arch. klin. Med. 191, 267 (1943).

# II. Die einzelnen Infektionskrankheiten und infektiösen Prozesse.

*Vorbemerkungen zur Systematik.*

Der nachfolgenden pathogenetischen Besprechung der einzelnen Krankheiten sei zunächst eine Übersicht vorangestellt, die von der heute geläufigsten Systematik, derjenigen nämlich der Erreger, ausgeht unter Beachtung der Frage, ob die betreffende Krankheit eine Anthropo-, Zoonose oder Überträgerkrankheit ist. Diese Übersicht soll die Umstellung vom gewohnten zu einem wirklich pathogenetischen Denken erleichtern und zeigen, daß man in den entsprechend der botanisch-zoologischen Stellung des Erregers gebildeten Krankheitsgruppen stets jeweils zyklische und lokale Infektionskrankheiten zugleich antrifft, pathogenetisch gesehen, also ganz inhomogene Gruppen entstehen.

Ehe wir uns der Besprechung der pathogenetischen Krankheitsgruppen zuwenden, sollen hier noch entsprechend der umstehenden Übersichtstabelle die wesentlichen pathogenetischen Eigenschaften der nach Erregern geordneten Krankheitsgruppen besprochen werden, wobei aber stets zu beachten ist, daß sich wohl die Mehrzahl etwa der Virus- oder der Wurmkrankheiten pathogenetisch miteinander ähnlich verhalten, einzelne von ihnen aber völlig aus diesem Rahmen herauszufallen pflegen.

**1. Viruskrankheiten.** Die lokalen Viruskrankheiten fallen ganz aus dem Rahmen des sonstigen pathogenetischen Verhaltens dieser Gruppe heraus, ebenso tut dies das Lymphogranuloma inguinale, das sich wie eine chronische zyklische Infektionskranheit verhält und mit Virusdauerausscheidung einhergeht. Die *akuten zyklischen Viruskrankheiten* haben aber viele gemeinsame pathogenetische Züge und ergeben daher rein auf dem Boden ihres ähnlichen klinischen Verhaltens eine natürliche geschlossene Krankheitsgruppe (s. S. 127). Das letztere sei gegenüber Doerr besonders betont, da dieser Autor es für abwegig hält, eine solche Krankheitsgruppe anderen, etwa den bakteriellen Krankheiten gegenüberzustellen, und zwar vor allem deshalb, weil die Viren keine einheitliche Klasse von Lebewesen wären, sondern untereinander höchst verschiedenartig sind. Diese Tatsachen können nicht für unsere rein pathogenetisch-klinische Systematik im folgenden Hauptteil von Bedeutung sein.

Die *Inkubationszeiten* sind gut normiert, zum Teil auf den Tag genau festgelegt; sie sind von der Infektionsdosis und der Übertragungsart un-

**Tabelle 4.**

*Übersicht über die Infektionskrankheiten des Menschen, geordnet nach der
systematischen Stellung der Erreger.*

| | Anthroponosen | Zoonosen | Überträgerkrankh |
|---|---|---|---|
| **Viruskrankheiten** | | | |
| *zyklische* | | | |
| dermatotrop: | Masern | | |
| | Röteln | | |
| | Pocken[2] | | |
| | Windpocken | | |
| | Zoster[1] | | |
| | Herpes[1] [2] | | |
| | ·Mundfäule[1] | Maul- u. Klauen-<br>seuche | |
| neurotrop: | Kinderlähmung[1] [2] | Tollwut | |
| | lethargica[1] [2] | equine Encephal. | Encephal. japonica |
| | Encephalitis | | russische Ence- |
| | seröse Meningitis[1] | | phalitiden |
| pneumotrop: | Grippe[2] | Choriomen. lymph. | |
| | Viruspneumonie[2] | Papageienkrankh. | |
| viszerotrop: | Hepatitis epidemica | | Gelbfieber, Dengue |
| | | | Pappatacifieber |
| adenotrop: | Mumps | | |
| | Drüsenfieber | | |
| | Lymphogranloma<br>inguin. | | |
| *lokale* | | | |
| dermatotrop: | Molluscum contagio-<br>sum, Warzen u. a.<br>Dermatosen (Pemphi-<br>gus? usw.)<br>Trachom<br>(Schnupfen u. a.?) | | |
| *Übergang in Sepsis* | kommt nicht vor | | |
| **Rickettsiosen** | | | |
| *zyklische* | | Q-Fieber | klassisches Fleck-<br>und die anderen<br>exanthematischen<br>Fieber<br>Wolhyn. Fieber |
| **Bakteriosen** | | | |
| *zyklische* | Tbc. (Typus humanus) | Tbc. (Typus bo-<br>vinus) | |
| | Lepra | | |
| | Typhus abdominalis | Bangsche Krankh. | |
| | Paratyphen | Maltafieber | |
| | krupöse Pneumonie | | |
| | epid. Genickstarre | | |
| | Erysipel | | |
| *lokale* | Gonorrhö | | |
| | Angina | | |

[1] Zyklisches Generalisationsstadium oft oder stets in Form einer „unspezifischen" Vorkrankheit = parallergisch-zyklisch (s. unten!).

[2] Bei vielen Viruskrankheiten bestehen nahe, z. T. noch ungeklärte Beziehungen zwischen
Anthropo- und Zoonosen, die die Plastizität bzw. die Anpassungsfähigkeit der Vira an
verschiedene Wirtsarten zeigen, so bei Pocken (Menschen- und Tierpocken), Kinderlähmung und anderen Encephalomyelitiden, Grippe (tierische Influenzaviren) u. a.

|  | Anthroponosen | Zoonosen | Überträgerkrankh. |
|---|---|---|---|
|  | Scharlach<br>Diphtherie<br>Keuchhusten<br>Sklerom<br>Granuloma venereum<br>Ulcus molle<br>Bazillenruhr<br>Cholera<br>Furunkel | infekt. Enteritiden<br><br>Milzbrand<br>Tularämie<br>Rotz | Pest |
|  | Wundinfektionen[3]<br>Anaërobierinfektionen[3] |  |  |

*Übergang in Sepsis* kommt – mit Ausnahme (?) von Keuchhusten, Ruhr, Cholera, Enteritis, Sklerom und Granuloma – bei allen Bakteriosen vor, ist bei Pest und Rotz sogar typisch.

| **Mykosen** | | | |
|---|---|---|---|
| *zyklische* |  | Trichophytien |  |
| *lokale* | Soor | Favus |  |
|  | Aspergillose[3]<br>Aktinomykose[3]<br>Blastomykosen u. a.[3] |  |  |

*Übergang in Sepsis* kommt vor, besonders bei Blastomykose.

| **Spirochaetosen** | | | |
|---|---|---|---|
| *zyklische* | Syphilis<br>Frambösie | Leptospirosen (bes.<br>Weilsche Krankh.)<br>Rattenbißfieber | Rückfallfieber |
| *lokale* | Fusospirillosen der Tonsillen (Plaut- Vincent), Mundschleimhaut (Noma), Lungen (Gangrän), des Darms, der Haut (Ulcus tropicum)[3], chron. Gingivitis und Alveolarpyorrhöe[3] |  |  |

*Übergang in Sepsis* unbekannt, zum Teil fraglich (bei Lues und Recurrens!).

| **Protozoonosen** | | | |
|---|---|---|---|
| *zyklische* |  |  | Malariakrankh.<br>Schlafkrankh.<br>Leishmaniasis visceralis und brasiliensis |
| *lokale* | Amöbenruhr<br>Lambliosis | Balantidiosis | Orientbeule |

*Übergang in Sepsis* regelmäßig bei Malaria tertiana und quartana, zuweilen bei tropica, sonst unbekannt.

| **Helminthiasen** | | | |
|---|---|---|---|
| *zyklische* | Ascaridiasis<br>Ankylostomiasis<br>Trichinosis | Echinococcus<br>Cysticercus | Filariasis<br>Schistosomiasis |
| *lokale* | Trichocephalosis<br>Oxyuriasis u. a. | Distomatosis | Taeniosis<br>Bothriocephalosis |

*Übergang in Sepsis* regelmäßig bei Trichinose, Filariasis und Schistosomiasis, zuweilen bei Heterophyiasis (einer Distomatose), sonst unbekannt.

[3] Schmutzinfektionen (S. 12), als solche auch bei Tieren!

abhängig, werden aber bei Teilimmunität (Wiederimpfling!) verkürz
(vgl. S. 73).

Die *Generalisation* ist oft vom Tertiärstadium zeitlich durch ein
Fieberremission deutlich abgesetzt, wodurch die für viele Viruskrank
heiten so typische *zweigipflige Fieberkurve* zustande kommt. Ihre Daue
beträgt einige Tage, und in diesen ist das klinische Bild durch die neuro
genen *Symptome der Allgemeininfektion* beherrscht (Kopf-, Rücken-
Gliederschmerzen, Kreislauflabilität, oft mit relativer Bradykardie
Brechreiz, Schleimhautreizung mit Hypersekretion, besonders de
Bindehäute – Conjunctivitis ein Frühsymptom aller Viruskrankheiten! –
auch Meningismus als Zeichen der zentralnervösen Übererregbarkeit)
*Schüttelfrost kommt* bei Viruskrankheiten *nie vor*, höchstens einma
initiales Frösteln. Der *Milztumor* ist bei Viruskrankheiten *selten deutlich*
meist höchstens perkutorisch nachweisbar.

Die *Organmanifestationen* betreffen primär ganze Organe oder Organ
systeme (gesamte Haut, gesamte graue Substanz des Zentralnerven
systems usw.), ziehen sich dann allerdings oft bald auf übrig bleibende
isolierte Herdschäden zurück. Die *Organotropien* der Vira treten zwa
klinisch meist deutlich hervor, sind im Experiment aber viel schwere
zu fassen, da sie mit der Art des Versuchstiers und anderen Einflüssen
wechseln, also nicht konstant sind bzw. jedem Virus mehrere Tropismen
innewohnen, die abwechselnd zum Vorschein kommen können. – *Histologisch* handelt es sich nicht um klassisch-entzündliche Schäden an den
befallenen Organen, sondern um vorwiegend degenerative Prozesse, die
erst sekundär in der Abheilungsphase deutlichere Entzündungsmerkmale
aufweisen. Im Zusammenhang damit ist das *Blutbild* bei Viruskrankheiten gewöhnlich primär eher leukopenisch-monozytär und erst sekundär mehr leukozytotisch-linksverschoben. Mit dem Mangel stärkerer ent-
zündlich-mesenchymaler Schäden hängt auch die meist *rasche Heilbarkeit* bis zur Restitutio ad integrum bei den meisten virusbedingten
Schäden – mit Ausnahme der Neuronenzerstörungen! – zusammen, sofern keine bakterielle Sekundärinfektion hinzutritt (wie z. B. bei den
Pocken!). Die für die Diagnostik so wichtigen *Einschlußkörperchen*
(Guarnerische bei den Pocken, Negrische in den Ammonshörnern bei
Tollwut u. a.) sind Reaktionsprodukte der von den Vira befallenen Zellen.

*Parallergische Vorgänge* greifen bei den Viruskrankheiten in zweierlei
Form oft in den Zyklus ein: 1. Für eine ganze Reihe von Viruslokali-
sationen ist es typisch, daß ihnen nicht eine Verbreitung des gleichen
Virus auf dem Blutweg vorausgeht, sondern diejenige irgendeines anderen Infektionsstoffs dazu genügt, wobei dieser meist bakterieller Natur
ist. Die Viruserkrankung entsteht also gewissermaßen erst *im Anschluß
an eine andere Krankheit.* Besonders bekannt ist das vom Herpes simplex, der klinisch deshalb fast nur noch als ein Symptom mancher Krankheiten wie Pneumonie, Malaria, Pyelitis usw. (aller solcher, die mit
Schüttelfrösten einhergehen!) gewertet wird. Ähnliches gilt aber auch
für den Herpes zoster, der nicht immer, aber oft als Symptom zu anderen Prozessen hinzutritt. Das gleiche finden wir bei den postinfektiösen Encephalitiden, bei denen ebenfalls die vorausgegangene andere

Infektionskrankheit, hier oft eine Viruskrankheit, die Rolle des zyklischen Schrittmachers übernimmt. (Pette lehnt allerdings ihre Virusgenese überhaupt ab, so daß sie also überhaupt keine Infektionskrankheiten wären). Auch das Virus der Kinderlähmung scheint selbst nicht zu generalisieren, das vorausgehende fieberhafte Prodromalstadium vielmehr durch irgendeinen fremden Infekt ausgelöst zu sein, also auch ein parallergischer Vorgang. – 2. Wie auf S. 67 ff. ausgeführt, tritt bei einer Reihe von Viruskrankheiten parallergisch als *tertiäres Äquivalent bzw. als Sekundärinfektion* ein bakterieller lokaler Prozeß zu dem zyklischen Virusprozeß hinzu, wodurch es so häufig zu einem typischen *Zusammenwirken von Virus und Bakterien* kommt (Grippe-Pneumonie, Pocken usw.). So kann es auch als Nachkrankheit zu einer bakteriellen Sepsis kommen, während ja eine *Sepsis mit einem Virus als Erreger unbekannt ist.*

Die *Empfänglichkeit* scheint für die meisten Viruskrankheiten allgemein und gleich groß zu sein. Jedoch ist die Schwere des Verlaufs sehr verschieden. Die meisten verlaufen im Kindesalter leichter als später, wo die Gesamtreaktion des Organismus heftiger und damit gefährlicher wird. Die Schwere ist, besonders was die Organmanifestationen angeht, sehr wechselnd, ja diese sind nicht selten so leicht, daß sie klinisch gar nicht bemerkt werden. In diesen Fällen verläuft die betreffende Krankheit nur mit einem grippösen Allgemeininfektionsstadium ohne charakteristische Zeichen, was, wie wir heute wissen, z. B. bei Kinderlähmung, Gelbfieber u. a. sehr häufig ist, und dann zur Immunität gegen die betreffende Krankheit führt. Immunität kann sogar ohne klinisch manifestes Generalisationsstadium erworben werden, d. h. mit völlig subklinischem Verlauf, und man spricht dann von der *stillen Feiung*, die bei Viruskrankheiten so häufig ist. – Entsprechend der Regel: allgemeine Empfänglichkeit – dauerhafte Immunität, bedingte Empfänglichkeit – bedingte Immunität (Jürgens, s. S. 63) findet man gerade bei den Viruskrankheiten die ausgesprochen sicheren und lebenslänglichen *Krankheitsimmunitäten*, freilich auch nicht bei allen; manche verlieren diesen Schutz nach Überstehen der Krankheit bald wieder ganz oder teilweise. Infolge des anfangs aber stets kräftigen Schutzes kommt es fast *nie* zu einer *Dauersymbiose* von Mensch und Virus oder gar zu einer Dauerausscheidung (Ausnahme: Lymphogranuloma inguinale, vielleicht zuweilen auch Poliomyelitis u. a.). Auch chronische hyperergische Zustände gegenüber einem Virus sind – außer beim Lymphogranuloma inguinale (Freische Reaktion!) – unbekannt, der Zyklus läuft hier immer rasch bis zum Ende, der vollen Immunität, ab. An dieser sind wohl auch serologische *Schutzstoffe* beteiligt, jedoch gibt es auch hier Immunität ohne solche und hört z. B. die Virämie beim Gelbfieber oft schon vor Auftreten dieser Schutzstoffe auf, und Immunität kann noch nachweisbar sein, wenn diese wieder geschwunden sind. Nur in Ausnahmefällen sind sie diagnostisch von Interesse, meist ist ihr Nachweis technisch zu kompliziert.

**2. Rickettsiosen.** Die Stellung der Rickettsien im System der Mikroorganismen ist unklar. Pathogenetisch verhält sich die Gruppe der exanthematischen Fieber sehr ähnlich wie die Viruskrankheiten, besonders was die Immunitätsverhältnisse angeht, freilich mit dem Unterschied, daß bei ihr eine wirksame Schutzimpfung mit abgetöteten Erregern durchführbar ist, während bei Viren das nur mittels lebender Impfstoffe gelingt. Die Generalisation hält länger als bei Viruskrankheiten an. Dermato- und Neurotropie sind gemeinsame Züge. — Die Febris quintana freilich verhält sich pathogenetisch völlig anders und ähnelt eher Spirochätosen und Protozoonosen, so daß die Frage entsteht, ob nicht auch bei ihr ein Entwicklungszyklus des Erregers zu dem rhythmischen Verlauf in Beziehung steht (vgl. unten).

**3. Bakteriosen.** Sie haben geschichtlich und sachlich die zentrale Stellung in der Infektionslehre und geben wegen ihrer engen Beziehungen zu den normalen Symbiosen des Menschen auch die besten Einblicke in die pathogenetischen Zusammenhänge von Leben und Krankheit. Bei ihnen sind äußerst verschiedene Arten der Symbiosestörungen und -wiederausgleichungen verwirklicht, auch von Fall zu Fall wechselt der Verlauf der gleichen Krankheit stark (relativ *geringe Normierung*). Typisch ist vor allem bei vielen von ihnen ein *langes Verweilen in der hyperergischen Phase* entsprechend der Ausgangslage einer bedingten Empfänglichkeit und der Endlage einer nur bedingten Immunität. Im übrigen sei gerade im Hinblick auf sie auf die allgemeinen Ausführungen im I. Teil verwiesen!

**4. Mykosen.** Artenreichtum und Variabilität sind bei den höheren Pilzen groß; auch sind viele von ihnen nur fakultative Parasiten, sonst aber freilebend. Entsprechend sind auch die von ihnen erregten Krankheitsprozesse *sehr wenig normiert*. Ganz vorwiegend steht der Mensch mit ihnen schon von jeher in gelegentlicher Berührung, da sie ja durchwegs als *Schmutzinfektionen* anzusehen sind. Entsprechend verhalten sie sich pathogenetisch fast durchwegs als Lokalinfektionen, die aber auch, wie alle solche, von ausgesprochenen Lymphangitiden mit Abszessen (Sporotrichose), ja von Sepsis (Blastomykose u. a.) gefolgt sein können. Doch kommen, mindestens im Fall der tiefen Trichophytie, auch zyklische Aussaaten mit hyperergischem Stadium (Reaktion auf Trichophytin) vor. Vgl. im übrigen auch S. 106!

**5. Spirochätosen.** Innerhalb dieser Krankheitsgruppe bestehen pathogenetisch sehr große Unterschiede, indem sich sogar nur unter den zyklischen Spirochätosen akute, subakut-rezidivierende und chronische finden, solche, die weitgehend bakteriellen, und andere, die protozoischen Infektionen gleichen, wie das ja auch der systematischen Stellung der Spirochäten zwischen Bakterien und Protozoen entspricht. Auch in bezug auf Empfänglichkeit und Immunität treffen wir die größten Gegensätze innerhalb dieser Gruppe an, so daß zu deren gemeinsamer pathogenetischer Charakteristik nichts angeführt werden kann.

**6. Protozoonosen.** Je höher differenziert der Erreger ist, um so mehr sind wir begreiflicherweise in der Lage, die Folgen des Krankheitsprozesses, der Symbiosestörung auch an ihm festzustellen. Das zeigt sich insbesondere darin, daß wir dort, wo wir sichere Entwicklungszyklen der Erreger kennen, die sich im Menschen abspielen (Plasmodien, Schizotrypanum Cruzi, Ruhramöben), wir auch parallel und gleichzeitig mit diesen das pathogenetische Krankheitsgeschehen am Wirt ablaufen sehen: Generalisation im Jungstadium, Organlokalisation im Altstadium des Erregers (für die Malaria als GOLGISches Gesetz bekannt) bzw. Darmlumen- (apathogen) und Gewebsform (pathogen) bei den Amöben (vgl. S. 25). Es bleibt bei all diesen *gesetzmäßigen Bindungen des Geschehens im Wirt an dasjenige im Keim* die Frage durchaus offen, was das Primäre ist: macht der Zyklus des Keims die Erscheinung im Wirt (z. B. den Fieberanfall bei Malaria), oder reguliert der Wirt das Entwicklungstempo des Keims?

*Empfänglichkeits*unterschiede wesentlicher Art spielen bei den Protozoonosen keine größere Rolle; die Verlaufsschwere ist allerdings recht verschieden. Eine volle *Krankheitsimmunität* wird hier schon bei keiner mehr erworben; dafür hat die *Infektionsimmunität* (Prämunition) im Verlauf und als Schutz gegen Superinfektion vermehrte Bedeutung.

Als *histologische* Grundlage der Organerscheinungen findet man keine klassische Entzündung, sondern eine Wucherung von Bestandteilen des retikuloendothelialen Systems (in Leber und Milz bei der Leishmaniose, in Lymphdrüsen und anderen blutbildenden Organen bei der Trypanosomiasis, in den letzteren und im Blut selbst bei den Plasmodiosen). Von hier aus und im Zusammenhang mit der ungenügenden Immunisierung kommt es immer wieder zu den Generalisations-*Rezidiven* (Verlauf in Schüben), wobei der Parasit sich jeweils der Lage durch Bildung morphologisch oder antigen verschiedener Rezidivstämme anpaßt.

Bemerkenswert ist schließlich, daß man bei den Protozoonosen schon recht deutlich einen *Parallelismus von Keimzahl und Schwere der Krankheitssymptome* findet, was überall dort nicht der Fall ist, wo die Hyperergisierung des Wirts über die Schwere entscheidet.

**7. Helminthiasen.** Das *Gesetz der Bindung der Krankheitsstadien an bestimmte Stadien des Entwicklungszyklus des Erregers* gilt hier ebenso, ja es kommt noch deutlicher zum Ausdruck: soweit es sich um zyklische Helminthiasen handelt, findet man die zyklische Generalisation im Larven-, die Organmanifestation im geschlechtsreifen, eventuell septische Generalisationen im Ei- oder bei lebendgebärenden Würmern im Junglarvenstadium.

Die Wurmkrankheiten unterscheiden sich von allen bisherigen dadurch, daß eine *Vermehrung von reifen Parasiten im Wirt nie stattfindet*, sondern jeder einzelne Wurm einmal selbst von außen in ihn eingedrungen sein muß. Das ist für die Betrachtung mancher Fragen, die sich bei Bakterien usw. nur schwer entscheiden lassen, interessant. So lehrt das Studium der zyklischen Helminthiasen, daß der zeitliche Ablauf der Krankheit von der Infektionsdosis ganz unabhängig ist, daß aber, ähnlich wie bei den Protozoonosen, die Schwere des Verlaufs von ihr beeinflußt wird. Infolge der Vermehrung im Wirt wird dieser Einfluß bei Bakteriosen usw. aber hinfällig.

Bei den zyklischen Wurmkrankheiten finden wir eine echte normierte *Inkubation*, die mit der Zeit zusammenfällt, die die Entwicklung des Parasiten vom infektiösen zum generalisierenden Stadium braucht. Bei den Würmern, die perkutan in den Menschen eindringen (Hakenwurm,

Bilharzien), können wir sogar Hautveränderungen im Sinne eines *Primäraffekts* bewerten. Bei schwachen Wurminvasionen bleibt die *Generalisation* subklinisch, bei Massenbefall kann sie erhebliche Symptome auslösen (z. B. sog. toxämisches Anfangsstadium bei Bilharziosis). In dieser Zeit finden wir bei allen zyklischen Wurmkrankheiten die charakteristische *Eosinophilie* als Zeichen einer Hyperergisierung. Von den *Organmanifestationen* aus, die durch die geschlechtsreifen Würmer – großenteils im Darm – hervorgerufen werden, erfolgt dann meist mehr eine anämisierende, sekundär, wahrscheinlich durch *Vitaminzehrung*, auch neutrorope Wirkung. Schließlich machen mehrere Würmer ihre klinischen Erscheinungen erst dann, wenn von den reifen Würmern aus fortlaufend im Sinne eines Sepsisherdes Eier (Bilharzien) oder Junglarven (Trichinen, Filarien) ins Blut abgesondert werden. Auch in diesem *septischen Stadium* kann es durch Einweißsensibilisierung wieder zu Eosinophilie kommen (Trichinose!).

Eine wirksame *Immunität* gegen Würmer gibt es noch weniger als eine solche gegen die Protozoen. Doch lassen sich gewisse spezifische Allergien gegen sie diagnostisch auswerten (*Hautreaktionen*). Da auch eine Infektionsimmunität hier mangelt, so läßt sich der Mensch mit dem gleichen Wurm dauernd *superinfizieren*, was im praktischen Leben viel geschieht und zu den schleichend entstehenden Masseninvasionen führt. – Andererseits ist der Massierung durch die *beschränkte Lebensdauer* des reifen Wurms eine gewisse Grenze gezogen, die allerdings meist viele Jahre beträgt. Beim Mangel von Superinfektion erfolgt aber durch sie Spontanheilung jeder Helminthiase.

Die lokalen Wurminvasionskrankheiten (Darmwürmer außer Spul- und Hakenwurm) haben wie die *Lokalinfektionen* nur ein Organmanifestationsstadium, in dem es zu den eben genannten Vitaminzehrungsfolgen kommen kann.

Auf weitere Einzelheiten der Pathogenese der Helminthiasen einzugehen, würde hier zu weit in die Tropenmedizin führen; es sei daher auf das Schrifttum verwiesen.

Die vorausgegangene Besprechung der pathogenetischen Eigenschaften der nach Erregern zusammengefaßten Krankheitsgruppen läßt erkennen, daß sich wohl in den einzelnen Gruppen gewisse gemeinsame pathogenetische Eigenschaften ergeben, aber nirgends prinzipielle Unterschiede von denen der anderen Gruppen vorhanden sind und vielfach einzelne Krankheiten ganz aus dem pathogenetischen Rahmen ihrer Gruppe herausfallen. Für die folgende systematische Besprechung legen wir daher die allen gemeinsam eigenen, pathogenetischen Gesetze der Symbiose von Wirt und Keim und ihrer Störungen zugrunde und lassen die Systematik der Erreger beiseite. Wir unterscheiden daher:

### A. Zyklische Infektionskrankheiten.

Ganzheitliche Auseinandersetzung von Wirt und Keim unabhängig von der Infektionsdosis („Alles-oder-Nichts-Gesetz") mit den Stadien:
echte Inkubationszeit, normiert lang = Zeit der Allergisierung,

Generalisation, also Ausbreitung des Erregers auf dem Blutweg = hyperergische Ganzheitsreaktion.

Organmanifestation, Abdrängung des Erregers auf das ihm durch seine Organotropie zugeordnete Organ und lokaler Infektionsprozeß dort = hyp-, schließlich anergische Aufräumungsarbeit;

Erwerb einer Krankheitsimmunität.

Die Krankheitsdauer, abhängig von der Geschwindigkeit des Erwerbs der Krankheitsimmunität und der Dauer des tertiär-lokalen Aufräumungsprozesses, erlaubt folgende Unterteilung:

1. chronische zyklische Infektionskrankheiten,
2. chronische zyklische Infektionskrankheiten mit vorwiegender Organmanifestation,
3. subakut rezidivierende zyklische Infektionskrankheiten,
4. akute zyklische Infektionskrankheiten mit vorwiegendem Generalisationsstadium,
5. akute zyklische Infektionskrankheiten (zyklische Viruskrankheiten),
6. akute zyklische Infektionskrankheiten mit vorwiegendem Organmanifestationsstadium.

### B. Die lokale Infektion.

Nicht ganzheitliche, örtlich beschränkte Auseinandersetzung von Wirt und Keim auf Grund von schon prämorbid bestehender Resistenz (angeborener Immunität),

abhängig von der Infektionsdosis (Massenwirkungsgesetz),

keine normierten Stadien, sondern nur

falsche Inkubationszeit, nicht normiert, kurz, und Organmanifestation,

keine Allergisierung,

keine Änderung der prämorbiden Empfänglichkeitslage,

kein Neuerwerb von Krankheitsimmunität, gegebenenfalls aber antiexotoxische Immunität,

Lokalprozeß stets an Oberflächen gelegen, die dem Erreger von außen zugänglich sind (Haut und Schleimhäute),

enge genetische Beziehungen zu den Oberflächensymbiosen des gesunden Menschen.

Unterteilung nach diesen symbiontischen Beziehungen in:

1. akute Lokalinfektionskrankheiten mit hyperergischer Allgemeinreaktion (Angina- und hyperergische Darmschleimhautkrankheiten), den zyklischen Infektionskrankheiten noch nahestehend, aber ohne gesetzmäßige Generalisation und ohne Erwerb einer Krankheitsimmunität.
   Anhang: Nachkrankheiten, zweites Kranksein, Gelenkrheumatismus, Herdinfektion und Spätfolgen.
2. lokale Infektionskrankheiten und -prozesse der obligat besiedelten Schleimhäute,
3. lokale Infektionskrankheiten und -prozesse der Haut einschl. Wundinfektion,
4. lokale Infektionskrankheiten und -prozesse der nur gering besiedelten Schleimhäute,
5. lokale Infektionskrankheiten und -prozesse der normalerweise sterilen Schleimhäute,
6. lokale Infektionsprozesse der serösen Häute.

### C. Die Sepsis.

Entgleisung des Infektionsprozesses auf Grund von vorhandener angeborener Resistenz oder erworbener Krankheitsimmunität (= Anergie),

Allgemeininfektion (Generalisation) bei fortbestehender Lokalinfektion (Sepsisherd),

grobmechanisches Ereignis (Gefäßarrosion usw.) ohne Gesetz- oder Zweckmäßigkeit,

zufälliger, gefahrbringender Ausgang zyklischer oder lokaler Infektionskrankheiten und -prozesse,
keine Stadienbildung oder Normierung,
keine Allergisierung,
keine Änderung der Empfänglichkeitslage,
zuweilen septische Metastasenbildung als vergeblicher Versuch der Organ-
abdrängung der Allgemeininfektion.
Unterteilung:
    1. akute Sepsis, beim Hochimmunen bzw. -resistenten (= Anergischen),
    2. subakute und chronische Sepsis, beim Teilimmunen bzw. -resistenten
       (= Hypergischen).

### Schrifttum.

HÖRING, F. O.: Die klinischen Eigenschaften der Viruskrankheiten. Dtsch.
Mil.arzt 7, 275 (1942). – Ders.: Zur Pathegenese der Invasionskrankheiten
(hervorgerufen durch Würmer und Arthropoden). Eine vergleichende Betrachtung von Infektions- und Invasionskrankheiten. Trop. hyg. Schr.reihe H. 9
S. 5 (1943). Hippokrates-Verlag Stuttgart.

# A. Zyklische Infektionskrankheiten.

## 1. Die chronischen zyklischen Infektionskrankheiten.

Unter den verschiedenen Arten der Verwirklichung einer Symbiose
von Mensch und Keim nehmen die chronischen zyklischen Infektionskrankheiten nicht nur durch den bei ihnen wirksamen Zeitfaktor, d. h.
die Ausdehnung ihres Zyklus eine Sonderstellung ein, sondern auch
durch die Häufigkeit einer klinischen Latenz, d. h. der Tatsache, daß
Wirt und Keim oft – zeitweilig oder dauernd – zu einer relativ erschei-
nungsarmen und damit beinahe ausgeglichenen Symbiose gelangen.
Das wird erreicht nicht durch Abtötung oder Entfernung, nicht einmal,
soweit wir wissen, durch Virulenzabschwächung des Erregers, sondern
nur dadurch, daß sich das Wirtsindividuum an eine harmlose Symbiose
mit ihm anpaßt, und es erreicht das nicht, indem es den Zyklus zu Ende
gehen würde bis zum Erwerb einer dauerhaften völligen Immunität
gegen den betreffenden Keim, sondern indem es durch eine jahre- und
jahrzehntelange Ausdehnung gewisser meist geringfügiger Krankheits-
herde im Zyklus stehenbleibt und sich damit die diesem vom Ende der
Inkubation an zugehörige Infektionsimmunität (S. 61) zunutze macht.

Verwandtschaftliche Beziehungen zu Normalsymbionten haben die Erreger
der chronisch-zyklischen Infektionskrankheiten kaum. Zwar gibt es Angehörige auch ihrer Familien als harmlose Symbionten, z. B. von säurefesten Stäbchen die Smegmabazillen, von Spirochäten die Mundspirochäten; diese sind
jedoch an bestimmte abnorme Verhältnisse im Wirt, wie Sekretstauungen,
Zahnanomalien, gebunden und keine obligaten Normalsymbionten. Auch ist
der Grad ihrer Verwandtschaft zu den Infektionsstoffen dieser Gruppe nicht
etwa demjenigen von Typhus- und Colibazillen zu vergleichen, wo sich nach
überstandener Typhuserkrankung die Symbiose mit dem Typhusbazillus wieder
ganz allmählich in diejenige mit dem „Vetter", dem Colibazillus, hineinflüchten
kann (vgl. S. 26) und auf diesem Wege eine Art von Dauersymbiose erreicht
wird! Bei diesem Mangel verwandter Normalsymbionten dürfte die gegenseitige Anpassung von Mensch und Keim hier phylogenetisch noch verhältnis-

mäßig „jung" und damit labil sein. In der Tat liefert die Seuchengeschichte der Zeitperiode, die wir einigermaßen überschauen können, gerade bei den chronischen Infektionskrankheiten viele Hinweise auf einen starken Wandel ihrer klinischen Erscheinungsformen, indem alle sich noch in geschichtlicher Zeit wesentlich verändert zu haben scheinen, und zwar durchwegs in Richtung einer zunehmenden Gutartigkeit und Chronizität mit Abnahme von Letalität und Mortalität. In dieser Art und Weise haben also Wirt und Keim gewissermaßen vorläufig die Möglichkeit gefunden, zu einer Lebensgemeinschaft zu kommen, die, wenn auch unter Verlust vieler Individuen, doch den Bestand beider Arten sichert.

Die *Haupteigenschaften* der chronisch-zyklischen Infektionskrankheiten sind folgende:

*Eintrittspforten* sind Haut- und Schleimhautverletzungen oft geringfügigster Art, auch in Lunge und Darm.

Die klinische *Inkubationszeit*, d. h. die Zeit von der Infektion bis zum Beginn des Primäraffekts, scheint infolge der Häufigkeit schon primärer Latenz sehr zu variieren, dürfte aber doch allgemein wie bei der Syhpilis, wo sie am besten erkennbar und ziemlich regelmäßig drei Wochen lang ist, gut normiert sein. Daran schließt sich der *Primäraffekt* an. Inkubation und Primäraffekt bis zum Beginn von Generalisationszeichen bilden zusammen das *Primärstadium* (S. 73).

Das *Generalisationsstadium* dehnt sich oft monatelang aus, kann fast unbemerkt subklinisch bleiben, geht aber meist doch mit subfebrilen oder auch febrilen Temperaturen, oft auch mit deutlicher Ausprägung der „Allgemeinsymptome der Infektion" (S. 31) einher, nicht selten begleitet von Lymphdrüsenschwellungen (auch Milztumor) und Exanthemen. Die Gewebsreaktion auf Leibessubstanzen der Erreger (Tuberkulin, Leprolin, Luetin) ist zu dieser Zeit „unspezifisch" hyperergisch. Dieses Stadium ist besonders bei der Tuberkulose so deutlich, daß von hier aus die ganze Allergielehre ihren Ausgang nahm. Zu diesem Stadium gehören auch flüchtige Erscheinungen an den serösen Häuten der Gelenke und großen Körperhöhlen.

Die *Organmanifestationen* zeigen größte Mannigfaltigkeit und stellen vielfach Leiden dar, die klinisch gar nicht mehr zu den Infektions-, sondern mehr zu den Organleiden gezählt werden. Bei vielen von ihnen hat man auch erst spät ihren Zusammenhang mit den Infektionskrankheiten erkannt (Phthise, Augen- und Ohren-, luische Gefäßleiden usw.). Die histologische Gewebsreaktion zeigt nun die „spezifische" Entzündung (S. 39); es handelt sich dabei gewissermaßen um Wucherungen des retikuloendothelialen Systems, zu dem im weiteren Sinne der Tuberkel, das Leprom, das Gumma infolge ihres Aufbaus aus mesenchymalen Zellen zugezählt werden können. Die Erreger finden sich oft in den Zellen dieser spezifischen Gebilde (Endoparasitismus).

Neben den spezifisch-hyperergischen und den tertiären spezifischen Veränderungen kommen gerade bei den chronisch-zyklischen Infektionskrankheiten nicht selten Gewebsreaktionen vor, die in das Gebiet der *Allomorphosen* (S. 69) einzuordnen sind: „rheumatische", degenerative wie Nephrosen, Amyloidose, schließlich die als metatuberkulös und metaluisch bezeichneten.

*Rezidive* von der tertiären zur sekundären Allergielage, auch mit erneuten Streuungen bzw. Generalisationsstadien, sind im Ablauf der chronischen Infektionskrankheiten nichts Seltenes.

Ob echte *Sepsis* vorkommt, ist umstritten. Es muß jedoch damit gerechnet werden, daß im Tertiärstadium Erregereinbrüche in die Blutbahn zu Erscheinungen führen, die an Sepsis zum mindesten stark erinnern (Miliartuberkulose – s. S. 206 –, fieberhafte tödliche Leprareaktionen, die besonders in früheren Jahrhunderten beobachtete tödliche Lues maligna).

Die *Empfänglichkeit* ist allgemein verbreitet, jedoch nicht gleich stark; jedenfalls ist der Verlauf von der individuellen Resistenz maßgebend beeinflußt. Allgemein sucht man heute den Grund, warum die Krankheit hier leicht, dort schwer, mit dieser oder jener Organlokalisation verläuft, in erster Linie im Wirt und nur sekundär am Keim (Zwillingsforschungsergebnisse usw.). Dabei ist der entwicklungsgeschichtlich bzw. erblich bedingte Grad der Anpassung des Wirts an die Symbiose entscheidend. – Echte *Krankheitsimmunität* kommt bei den chronisch-zyklischen Infektionskrankheiten nicht vor, um so größer ist die Rolle, die die Infektionsimmunität in ihrem Verlauf spielt.

Die *Infektionsstoffe* gehören zu den Bakterien und den Spirochäten. Sie sind dem Menschen so weitgehend angepaßt, auf ihn so spezialisiert, daß man die chronisch-zyklischen Infektionskrankheiten als *Anthroponosen* bezeichnen muß. Doch gibt es nahe Vettern der menschlichen Erreger, die meist ähnlich chronisch verlaufende Krankheiten bei Tieren, besonders bei domestizierten setzen: Perlsucht (Typus bovinus), Rattenlepra, Pallidoidose der Kaninchen. Daß die Typus-bovinus-Infektion beim Menschen sich von der mit dem Humanustyp wesentlich unterscheidet (als Zoonose), ist nicht bekannt.

**Tuberkulose:** Obgleich die Erkennung der Stadien im Einzelfall bei ihr auf besondere Schwierigkeiten stößt, wurde die Stadienlehre gerade bei ihr in neuerer Zeit zuerst wieder entdeckt und mit einer Durchimmunisierung des Wirtskörpers in Zusammenhang gebracht. Diese Wiederentdeckung kann für die Klinik der Tuberkulose als die größte Tat seit der Entdeckung des Tuberkelbazillus durch R. Koch gelten. Seit Ranke unterscheidet der Kliniker die primäre, sekundäre und tertiäre Tuberkulose als Primär-, Generalisations- und Organmanifestationsstadium.

Für die Psychologie der Medizingeschichte ist es merkwürdig, daß paradoxerweise die Wiederentdeckung der Stadienlehre gerade bei den chronisch-zyklischen Infektionskrankheiten erfolgte, wo die Stadien sich über so lange Zeiträume erstrecken. Dies erklärt sich daraus, daß das alte, auf klinischer Erfahrung beruhende Wissen von den gesetzmäßigen Zyklen der akuten Infektionskrankheiten fast verlorengegangen war, nachdem das bakteriologische Zeitalter alle klinischen Erscheinungen als unmittelbare Folge der bakteriellen Ursache erklären zu können geglaubt hatte. In der Tuberkuloselehre erkannte man zuerst wieder, daß diese mechanistische Vorstellung für die Erklärung der Pathogenese der vielfältigen klinischen Erscheinungen versagte, und daher entstand hier zuerst das Bedürfnis, von der bakteriell-toxischen Erklärung der Infektionskrankheiten weg zu einer anderen Auffassung derselben zu kommen, und die Intuition des Klinikers hat sich dadurch über die Betrachtungsweise der experimentellen Medizin hinweg- und durchgesetzt.

*Die Dauer der einzelnen Stadien* ist sehr verschieden, doch läßt sich schon aus der Tatsache, daß der Kinderarzt es fast ausschließlich mit Primär- und Sekundärtuberkulose zu tun hat, schließen, daß das Tertiärstadium im allgemeinen erst in oder nach der Pubertätszeit, also im Verlauf von 15 bis 20 Jahren erreicht wird. Um das 20. Jahr herum liegt das typische Alter des Beginns der tertiären Tuberkulose (Frühinfiltrat). Nimmt man an, daß die Mehrzahl der Kinder unter Zivilisationsverhältnissen bis etwa zum 8. Lebensjahr „durchseucht" ist (besonders in ländlicher Umgebung zum Teil später), und daß das typische Alter der Sekundärerscheinungen zwischen dem 6. und dem 15. Lebensjahr liegt, so kann man ungefähr sagen: das Primärstadium dauert durchschnittlich ein halbes Jahr, das Sekundärstadium acht bis zehn und das Tertiärstadium den Rest des Individualdaseins, also mehrere Jahrzehnte. Abweichungen von diesen Normen sind in jeder Richtung häufig. Vor allem kommt es oft zu Rückfällen vom tertiären ins sekundäre Stadium.

Das *Primärstadium* verläuft oft erscheinungsfrei oder -arm. Es wurde klinisch erst durch die Einführung der Röntgenuntersuchung besser zugänglich. Die *Inkubation* bis zum Auftreten des Primäraffekts scheint um 50 Tage zu betragen (WALLGREN). In je früherem Alter die Primärinfektion stattfindet, um so öfter kommt es zu Krankheitserscheinungen vom Primärherd aus; meist bleibt er aber „latent". Wird er manifest, so sind die Erscheinungen den Prodromalsymptomen anderer Infektionskrankheiten zu vergleichen, die ja wie der tuberkulöse Primäraffekt in die zweite Hälfte des Primärstadiums fallen. Sie ziehen sich dann über mehrere Monate hin, bis Sekundärerscheinungen (z. B. Erythema nodosum) auftreten. Histologisch handelt es sich beim frischen Primäraffekt zunächst um eine (morphologisch) unspezifische Entzündung, die später in Verkäsung und Verkalkung übergeht, aber auch dann noch nicht die „spezifische" Granulom- bzw. Tuberkelbildung aufweist. Dabei werden die vom Primäraffekt ausgehenden Lymphbahnen und die regionalen Lymphdrüsen mitbefallen („Primärkomplex", Ghonscher Herd), an diesen aber endet der Prozeß, und erst mit dem zweiten Stadium werden sie von den Keimen in Richtung der Blutbahn wieder verlassen, d. h. das Primärstadium endet mit dem Beginn der Generalisation des Keims.

Selten kommt es direkt vom Primäraffekt aus zur *Miliartuberkulose*. Voraussetzung ist, daß der Wirt sich rasch durchimmunisiert; denn tertiäre Immunität ist nötig, damit es zur Entwicklung des Tuberkels kommt (s. unten).

Das wichtigste klinische Zeichen des *Sekundärstadiums*, die positiven Hautproben mit Tuberkulin, sind heute jedem Arzt bekannt und sind Ausdruck der im Primärstadium erworbenen Hyperergie. Die sonstigen klinischen Zeichen des Sekundärstadiums werden in der überwiegenden Zahl der Fälle nicht so stark, daß sie zu Krankheit führen, und so bleibt die tuberkulöse Infektion für die meisten Menschen mit dem histologisch nachweisbaren Rest des Primärstadiums fürs ganze Leben erledigt. Allerdings ist anzunehmen, daß es bei jedem Infizierten klinisch latent auch zur Generalisation kommt; denn diese führt ja erst auf dem Umweg über die Hyperergie zur Infektionsimmunität, die vor Neuinfektion weitgehend schützt, und die dadurch erhalten bleibt, daß sich in dem verkalkten Primärkomplex noch lebende Tuberkelbazillen aufhalten.

Kommt es zu Krankheitserscheinungen im Sekundärstadium, so sind diese durch die hyperergische Reaktion des Wirts gekennzeichnet. Histologisch handelt es sich meist um eine hochgradige seröse bzw. exsudative Entzündung, also noch nicht um den Typus der spezifischen Entzündung. Physiologisch-klinisch neigt der Körper infolge seiner Überempfindlichkeit zu starken Allgemeinsymptomen der Infektion. Serologische Antikörper (Komplementbindung usw. auf Tuberkulose) sind, wie bei andern Infektionskrankheiten, in diesem Stadium meist noch nicht nachweisbar.

Die klinischen Symptome des Sekundärstadiums sind zum Teil auf die hyperergische mesenchymale Reaktion (ohne Anwesenheit von Bazillen), zum Teil auch auf eine hämatogene Ansiedlung der Keime selbst zu beziehen:

a) Erscheinungen, die auf hyperergischer Grundlage zustande kommen und nicht unbedingt auf eine lokale Ansiedlung lebender Keime zu beziehen sein müssen, sind im Sekundärstadium der Tuberkulose die akuten Entzündungen verschiedener Teile des Mesenchyms bzw. des Mesoderms, so der Pleura, des Peritoneums und anderer seröser Häute; auf dieser Grundlage entstehen auch tuberkulöse Exantheme im Sekundärstadium, die meist ebenfalls zuerst von Fieber und anderen Allgemeinerscheinungen der Infektion begleitet sind (Erythema nodosum). Nachträglich kann es zur Einwanderung von Tuberkelbazillen und dadurch zur Entstehung einer tertiären Organmanifestation kommen.

Es handelt sich bei all diesen Krankheitsbildern um solche, deren ätiologische Abtrennung von rheumatischen Krankheiten klinische Schwierigkeiten bereitet: Pleuritis exsudativa, Erythema nodosum und exsudativum multiforme u. a. Erst rückschauend nach Jahren kann die Entscheidung möglich sein, ob eine tuberkulöse oder rheumatische Krankheit vorlag, d. h. oft erst dann, wenn es zur tertiären Lungenphthise gekommen ist. Die tuberkulösen Exantheme im Sekundärstadium – außer den genannten kommen noch verschiedene andere sog. Tuberkulide vor, z. B. Uffenheimers Frühexanthem, auch der Lupus vulgaris gehört zum Teil hierher, zum Teil aber auch zu den unter b) aufgeführten tuberkulösen Manifestationen – stehen in Parallele zu den Exanthemen der anderen chronischen zyklischen Infektionskrankheiten. Bei all diesen Krankheiten pflegt der Nachweis von Tuberkelbazillen meist zu mißlingen, oder er ist nur bei wiederholter Untersuchung nach längerem Bestand der Krankheit, also schon beim Übergang ins Tertiärstadium, zu führen. Zu den Tuberkuliden gehört auch das Boecksche Sarkoid mit seinen verschiedenen Lokalisationen.

b) Die zweite Art der sekundären Erscheinungen sind diejenigen, die von Anfang an durch lokale Ansiedlung der hämatogen generalisierten Tuberkelbazillen ausgelöst sind, bei denen aber zuerst noch eine hyperergische Entzündung erfolgt, die dann allmählich von der tertiären abgelöst wird, wodurch schließlich das Bild der tertiären Organmanifestation entsteht. Solche Krankheiten sind die Drüsentuberkulosen mit den oft heftigen Entzündungserscheinungen, die hämatogen disseminierten

Formen der Lungentuberkulose, die Meningitis tuberculosa (ohne Miliartuberkulose!), manche Knochen-, Nieren-, Augen- usw. Tuberkulosen.
Aus diesen allen gelingt der Bazillennachweis gewöhnlich leichter.

Der Tuberkelbazillennachweis im strömenden Blut während des
Generalisationsstadiums ist schwierig, aber bei eingearbeiteter Technik
zuweilen, wenn auch nicht regelmäßig, möglich (BERGER). An der Tatsache der Bakteriämie im Sekundärstadium zweifelt heute wohl niemand
mehr ernstlich.

Unmittelbar aus dem Generalisationsstadium heraus kann es auch zur
*Miliartuberkulose* kommen. Es muß dann aber gleichzeitig ein Übergang von
der sekundären zur tertiären Immunitätslage stattfinden, noch während die
Bakteriämie anhält; denn der Miliartuberkel ist ja schon Ausdruck einer tertiären Immunität. Ob sich dann sekundär ein Herd in der Blutbahn entwickelt, von dem aus die Bakteriämie weiter unterhalten wird (Weigertscher
Intima-Tuberkel) oder nicht, bleibe dahingestellt.

Die häufigste Form des *Tertiärstadiums* ist die Lungenphthise, die
typischerweise mit dem infraklavikulären Frühinfiltrat beginnt und nun
in der Lunge „intrakanalikulär", d. h. bronchial, oder auf dem Lymphwege „apikokaudal" fortschreitet. Im Tertiärstadium kommt es nur
noch höchst selten zu anderweitiger hämatogener Ansiedlung, da der
Tuberkelbazillus sich nun wie ein lokaler Symbiont verhält, d. h. organ-
fixiert ist. Man findet daher tertiär meist nur ein Organ von der Tuberkulose befallen, und auch bei schwerer Phthise kommt es nur selten bzw.
im letzten Stadium zur Tuberkelbildung in anderen Organen.

Durch einen Durchbruch eines käsigen Herdes kann es in seltenen Fällen
zur *Miliartuberkulose* im Sinne einer echten, von einem Herd ausgehenden
Sepsis, kommen; wegen der Seltenheit dieses Ereignisses spricht man von dem
„Ausschließungsverhältnis" von Lungen- und Miliartuberkulose, das in
neuerer Zeit besonders von HÜBSCHMANN betont wurde (über Miliartuberkulose
s. im übrigen S. 206).

Die Hautreaktion auf Tuberkulin ist im Tertiärstadium nur mittel-
mäßig bis negativ. Im Serum sind meist Antikörper gegen Tuberkelbazillen nachweisbar (Komplementbindungs- und Flockungsreaktion).
Prämortal pflegen die Haut- und die Serumproben negativ zu werden.

Der Tuberkelbazillus ist ein Vertreter der großen Familie der säurefesten Bakterien, er wächst in Kulturen nur sehr langsam, was auch mit der
Chronizität der Tuberkulosekrankheit zusammenhängen mag, er verlangt viel
Sauerstoff, was seine Pneumotropie zum Teil erklären könnte. Er ist ein höher
organisiertes Bakterium, hat einerseits verwandtschaftliche Beziehung zu
den Corynebakterien (Diphtheriebazillen), andererseits zu den Strahlenpilzen
(Actinomyces). Er bildet keine echten Exotoxine.

**Lepra:** Auch bei ihr erstreckt sich der Verlauf über Jahre und Jahrzehnte, meist ein ganzes Leben; Zeiten der Latenz wechseln ab mit solchen der Progredienz. Sicher gibt es in Lepraländern auch viele latent
Infizierte, die nie manifest krank werden.

Die *Inkubation* beträgt minimal einige Monate. Häufiger führt die
Infektion aber zu Latenzen über viele Jahre, so daß Manifestation dann
erst nach bis zu 30 Jahren und mehr beobachtet wird; durchschnittlich
rechnet man 3–5 Jahre. Primäre bazillenhaltige Infiltrationen unspezifischen Charakters, aus denen sich später typische lepröse Herde ent-

wickelten, wurden einwandfrei beobachtet (BÜNGELER); ob es sich bei ihnen um die Eintrittspforte der Infektion, also um den wirklichen *Primäraffekt* gehandelt hat, ist nicht sicher.

Im weiteren Verlauf sind zwei völlig verschiedene Verlaufsformen zu unterscheiden, die nicht ineinander übergehen: die *tuberkulide* und die *lepromatöse Lepra*. Jene ist charakterisiert durch die knötchenförmige Gewebsreaktion, durch ihre ausschließliche Lokalisation in Haut und Nerven, ist gutartiger und neigt zur Ausheilung, also auch zur Entwicklung einer Immunität; diese dagegen ist in ihrer Gewebsreaktion durch die Ansammlung großer schaumiger Speicherzellen (Virchowsche Leprazellen) gekennzeichnet, befällt außer Haut und Nerven stets auch die inneren Organe, zeigt nur geringe Heilungstendenz durch lokale Vernarbung und läßt keinerlei Immunität erkennen, sie kommt auch so gut wie nie zu klinischer Heilung. Jene ist also die Krankheit der Hyperergisch-teilimmunen, diese die der Anergischen; jene verläuft unter allen Zeichen einer spezifischen Allergie, diese als chronische Retikuloendothelwucherung.

Beide Formen gehen oft mit fieberhaften *Generalisationsperioden*, sog. Spontanreaktionen, von mehrwöchiger bis -monatiger Dauer einher: bei der tuberkuliden Lepra verlaufen sie mehr schleichend, wobei neue Herde entstehen, alte wieder mitaufflammen können, wie es bei einer echten zyklischen Generalisation, z. B. bei der Tuberkulose, auch zu sein pflegt. Bei der lepromatösen Lepra sind sie viel akuter, oft mit hohem Fieber, ja Schüttelfrost, und können Erweichung, Auftreten oder Verschwinden von Herden nach sich ziehen; offenbar handelt es sich dabei um *septische Aussaaten* großer Keimmengen, nicht um zyklische Generalisationen, wie das auch der bestehenden Anergie entspricht.

Die *Organmanifestation* erstreckt sich bei der tuberkuliden Form nur auf Haut und Nerven, bei der lepromatösen vorwiegend auf diese. Bei ihr kommt es aber ohne stärkere Umgebungs- oder gar Allgemeinreaktion zu einer so massenhaften Keimvermehrung im Wirt, wie man sie bei keiner anderen Krankheit kennt (makroskopisch sichtbare Bazillenhaufen = Leprakörnchen), woraus die an sich minimale Giftigkeit des einzelnen Bazillus hervorgeht. Zudem leben diese vorwiegend intrazellular, ohne die Wirtszelle zu zerstören. Bei der tuberkuliden Lepra findet man nur vereinzelt Bazillen in dem stark veränderten Gewebe. Neigung zur Ulzeration hat nur die lepromatöse Form, bei der auch Bazillen fast regelmäßig aus kleinen und kleinsten Ulzerationen (Nasenschleimhaut!) ausgeschieden werden, während die tuberkulide meist als „geschlossen" angesehen werden kann. Diese ergibt immer eine mehr oder weniger stark positive Leprolinreaktion (MITSUDA), jene immer eine negative.

Die *Empfänglichkeit* nimmt mit dem Lebensalter stark ab, sie ist beim Neugeborenen groß, beim Erwachsenen jenseits des 20. Lebensjahres fast erloschen und so gering, daß man bezweifelt hat, ob die Lepra überhaupt infektiös und nicht nur gewissermaßen eine Erbkrankheit sei. Tatsächlich liegt die Masse der Infektionen in der Kindheit, sie werden aber oft erst beim Erwachsenen manifest. – Der tuberkulide Verlauf führt unter Umständen zum Erwerb einer *Krankheitsimmunität* oder wenigstens zu dauernder Latenz (Infektionsimmunität). Der angerisch-lepromatöse jedoch pflegt keinerlei Änderung der Allergielage herbeizuführen, ebensowenig wie dies etwa gegenüber Normalsymbionten, z. B. den Staphylokokken oder im Tertiärstadium gegenüber anderen zu Speicherzellwucherung führenden Erregern (z. B. bei Kalaazar) der Fall ist. Es kommt bei ihr deshalb nur zu Vernarbungen und relativer Latenz, aber ohne wesentliche Eindämmung der Infektion.

Der *Leprabazillus* gehört wie der Tuberkelbazillus zu den säurefesten Stäbchen; dabei bildet er öfter Polkörperchen. Auch er hat nur eine sehr geringfügige Wachstumstendenz. Kulturelle Züchtung gelingt immer noch nicht sicher. Die serologischen Reaktionen greifen teils auf die Tuberkulose, teils auf die Lues über. – Menschenlepra ist nicht auf Versuchstiere, Rattenlepra nicht auf den Menschen übertragbar.

**Syphilis:** Ihre Stadieneinteilung ist seit Ricord (1800–1889), also sogar noch länger als bei der Tuberkulose, Allgemeingut der Ärzte geworden. Sie war zunächst nur eine zeitliche Unterteilung des Verlaufs; aber mit wachsendem Verständnis und besonders seit Einführung des Tierversuchs (Metschnikoff 1902) wurde sie auch pathogenetisch verstanden.

Das *Primärstadium* zerfällt in die gut normierte *Inkubation* (21 Tage) und die Zeit des *Primäraffekts* bis zur beginnenden Generalisation, im Durchschnitt zusammen 8 Wochen. Der Mensch hat bereits mit dem Beginn des Primäraffekts eine gewisse Hyperergisierung erworben. Dies geht daraus hervor, daß multiple Infektionen, auch wenn sie in mehrtägigen Abständen zustande kommen, gleichzeitig am 21. Tag nach der ersten Infektion, also gleichgültig, ob sie dann gerade 15 oder 10 Tage alt sind, in Form multipler Primäraffekte angehen; dies kann nur als Ausdruck der vom Wirt inzwischen erworbenen neuen zentral gesteuerten Empfindlichkeitslage gedeutet werden. Zum Primäraffekt tritt die Schwellung der regionären Lymphdrüsen wie bei der Tuberkulose schon bald hinzu. Neuinfektionen gehen nach dem Beginn des Primäraffekts nicht mehr an, d. h. schon in diesem Zeitpunkt ist die Empfänglichkeit in Infektionsimmunität gegenüber exogener Infektion umgeschlagen.

Das *Sekundärstadium* ist bei der Lues durch die Hauterscheinungen gekennzeichnet. Hier hat die Haut in ganz besonderem Maße die ihr bei allen Infektionskrankheiten mehr oder weniger zukommende erregerfixierende Funktion. Gelegentliche Spirillämien mögen auch schon im Primärstadium vorkommen, die Generalisation des Virus erfolgt aber gesetzmäßig erst im Sekundärstadium. Seine Symptome sind pathologisch und physiologisch durch eine hyperergische Reaktion des Wirts hervorgerufen: pathologisch in Form der gesteigerten mesenchymalen Abwehr, deren Hauptlokalisation hier vorwiegend Haut und Lymphdrüsen sind, physiologisch in den oft deutlichen Allgemeinsymptomen der Infektion subjektiver und objektiver Art, wie Fieber, Milztumor usw. In den Sekundärerscheinungen der Lues ist der Infektionsstoff meist leicht nachweisbar (wie bei der zweiten Art der bei der Tuberkulose beschriebenen Sekundärerscheinungen). Perifokal bildet sich eine seröse Entzündung mit Hyperämie, die in Infiltration übergeht. Das zweite

Stadium dauert unter rezidivierenden klinischen Erscheinungen, später meist latent im Durchschnitt 5 Jahre. – Die Seroreaktionen, die bei Lues nicht auf antibakteriellen Antikörpern, sondern auf unspezifischen Lipoidbindungen beruhen, sind im Gegensatz zu allen echten antibakteriellen Reaktionen bereits im Sekundärstadium, manchmal sogar noch am Ende des Primärstadiums positiv.

Die Organmanifestationen im *Tertiärstadium* sind äußerst mannigfach. Im Prinzip liegt ihnen stets das spezifische Granulom, das Gumma, zugrunde, das als lokale Reaktion gegenüber der nunmehr lokal fixierten Symbiose zu gelten hat. Die Organe sind sonst immun und reagieren nur auf die von der Generalisation her liegengebliebenen Spirochäten. Merkwürdigerweise wird die typische, tertiäre Reaktion, das Gumma, immer seltener gegenüber chronisch-interstitiellen Entzündungen, wie sie zu den luischen Gefäßprozessen, Leberzirrhose usw., führen. Hierin dürfte ein Symptom der fortschreitenden Anpassung von Mensch und Infektionsstoff zu sehen sein (s. oben).

Die metaluische *Allomorphose* ist durch degenerative Prozesse im Zentralnervensystem gekennzeichnet.

Die *Empfänglichkeit* für Syphilis ist wohl allgemein gleich; ihre Bösartigkeit ist im Lauf der Jahrhunderte geringer, bzw. die angeborene Resistenz gegen sie größer geworden. Auch rassische Unterschiede scheinen eine gewisse Rolle für den Verlauf der luischen Infektion zu spielen. Im Fötalleben, in dem nach dem biogenetischen Grundgesetz die Phylogenese wiederholt wird, ist der Verlauf auch heute noch bösartig, wie die Symptomatologie der luischen Föten und der kongenitalen Lues zeigt. Merkwürdigerweise wird die Infektiosität der mütterlichen Lues mit wachsendem zeitlichem Abstand von der Infektion immer geringer, obgleich der Spirochätenstamm dabei doch der gleiche bleibt. Offenbar unterliegt er „regressiven" Veränderungen, wie sie auch schon bei verschiedenen Bakterien erwähnt wurden (S. 26 ff.). Diese Abnahme der Infektiosität zeigt sich klinisch in der bekannten Reihenfolge: Abort – Frühgeburt – Totgeburt – Geburt von kranken, schließlich gesunden Kindern. Einer solchen „Veränderlichkeit des Antigens", d. h. hier der Spirochäte, mag auch für die metaluischen Allomorphosen Bedeutung beizulegen sein. – Bezüglich der *Immunität* ist die Lues das klassische Beispiel der Infektionsimmunität, worauf auch die klinische Regel zu beziehen ist, daß im allgemeinen der einzig sichere Beweis, daß eine erste Lues ausgeheilt war, der ist, daß ein neuer Primäraffekt erworben wird.

Die Spirochaeta pallida ist eine fein gewundene Spirille. Ihre Züchtung gelingt nur schwer, und es wird bezweifelt, ob die gezüchteten, streng anaerob wachsenden Spirillen wirklich echte Pallidastämme sind. – Auch die pathogenetische Bedeutung der Antikörper im Blut und Liquor ist nicht sicher zu beurteilen, da ihre Spezifität unsicher, zum mindesten umstritten ist (s. oben).

**Frambösie:** Diese tropische Schwesterkrankheit der Syphilis steht wahrscheinlich der Urform der Treponemenerkrankung noch näher; ihre Infektiosität ist viel größer, so daß sie eine Schmierinfektion, oft mit indirekter Übertragung durch Gegenstände, ist; ihre Organotropie richtet sich nur auf Haut und Periost, nicht aber auch auf Gefäße und Nervensystem. Infolgedessen bleibt sie auch dem Genitaltrakt fern und tritt auch nicht kongenital auf.

*Inkubation* bis zur Erscheinung des Primäraffekts 2–8 Wochen; dieser (= Mutterpapel) dauert meist weitere 6–8 Wochen. *Sekundärstadium* macht oft heftige Allgemeinsymptome, besonders Gelenkerscheinungen, starke Hauteruptionen; häufige Rückfälle in die Generalisation über Jahre hin. – *Tertiärerscheinungen* besonders im Unterhautgewebe („Psoriasis palmaris und plantaris") und an den Knochen, auch Unterschenkelgeschwüre durch erweichende Gummen.

*Treponema pertenue* ist von pallidum nicht zu unterscheiden, auch serologisch keine sicheren Unterschiede.

## 2. Chronisch-zyklische Krankheiten mit vorwiegender Organmanifestation.

In dieser Gruppe wollen wir einige, ätiologisch sehr heterogene, größtenteils nicht Infektions-, sondern Invasionskrankheiten zusammenfassen, bei denen allen das zyklische Generalisationsstadium klinisch meist nur geringe Symptome macht, so daß es gewöhnlich nicht beachtet wird, während die Organlokalisation und ihre klinischen Folgen sich deutlich und über mehr oder weniger lange Zeit hin, also chronisch bemerkbar machen. Außer mehreren Helminthiasen verhält sich in solcher Weise eine Viruskrankheit, das Lymphogranuloma inguinale, das sich, wie schon erwähnt, also von allen anderen Viruskrankheiten pathogenetisch stark unterscheidet, sowie eine mykotische Zoonose, die freilich klinisch wenig normiert, aber in ihrem Wesen als zyklisch doch sicher erwiesen ist, die Trichophytia profunda in ihren ausgeprägten Verlaufsformen.

Als Haupteigenschaften zunächst der Helminthiasen dieser Gruppe wären hervorzuheben:

*Eintrittspforte* peroral, perkutan oder permukös.

*Inkubationszeiten* an sich gut normiert, klinisch aber wegen der geringfügigen Sekundärerscheinungen oft wenig deutlich abgesetzt. Bei perkutaner Infektion am Ort des Eindringens in die Haut oft stärkere, einem *Primäraffekt* gleichzuachtende Reaktionen.

*Generalisation* meist kurz und symptomenarm, in ihrer Schwere nur von der Infektionsdosis abhängig (vgl. S. 92), zuweilen mit lokalen Überempfindlichkeitsreaktionen (Askaridiasis!).

*Organmanifestation* teils im Darm, teils im Bindegewebe, besonders des Bauchraums (Sitz der erwachsenen Filarien und Bilharzienpärchen), teils, wo der Mensch Nebenwirt (= Überträger!) ist, in verschiedenen Organen ohne Normierung. Bei den zwei eben genannten Würmern folgt ein *septisches Stadium*, das sich über Jahre hinzieht, indem das befruchtete Weibchen nun Junglarven bzw. Eier ins Blut eintreten läßt (= Sepsisherd!), die schwere metastatische Organschäden anrichten können (Bilharziose: in Harnblase, Dickdarm bzw. Leber).

*Empfänglichkeit* allgemein gleich, keine *Immunität*.

Askaridiasis und Ankylostomiasis sind insofern *Anthroponosen*, als die Entwicklung zwischen zwei menschlichen Wirten in freier Umwelt nicht-parasitisch abläuft; Echinokokkus und Cysticercus sind insofern *Zoonosen*, als die geschlechtsreifen Würmer beim Hund bzw. Schwein (Hauptwirte!) zu Krankheit führen, während im Menschen (Nebenwirt bzw. Überträger) nur gelegentlich und atypischerweise (typisch bei anderen Haustieren) die Entwicklung vom Ei bis zur Finne abläuft. Filarien und Bilharzien machen ihre Zwischenentwicklung in Insekten bzw. Schnecken durch, die auch die Übertragung besorgen.

Lymphogranoloma inguinale und tiefe Trichophytien hinterlassen im Gegensatz zu den Helminthiasen eine echte *Krankheitsimmunität*; im übrigen ähnelt der Rhythmus ihres Zyklus dem der genannten Helminthiasen.

**Ascaridiasis.** *Inkubation*: Vom Verschlucken der reifen, d. h. die fertige Junglarve enthaltenden Eier bis zu deren Einwanderung in Portalvenen durch die Darmwand. 2–3 Tage.

*Generalisation:* Verbreitung der Larven von der Pfortader über die Leber und von hier teils auf dem Blutweg, teils wohl durchs Zwerchfell in Lymphgefäßen durchwandernd zur Lunge, dann über Trachea und zurückgeschluckt in den Ösophagus zu Magen und Darm. In dieser Zeit allergische Erscheinungen: Eosinophilie, eosinophile Lungeninfiltrate, Urticaria, Coryza.

*Organmanifestation:* Auswachsen der Larven im Darmlumen zum reifen, eierlegenden Wurm; Lebensdauer: wahrscheinlich 4–5 Jahre.

*Empfänglichkeit:* Die Ursache für die Tatsache, daß manche Individuen besonders stark zum Massenbefall mit Spulwürmern neigen, ist nicht genau bekannt.

**Ankylostomiasis.** *Inkubation*, zuweilen mit Hautreizung an den Stellen des Eindringens der Bodenlarven, meist an den Füßen („Bodenkrätze", ground itch): etwa 10 Tage. – *Generalisation* macht nur bei Massenbefall Allgemeinerscheinungen (Fieber, Leukozytose mit Eosinophilie) und Larvenwanderungssymptome (akute Lungen-, Kehlkopf- und Darmerscheinungen). Dauer bis zu 8 Wochen. *Organmanifestation* an der Darmschleimhaut, in der sich die Würmer festsaugen und von hier aus auch Anämie hervorrufen. Lebensdauer der Würmer 5–7 Jahre.

**Echinococcus.** Da Infektion immer nur in Ein- oder geringer Zahl, bleiben *Inkubation* und *Generalisation* unbekannt. Die aus dem vom Menschen aufgenommenen Ei ausgeschlüpfte Junglarve erreicht auf dem Blutwege den Ort ihrer Ansiedlung, wo sie langsam zur Finne heranwächst. Es bleibt oft dauernd eine *Hautallergie* als Zeichen der allgemeinen Hyperergisierung nachweisbar. *Organsymptome* meist rein mechanisch ausgelöst. Absterben der Finne nach Jahren; dadurch, auch durch Entleeren der Zystenflüssigkeit zuweilen Spontanheilung. Eosinophilie selten.

**Cysticercosis.** Invasion (in stets nur ganz geringer Menge) durch Aufnahme von Schweinebandwurmeiern mit der Nahrung oder durch Autoinfektion eines Bandwurmträgers infolge von Regurgitation von Wurmgliedern in den Magen mit nachfolgender Verdauung desselben. Wanderung der Junglarve zum Sitz der Organlokalisation, meist Auge, und dort Entwicklung zur Finne.

**Filariasis.** Auf die Besonderheiten der Pathogenese der einzelnen Arten (Medinawurm, Onchocercus, Fil. bancrofti und loa-loa) kann hier nicht eingegangen werden. Nach der Invasion erfolgt die Generalisation und Kopulation der reifen Würmer im Bindegewebe; von hier aus gehen oft Erscheinungen akuter oder chronischer Art (Kamerunschwellung, Hautknoten, Elefantiasis) aus. Die *septische* Verbreitung der Junglarven (Mikrofilarien) auf dem Blutwege bleibt ohne klinische Folgen außer der Eosinophilie, die meist hochgradig ist.

**Schistosomiasis** (Bilharziosis). Nach einer *Inkubation* von bis zu 6 Wochen nach der perkutanen Invasion kann es bei Massenbefall zu einem *Generalisationsstadium* mit Fieber, Allgemeinbeschwerden, Urtikaria, Milztumor und Eosinophilie kommen. *Organlokalisation* der reifen Würmer, bei allen Arten im Bindegewebe des Bauchraums (mesenterial oder retroperitoneal), macht keine unmittelbaren Symptome. Lebens- · dauer 5–20 Jahre. Krankheitserscheinungen nur als Folge der *septischen Generalisation* der Eier und ihrer Ansiedlung in Organen („Metastasen" – in Harnblase, Dickdarm bzw. Leber).

**Lymphogranuloma inguinale** (Nicolas-Favresche Krankheit). *Eintrittspforte:* Haut und Schleimhäute der Geschlechtsorgane. Die *Primärläsion*, eine kleine Erosion oder Bläschenbildung, entsteht nach einer *Inkubation* von wenigen Tagen und bildet sich nach 2–3 Wochen durch Anschwellung der regionären Lymphdrüsen (inguinal und intrapelvin) zum *Primärkomplex* aus. Virusnachweis der intrazellulär liegenden Viruskörperchen schon in der Primärläsion. – *Generalisation* nach weiteren 2–3 Wochen mit meist etwa 3 Wochen lang anhaltenden mäßigen Temperaturen, Allgemeinsymptomen, Erythemen, Milztumor, Blutbildveränderung, oft Lymphdrüsen- und Gelenkschwellungen. In dieser Zeit sind Blut und Knochenmark infektiös. Eine solche Generalisation findet, auch bei jahrelanger Dauer des Lokalprozesses, nur einmal statt, d. h. sie hinterläßt Immunität! Während ihrer wird die *Freische Reaktion* positiv. – *Organmanifestation* erfolgt am Ort des Primärkomplexes, von hier aus langsam um sich greifend auf Grund der bestehenden *Mesodermotropie*, d. h. Affinität zu lymphatischem und Bindegewebe. *Histologisch* handelt es sich dabei um ein spezifisches Granulomgewebe mit Epitheloid-, Riesen- und Plasmazellen und Einschmelzungsneigung, schließlich sklerosierender Vernarbung. In diesen durch Wucherung des Retikuloendothels entstandenen Zellen hält sich das Virus über Jahre hin intrazellulär. Der typische Unterschied des Verlaufs bei Männern und Frauen entsteht nur durch die Lokalisation des Prozesses, bei jenen inguinal, d. h. im Abflußgebiet des Penis, bei diesen pelveoperitoneal und pararektal, im Abflußgebiet von Vagina und Uterus; infolgedessen kommt es auch nur bei Frauen zu den schweren eiternden,

fistelnden und schrumpfenden Veränderungen des ganzen Beckenbinde-
gewebes (Esthiomène) und des Rektums. Aus den ulzerierten Geweben
wird fortlaufend Virus ausgeschieden (Infektiosität!), es besteht also zunächst Infektions-, nach Ausheilung dann auch Krankheits*immunität*.

Im Tierversuch verhält sich das *Virus* vorwiegend neurotrop, encephali-
togen. Aber auch dort besteht nebenher seine Affinität zu den Zellen des
retikuloendothelialen Systems, die es von allen anderen Viren unterscheidet.

**Trichophytia profunda.** Wie bei allen Mykosen ist der Verlauf zwar
wenig normiert, und je nach Lokalisation werden verschiedene Krankheitsbilder unterschieden (Sycosis parasitaria, Kerion Celsi u. a.), ätiologisch und immunologisch gehören diese aber zusammen. Die Pilze
haben letzten Endes stets tierischen Ursprung (Haustiere), gehen aber
auch von Mensch zu Mensch über. Nicht selten kommt es bald nach
Sichtbarwerden des Primärherdes zu mehr oder weniger deutlichen
*Allgemeinerscheinungen* mit Fieber. Es kann weiterhin zu zweifellos
hämatogen disseminierten ,,sekundären Trichophytien'' oder sog. Tricho-
phytiden (Exanthemen) kommen. Zugleich wird die *Hautreaktion gegen
Trichophytin* positiv. Im *Tertiärstadium* kommt es um die Hautherde
herum zu tiefgreifender proliferierender Entzündung, die fast das histologische Aussehen einer ,,spezifischen'' Entzündung annimmt. Endlich
hinterläßt das Überstehen einer solchen tiefen Trichophytie eine sichere,
meist lebenslängliche *Krankheitsimmunität*, die nicht nur stammspezifisch ist, sondern sich auf alle möglichen Trichophyton- und
Achorionarten erstreckt. Es liegt so das vollständige Bild einer zyklischen
Infektionskrankheit vor, die freilich wohl nicht bei jedem Einzelfall
durchgemacht wird.

### 3. Subakut-rezidivierende zyklische Infektionskrankheiten.

Das Gemeinsame der Krankheiten dieser Gruppe ist ihre ausgesprochene Neigung, rezidivierende Fieberschübe zu machen. Akute Stadien wechseln mit solchen einer mehr oder weniger vollständigen Latenz.
Unter Rezidiven sind hier im pathogenetischen Sinne nur solche Fieberschübe zu verstehen, die mit einer erneuten zyklischen Generalisation
einhergehen, also nicht ein Wiederanstieg eines Fiebers aus lokaler Ursache, etwa infolge sekundärer Verschlimmerung eines durch die Krankheit hervorgerufenen Organprozesses.

Ein solches pathogenetisch echtes Rezidiv kann sich naturgemäß nur
in einem Wirtsorganismus einstellen, der trotz Überstehen des ersten
Fieberschubs noch keine wirksame Krankheitsimmunität erworben hat.
Der verzögerte Erwerb einer solchen trotz akuten Krankseins wird also
den Krankheiten dieser Gruppe gemeinsam sein. Es kommt freilich noch
dazu, daß es sich bei diesen Krankheiten durchwegs um solche handelt,
bei denen das retikuloendotheliale System in besonderem Maße affiziert
ist und bei einigen darüber hinaus auch das Blut selbst. Bei dieser in-
timen Beziehung des Parasitismus zum Blut selbst ist eine erhöhte Gefahr des Eintritts von Erregern in die Blutbahn sogar trotz vorhandener
Teilimmunitäten im Sinne einer septischen Generalisation gegeben

(Malaria!), wodurch es auch zu Rezidiven mit mehr septischem Charakter kommen kann (mit Fieber aus lokaler Ursache).

Ein solches Rezidivverhalten zusammen mit den genannten Immunitätsverhältnissen und der besonderen Beteiligung des retikuloendothelialen Systems bei meist endozellulärem Parasitismus der Erreger finden wir vor allem bei Protozoonosen, weiter aber auch bei Spirochätosen, auch bei subakuten Bakteriosen, bei den letzteren allerdings immer nur bei solchen, die typische Tierkrankheiten (Zoonosen) sind. Bei allen übrigen Krankheiten dieses pathogenetischen Verhaltens handelt es sich um Überträgerkrankheiten.

*Haupteigenschaften* sind also etwa folgende:

*Eintrittspforte* immer perkutan, meist durch Stich, Biß oder Hautverletzungen, nur bei den Brucellosen enteral.

*Inkubationen* – infolge des trägen Zeitfaktors im ganzen zyklischen Ablauf – meist ziemlich lange und relativ wenig fixiert.

*Generalisationen* ja nach dem Zeitfaktor mehrwöchig und von langen Intervallen unterbrochen, oder kurzfristig mit oder auch ohne fieberfreie Intervalle, d. h. undulierend, oder heftige Fieberanfälle mit fieberfreien Intervallen (febris intermittens).

*Organmanifestationen* treten klinisch hinter den Generalisationssymptomen meist lange Zeit zurück, bzw. sie werden von den Folgen der Affektion des retikuloendothelialen Systems ausgelöst. Immerhin kommen neurotrope Auswirkungen als Organsymptome im Spätstadium vor.

Größere *Empfänglichkeits*differenzen scheinen keine Rolle zu spielen, was bei diesen durchwegs sehr „wirtskörperfremden" Infektionen ja auch zu erwarten ist.

Eine unvollständige *Immunität* im Sinne einer Infektionsimmunität bewirkt wohl den wiederholten Fieberrückgang, eine Krankheitsimmunität wird aber erst sehr spät, wenn überhaupt erworben; oder aber es kommt wohl zu einer Teilimmunität im Sinne einer solchen, aber auf deren Boden erfolgen erneute septische Generalisationen.

Die *Erreger* neigen zu endozellulärem Parasitismus, besonders in den Zellen des retikuloendothelialen Systems, die aber nicht etwa durch sie abgetötet werden. – Die Schwere der Erscheinungen zeigt einen gewissen Parallelismus zur Zahl der anwesenden Erreger, besonders die Intensität der Wucherung des Retikuloendothels, oft auch die der sekundären Anämie. – Wo im Wirt morphologisch differente Stadien vom Erreger durchlaufen werden, zeigt sich das Gesetz der Bindung derselben an bestimmte klinische Stadien.

**Schlafkrankheit** (Trypanosomiasis africana). Der Verlauf ist im ganzen von Fall zu Fall recht verschieden und wenig normiert; hochfieberhafte Fälle stehen neben afebril verlaufenden, und die einzelnen Stadien sind nur wenig voneinander abgesetzt, Generalisationsschübe kommen auch noch bei schon bestehender Organmanifestation vor. Trotz dieser letzteren, die übrigens bei manchen Fällen auch ganz ausbleiben und nach ihrem histologischen Bild, ähnlich der Metalues, auch als Allomorphose gedeutet werden kann, und trotz des hier extrazellulären Parasitismus bietet die Trypanosomiasis das typische Bild einer Reticuloendotheliose, sowohl histologisch als auch immunbiologisch.

*Inkubationszeit* schwankend zwischen wenigen Tagen und einigen Wochen, je nach Stärke der Sekundärsymptome, meist um 8 Tage. Der infizierende Fliegenstich ist oft erheblich geschwollen, die regionären Lymphdrüsen ebenso (sog. Trypanosomenschanker!).

Für die *Generalisation* ist das unregelmäßig periodische Fieber bezeichnend, das jeweils mit erneut vermehrter Streuung der Trypanosomen einhergeht. Dabei bilden sich mit jedem neuen Schub antigen vom Ausgangsstamm etwas verschiedene sog. Rezidivstämme heraus, indem der Wirt jeweils Antikörper (Trypanolysine, Agglutinine, Ablastine u. a.) produziert, die die Mehrzahl der Erreger abtöten; aus den übrigbleibenden entsteht aber durch eine Variantenbildung der neue Rezidivstamm, und dieses Spiel geht immer wieder hin und her. Dabei besteht jeweils ein deutlicher Parallelismus zwischen Fieberhöhe und Parasitenzahl im Blut; bei den schwersten Fällen hat man – irreführend! – von Trypanosomensepsis gesprochen! Die Parasiten halten sich außer im Blut auch in anderen Körperflüssigkeiten, besonders der Lymphe, später im Liquor und Augenkammerwasser auf. Auch in den Lymphdrüsen, die bald erheblich anschwellen, und im Knochenmark sind sie während des Streuungsstadiums nachweisbar. Es kommt infolge starker Reaktion des retikuloendothelialen Systems zu Milz- und Leberschwellung, weiter oft zu Myocarditis, Ödemen, Exanthemen u. a. Störungen. Dauer dieses Stadiums: Monate bis Jahre!

Bei der *Organmanifestation* im Zentralnervensystem handelt es sich um eine Ansiedlung von Erregern in den Hirnhäuten, erst später um ein Übergehen auf die Nervensubstanz selbst, zunächst also eine subakute Meningitis mono-lymphozytären Charakters, erst später um die Schädigung von weißer und grauer Hirnsubstanz infolge perivaskulärer Infiltration und Wucherung der Neuroglia, wobei große Monophagen, die sog. Maulbeerzellen, ein recht typisches Merkmal darstellen. Erreger sind im Gehirn kaum zu finden. Es handelt sich hier also mehr um eine Allomorphose als um eine echte Organlokalisation, ähnlich wie bei der Metalues.

Die *Empfänglichkeit* der Menschen ist recht wechselnd, ebenso auch die Resistenz nach stattgehabter Infektion, wie sich in der sehr unterschiedlichen Verlaufsschwere zeigt. Es gibt sogar offenbar einzelne gänzlich resistente Individuen.

*Krankheitsimmunität* wird wohl kaum je erworben, dagegen jeweils streng spezifische gegen den Stamm des betreffenden Schubes gerichtete serologische Teilimmunitäten. Auch scheint der Kranke gegen Superinfektion ziemlich unempfindlich (Infektionsimmunität).

Zweifellos sind gewisse Verlaufsunterschiede auch an die verschiedenen *Erregerstämme* (Trypanosma gambiense und rhodesiense) gebunden. Sie vermehren sich im Menschen durch Längsteilung, teilweise auch im strömenden Blut, ohne daß wir etwas über einen Entwicklungszyklus im Menschen wüßten. – Spezifische Komplementbindung und andere serologische Reaktionen (Trypanolyse) können zur Diagnostik herangezogen werden, sind aber wegen der stets viel größeren Zuverlässigkeit des direkten Parasitennachweises nicht von größerer Bedeutung. – Obwohl im allgemeinen die Infektion durch die Tse-tse-

Fliege von Mensch zu Mensch übertragen wird, bestehen enge genetische Beziehungen zu Haus- und Wildtier-Trypanosomiasen.

**Chagas-Krankheit** (Trypanosomiasis americana). Diese in Süd- und Mittelamerika verbreitete Krankheit zeigt in besonders ausgeprägter Form die pathogenetischen Zusammenhänge von Erreger- und Krankheitszyklus: nach dem meist auf Schleimhäuten (Bindehaut) lokalisierten mit heftiger Entzündung einhergehenden *Primäraffekt* ein rezidivierendes hochfieberhaftes *Generalisationsstadium*, währenddessen der Erreger in der Trypanosomen- oder Geißelform im Blute kreist, immer wieder neue Rezidivstämme bildend. Damit geht eine zunehmende Anschwellung der Retikuloendothel enthaltenden Organe einher, in denen sich die Erreger in ihrer unbegeißelten Leishmanienform intrazellulär ansiedeln. Im späteren *chronischen Stadium* zeigt dieser eine zunehmende Affinität teils zum *Herzmuskel*, an dem es zu schweren entzündlichen und narbig verheilenden Veränderungen mit den entsprechenden vielfaltigen funktionellen Folgen kommt, teils zum Zentralnervensystem, wo er zu multiplen herdförmigen Ausfällen führt. Je jünger der Befallene, um so stärker die *Neurotropie*; da aber die *intrauterine Infektion* häufig ist, so führt die Krankheit in den Gegenden, wo sie endemisch ist, besonders oft zu schweren kongenitalen Störungen, vor allem kortikaler Art (Lähmungen, Infantilismen, Idiotien). Unter der Wirkung der erworbenen *Infektionsimmunität* kommt es wohl zu stationären Zuständen, eine Ausheilung mit Krankheitsimmunität kommt aber kaum zustande.

Die Krankheit wird von Haustieren (Hunde, Katzen u. a.) durch Laufwanzen (Überträger!) auf den Menschen übertragen.

**Innere Leishmaniose** (Kala-azar). Die in fast allen subtropischen Ländern vorkommende Krankheit zeigt epidemiologisch und im Charakter ihres Verlaufs in den einzelnen Gebieten große Unterschiede. Während sie im Mittelmeergebiet einen mehr akuten, oft typhusähnlichen Verlauf nimmt, ist sie in Indien mehr ein chronisches, sich über Jahre hinziehendes Leiden. Stets aber weist sie rezidivierendes Fieber auf, bald mehr undulierend, bald mehr von Intervallen unterbrochen.

Die *Inkubationszeit* dürfte minimal um 10 Tage, oft aber wesentlich mehr Zeit dauern. Ein Primäraffekt ist nicht bekannt.

. Schon in dem meist mehrwöchigen ersten *Generalisations*fieber zeigt sich rasch zunehmend der intensive Befall des gesamten retikuloendothelialen Systems: Milz- und Leber-, auch Lymphdrüsenschwellung, schwere Störungen der Blutbildung infolge Befalls des Knochenmarks mit Leukopenie und Anämie sowie hochgradiger Labilisierung der Serumeiweißkörper (Hyperglobulinämie, positive Formol-Gel-Probe). Auch die Endothelien der Gefäße und serösen Häute können befallen werden. Überall im retikuloendothelialen System findet man die durch Leishmanienbefall angeschwollenen Endothelien, die schließlich platzen und ihren Inhalt in die Blutbahn entleeren, wodurch es zu neuen Herdbildungen, oft unter neuen Fieberschüben, kommt.

Eine andere *Organmanifestation* als die im retikuloendothelialen System findet nicht statt. Bei den chronischen Verläufen entwickelt sich bei fortbestehender Schädigung des Retikuloendothels ein stationärer Zustand, der höchstens durch einen gewissen Dermatotropismus (Kala-azar = schwarze Haut, Hautleishmanoid, Neigung zu Noma) und allgemeine Resistenzschwäche gekennzeichnet ist und durch Sekundärinfektionen meist zum Tode führt.

Als Ausdruck des Mangels einer *Krankheitsimmunität* sind auch bei der inneren Leishmaniose keine Spontanheilungen bekannt. Die Empfänglichkeit scheint primär gleichmäßig, jedoch stark von unspezifischen Faktoren (Ernährung usw.) beeinflußt.

Auch die *Leishmania donovani* gehört zu den Trypanosomiden, kommt aber, soweit man heute weiß, beim Menschen nicht in der begeißelten Trypanosomenform (wie in den die Übertragung besorgenden Insekten) vor; bei der Kala-azar des Hundes ist diese freilich im strömenden Blute gefunden worden. Zuverlässige spezifisch-serologische Reaktionen sind nicht bekannt, entsprechend der Tatsache, daß sich die ganze Krankheit exquisit zellulär gebunden abspielt. – Pathogenetisch interessant ist das Verhältnis zur Orientbeule (S. 190), bei der gegen einen sehr nahe verwandten Erreger, der nicht zu unterscheiden ist, eine angeborene Immunität besteht derart, daß es dort nur zu einer lokalen Hautaffektion, auffallenderweise sogar mit einer Art Krankheitsimmunität kommt. Auch bei dieser findet sich also der Dermatropismus der Leishmanien.

Es handelt sich um eine Überträgerkrankheit, deren Reservoir aber sicher zum Teil (im Mittelmeergebiet) der Hund ist, insofern also um eine Zoonose.

**Brucellose** (Febris undulans, Maltafieber und Bangsche Krankheit). Diese bakterielle Zoonose ähnelt pathogenetisch in bezug auf den rezidivierenden Fieberverlauf, Befall des retikuloendothelialen Systems durch den endozellulär parasitierenden Erreger, das Zurücktreten einer regelmäßigen Organmanifestation und das Ausbleiben einer wirksamen Krankheitsimmunität weitgehend den im Vorhergehenden besprochenen Protozoonosen. Durch ihr langes Verharren in einer ausgesprochen hyperergischen Reaktionslage der Gewebe mit starker Hautallergie und die sich daraus entwickelnde granulomatöse Gewebsreaktion bestehen aber auch nahe Beziehungen zu den chronischen, unter 1. besprochenen zyklischen Infektionskrankheiten, während das klinische Bild bekanntlich im akuten Stadium vom Bauchtyphus oft zunächst schwer zu unterscheiden ist. Spätrückfälle nach halbjähriger oder längerer Latenz finden wir ferner sowohl bei ihr als auch bei den im folgenden besprochenen Krankheiten.

Die regionär und nach der Infektionsquelle (Ziege, Rind, Schwein) verschiedenen Formen der Brucellose faßt man heute klinisch und pathogenetisch als ein und dieselbe Krankheit zusammen (SCHITTENHELM).

*Eintrittspforte* enteral-permukös, aber auch perkutan (Berufsinfektion bei Tierärzten!).

Die *Inkubationszeit* beträgt ein bis drei Wochen. Meist dürfte erst längere Exposition bzw. wiederholte Infektion zum Haften führen. Bei Bangscher Krankheit ist die Inkubation bei Wund- wesentlich kürzer als bei enteraler Infektion (vgl. dasselbe bei Psittakose und auch die Abhängigkeit von der Übertragungsart beim Typhus).

Das *Generalisationsstadium* ist beherrschend und dauert mit mehr oder weniger unregelmäßigen Fieberschüben, teils intermittierend, teils undulierend, Wochen und Monate. Die bakteriologische Untersuchung zeigt, daß Bakterien so lange im Blute kreisen, als Fieber über 38–38,5 besteht, besonders als das Fieber abends noch so hoch ansteigt; es pflegt meist nach anfänglicher kurzer Continua bald diesen remittierenden Typus anzunehmen. Die Allgemeinsymptome der Infektion sind deutlich, nur bei Bangscher Krankheit zuweilen subjektiv geringer. Milztumor, auch Leber- und Lymphdrüsenschwellung treten auf. Im Blut pflegt wie bei den Protozoenkrankheiten und beim Typhus, Leukopenie mit Lymphomonozytose, später Anämie aufzutreten. Die allgemein zur hyperergischen Phase gehörigen Symptome wie flüchtige Exantheme, Gelenk-, Pleurareizungen, ja Endocarditiden, Durchfälle, Nieren- und Meningealreizungen zeigen sich in besonderer Häufung. Die Haut ergibt auf Brucellenextrakte (Abortin, Melitin) heftige Intrakutanreaktion. Auch die spezifischen Seroreaktionen pflegen hohe Titer zu zeigen.

Eine regelmäßige *Organmanifestation* fehlt; vielmehr setzt meist unmittelbar nach dem Generalisationsstadium schon die Rekonvaleszenz ein. Nur unregelmäßig machen sich – meist leichtere – Zeichen von verschiedenen Organen bzw. Herden bemerkbar, Wurzelneuritiden, chronische Arthritiden, Orchitis, Oophoritis und bei Graviden Metritis mit Abort und Mastitis u. a. Als chronische Nachkrankheit im Sinne einer *Allomorphose* kann es zu Verödung von Teilen des Retikuloendothels mit der Folge einer Laennecschen Lebercirrhose kommen.

*Histologisch* zeigt sich zunächst eine uncharakteristische Wucherung des gesamten retikuloendothelialen Systems, in dessen Zellen zum Teil die Brucellen parasitieren, später spezifische Granulombildung in mäßiger Stärke und Größe in Lymphdrüsen, Milz und Leber, oft sehr an Tuberkel erinnernd, aber ohne Einschmelzungs- oder Verkäsungsneigung und stets noch rückbildungsfähig.

Die *Empfänglichkeit* ist, wenigstens bei oraler Infektion, allgemein nicht groß, aber offenbar individuell wechselnd. Nur wenige unter den Exponierten erkranken. Sicher besteht, wie bei den betreffenden Haustieren, auch beim Menschen oft lange Zeit eine nur latente Infektion, zum Teil auch bei subklinischem Verlauf latente Erkrankungen (positive Serumreaktionen bei Gesunden!). Bei Kindern ist die Empfänglichkeit offenbar noch geringer als bei Erwachsenen.

Charakteristisch ist, in engem Zusammenhang mit dem rezidivierenden Verlauf, die lange bestehende *Infektionsimmunität* bzw. Latenz nach mehrfachen Fieberschüben. Meist immunisiert sich der Organismus aber im Lauf der Zeit doch so weit durch, daß klinische Heilung erzielt wird. Ob und wann die Erreger dabei aus dem Wirt verschwinden, ist schwer zu sagen. Die Seroreaktionen bleiben oft noch jahrelang positiv.

Einzelne Berichte sprechen dafür, daß es manchmal – offenbar auf Grund des Erwerbs einer guten Immunität! – später zu echter *Brucellensepsis*, besonders in der Form einer ulcerösen Endocarditis, kommt. Diese verläuft dann gewöhnlich unter dem Bilde der subakuten Lentasepsis, entsprechend der noch nicht ganz überwundenen Hyperergielage (vgl. S. 208).

Die *Brucellen* sind Symbionten mehrerer Haustiere (Ziege, Rind, Schwein) und in manchen Gegenden bei diesen sehr stark verbreitet. Nur ein Teil der befallenen Tiere pflegt zu erkranken, beim größeren Teil bleibt die Infektion latent, so daß die Brucellen wahrscheinlich funktionell Normalsymbionten dieser Tiere nahekommen.

Die **Brucella melitensis** und die **Brucella abortus Bang** sind untereinander nur wenig verschieden. Der Hauptunterschied liegt in ihren verschiedenen Ansprüchen an die Sauerstoffspannung; doch paßt sich der Bangbazillus nach einigen Umzüchtungen gewöhnlichen aeroben Verhältnissen an und ist dann vom Maltabazillus nicht mehr zu unterscheiden. Ob sie im botanischen System den Coryne- (Diphtherie-) und den Mykobakterien (Tuberkelbazillus) oder den Colibazillen näher stehen, ist noch nicht entschieden. Sie bilden keine Exotoxine.

Die im Laufe des Generalisationsstadiums im Patientenserum sich bildenden antibakteriellen Antikörper, die man durch Agglutination und Komplementbindung nachweist, haben große diagnostische, keine pathogenetische Bedeutung. Für die Klinik allerdings ist es ratsam, sich auf den Standpunkt zu stellen, daß ein noch vorhandener Agglutinationstiter die Notwendigkeit weiterer Überwachung des Patienten bedeutet, da sich so lange noch lebende Bazillen irgendwo im Körper aufhalten dürften. Mit dem Erlöschen des Titers sind jedoch, wie die Erfahrung zeigt, Nachkrankheiten, besonders die Lebercirrhose, auch nicht mit Sicherheit auszuschließen.

**Wolhynisches Fieber** (periodisch-neuralgisches Fieber, Febris quintana, englisch: Trench fever). Auch diese Rickettsiose weist rezidivierende Fieberschübe bei ausgesprochener Infektions- und mangelnder Krankheitsimmunität, intrazellulären Parasitismus und eine deutliche Affektion des retikuloendothelialen Systems auf und gehört mithin pathogenetisch zu den hier besprochenen Krankheiten. Auch bei ihr treten deutliche Organschäden in den Hintergrund. In einem nicht unerheblichen Teil der Fälle nehmen die Fieberschübe schon den Charakter kurzfristiger Fieberanfälle an, wie es für die anschließend besprochenen Krankheiten typisch ist und darauf beruht, daß der vom Wirt erworbene Immunitätsgrad so erheblich ist, daß dieser Fiebertypus sich bereits dem septischen nähert.

Die *Inkubationszeit* währt bei natürlicher (Läuse-) Infektion von 16 bis 60 (und mehr?) Tagen, bei künstlicher meist 2 bis 3 Wochen.

Das *Generalisationsstadium* ist meist undulierend über Wochen, zuweilen mehr typhös, zuweilen rein intermittierend in durchschnittlich viertägigem Rhythmus, wobei der einzelne Anfall mit Frösteln, kaum je mit echtem Schüttelfrost beginnt und 1–3 Tage dauert. Die subjektiv im Vordergrund stehenden neuralgischen, besonders Schienbeinschmerzen dürften nur als eine Abart der Allgemeinsymptome der Infektion, nicht im Sinne einer Organschädigung zu deuten sein, wie auch keine entsprechenden histologischen Veränderungen bekannt sind und ähnliche Schmerzlokalisationen gerade auch bei anderen Anfallskrankheiten (Recurrens!) vorkommen. Milztumor ist regelmäßig, Leber- und Lymphdrüsenschwellung oft vorhanden. Im Blut findet sich meist eher eine Lymphomonozytose, nur beim paroxysmalen Verlauf im Anfall Leukozytose.

Als Äquivalente einer *Organmanifestation* kommen hauptsächlich Neuritiden und flüchtige zentralnervöse Ausfälle, auch Myokardschäden u. a., vor.

*Histologisch* fanden sich in den infolge der Gutartigkeit der Krankheit wenigen zur Untersuchung gekommenen Fällen kleinzellige Infiltrate in Leber, Nieren, Muskeln, Meningen usw.

Eine *Krankheitsimmunität* wird nicht erworben. Vielmehr bildet sich ein langdauernder Latenzzustand, so daß man meist noch nach ½–1 Jahr den Erreger im Blut nachweisen kann (bis zu 442 Tagen wurde der WERNERsche Versuch positiv gefunden). *Spätrückfälle* nach ½–³/₄ Jahren sind nicht selten.

Die *Rickettsia quintana* ist uns als Symbiont der Laus (= R. pediculi) bekannt. Sie scheint nur beim Menschen Krankheitserreger zu sein, wo sie sich intrazellulär findet. Der klinische Nachweis ist freilich schwierig und meist unbefriedigend. Sie ist, im Gegensatz zum Fleckfiebererreger, auf künstlichen Nährböden anaerob züchtbar. Irgendein Entwicklungszyklus, der mit dem Fieberzyklus in Parallele stünde, ist nicht bekannt. – Spezifische Agglutinine im Krankenserum konnten nachgewiesen werden (Methodik für Routinezwecke aber zu umständlich); Proteus-X-Typen werden nicht oder nur unregelmäßig agglutiniert.

**Rattenbißfieber** (Sodoku). Diese recht seltene, aber kosmopolitische Zoonose verläuft mit einem typischen Primäraffekt nach ein- bis dreiwöchiger Inkubation und anschließenden heftigen, oft mit Schüttelfrösten einsetzenden Fieberanfällen von mehrtägiger Dauer und mit unregelmäßigen afebrilen Intervallen über Wochen hin; während der Fieberanfälle findet man den Erreger meist leicht im Blut. Es kommt dann zu einem Exanthem, später auch zu nervösen Organausfällen. Milz-, Leber- und Lymphdrüsenschwellung sind meist deutlich, histologisch lymphozytäre Infiltrate. Im Fieber Leukozytose. Unbehandelt kommt es nach vielen Anfällen zur Latenz und schließlich zur Ausheilung mit Krankheitsimmunität. Das Spirillum morsus muris kann bei Ratten und Mäusen fast als Normalsymbiont angesehen werden.

**Rückfallfieber.** Bei dieser ausgesprochenen Fieberanfallskrankheit liegt ebenfalls der pathogenetische Mechanismus der Krankheiten dieser Gruppe mit vorwiegend zellulärer Reaktion im retikuloendothelialen System bei teilweise intrazellulärem Parasitismus und Zurücktreten von Organmanifestationen vor; andererseits besteht von vornherein eine kräftige Abwehrlage, die den Wirt heftig und mit Schüttelfrost und starker Leukozytose schon nach sehr kurzer Inkubation reagieren läßt, so daß das Bild einer septischen Reaktion vorliegt.

*Eintrittspforte* meist perkutan oder permukös durch Zerreiben Spironemen-haltigen Läusekots (nicht unmittelbar mit dem Stich!), entsprechend auch bei Zeckenübertragung.

*Inkubation* 2–5, höchstens 10 Tage, bei Blutübertragung sogar nur 1–2 Tage.

Jeder Anfall ist von einer *Generalisation* des Erregers begleitet. Der erste ist oft noch weniger heftig als der zweite, im Sinne eines Initialfiebers (vgl. Malaria tertiana). Die Zahl der Anfälle ist meist nicht hoch (3–10). Durchschnittlich stellt sich das Verhältnis ihrer Dauer wie 6 : 4 : 3 : 2 : 1 Tage, desjenigen der fieberfreien Intervalle wie 7 : 8 : 9 : 12

Tage. In der Wirklichkeit trifft man zwar nicht diesen Schematismus, er zeigt aber doch die zunehmende Anpassung von Wirt und Keim aneinander. Mit jedem Anfall ändert sich die antigene Struktur der Spironemen etwas im Sinne von echten Rezidivstämmen (vgl. Schlafkrankheit). Während sie im Fieber in reichlicher Menge frei im Blut zu finden sind, kann man sie im Intervall im histologischen Präparat intrazellulär in den Zellen des Retikuloendothels der Leber und Milz nachweisen. Blockiert man im Mäuseversuch das retikuloendotheliale System, so verläuft die Recurrenz in kurzer Zeit tödlich. Das beweist die wichtige Rolle, die das retikuloendotheliale System spielt. Andrerseits sieht man gegen Ende des mit mehrtägiger Continua einhergehenden Anfalls die Spironemen im Blut in Haufen agglutiniert, als Ausdruck der leicht nachweisbaren serologischen Einwirkung, und dieser Erregerzerfall macht sich auch im nochmaligen Temperaturanstieg zu Ende des Anfalls (Perturbatio critica) bemerkbar. Nach Abklingen der Anfälle sieht man meist noch längere Zeit eine starke Lymphomonozytose als Ausdruck der Reizung des Retikuloendothels, während Milz- und Leberschwellung bald wieder zurückgehen. Auch im Intervall sieht man oft leichte indulierende Temperatursteigerungen und spärliche Spirillen im Blut.

Nur bei schweren Fällen kommt es zu *Organmanifestationen*, besonders im Zentralnervensystem, auch in Form von Wurzelneuritiden, weiter als Iritis, Ikterus, Nierenreizungen oder spirilläre Bronchopneumonien, bei Schwangeren Abort u. a. Ob man die schwerste Verlaufsform, das sog. biliöse Typhoid, als echte *Spironemensepsis* oder als Folge von Mischinfektion, besonders mit typhösen Krankheiten, aufzufassen hat, bleibe dahingestellt.

*Histologisch* findet sich außer hochgradiger Hyperämie der Organe mit toxischen Parenchymschädigungen meist nichts Besonderes. Dabei besteht als Ausdruck des Endothelschadens eine starke Blutungsneigung.

Die *Immunitätsverhältnisse* ergeben sich aus dem Gesagten: stammspezifische Infektionsimmunität, die bei Nachimpfungen mit anderen Recurrensstämmen schon nicht mehr durchgreifend ist, keine Krankheitsimmunität. Oft entwickelt sich anschließend an die Krankheit eine langdauernde Latenz, wie aus den *Spätrezidiven* nach $\frac{1}{2}$–$\frac{3}{4}$ Jahren (CASTELLANI und JACONO) hervorgeht. Schließlich sterben die Erreger aber ab, wenn kein Wirtswechsel erfolgt, aber ohne eine Krankheitsimmunität zu hinterlassen.

Das *Spironema recurrentis Obermeieri* (Borrelia recurrens) hat in seinen verschiedenen Unterarten zahlreiche Wirte, besonders unter Nagetieren. Zweifellos ist auch das „klassische" oder europäische Rückfallfieber ursprünglich in diesem Sinne eine Zoonose; ihr Erreger hat sich aber an die Biozönose Mensch-Kleiderlaus-Mensch so adaptiert, daß für ihn nur noch der Mensch selbst als Reservoir dient. Die Spironemen sind anaerob züchtbar. Wegen ihres Verhaltens im Tierversuch, wo sie oft zeitweise nicht auffindbar sind, obwohl sich das untersuchte Material als hochgradig infektiös erweist, wird immer wieder ein Entwicklungszyklus mit einem filtrierbaren Stadium in Betracht gezogen. Sicheres darüber ist noch nicht bekannt.

Agglutinine und komplementbindende Antikörper erscheinen im Serum etwa vom 2. Anfall ab.

**Malaria tertiana.** Auch die Pathogenese der Malariakrankheiten, über die (einschließlich der Immunität bei Malaria) eine so unübersehbare Literatur mit den widersprechendsten Ansichten vorliegt, ordnet sich den Gesetzen der klinischen Infektionslehre ohne weiteres ein. Freilich muß man den großen pathogenetischen Unterschieden zwischen den einzelnen Malariakrankheiten gebührende Beachtung schenken.

Die Pathogenese der Tertiana (und Quartana) zeigt wie die keiner anderen Infektionskrankheit den vollständigen Ablauf einer gegenseitigen Anpassung von Wirt und Keim mit all den bei hoch differenzierten Keimen zur Verfügung stehenden Mitteln, was wohl auf ein phylogenetisch relativ hohes „Alter" dieser Symbiose zu schließen erlaubt: wir finden neben einer schon gleichsam rudimentär gewordenen zyklischen hauptsächlich eine lange septische Generalisation, welche hier auch hauptsächlich für die Rezidivneigung verantwortlich zu machen ist. Eine Sonderstellung kommt der Tertiana – im Gegensatz zu allen anderen Infektionskrankheiten einschl. der Tropica! – nur insofern zu, als wir bei ihr (und der Quartana) einen exquisiten Blutparasitismus mit Vermehrung des Keims im strömenden Blut haben, wir also hier von einer Organmanifestation in dem Organ „Blut" sprechen müssen; und dieses Organ wird dann auch zum Sepsisherd, von dem aus die septischen Streuungen ins Blut mit der entsprechenden Reaktionsform des Wirts (Fieberzacken mit Schüttelfrösten) erfolgen.

Die *Inkubationszeit* ist bei der Erstinfektion gut normiert, 14 Tage lang mit nur selteneren Schwankungen von maximal 6–27 Tagen. – Bei einem Teil der Fälle kommt es allerdings erst nach einem mindestens 6 Monate betragenden Latenzstadium zum Beginn der Inkubation und Krankheit (*Spätmanifestationen*). In dieser Zeit des latenten Infekts (jedoch nicht einer latenten Krankheit!) ruht der Erreger (Sporozoit) wahrscheinlich intrazellulär im retikuloendothelialen System, um danach von diesem ausgestoßen und dadurch zur Entwicklung angeregt zu werden.

Die Erkrankung beginnt stets, sei es nach normaler Inkubation, sei es nach der eben genannten primären Latenz – mit der *zyklischen Generalisation*, dem sog. Anfangsfieber (Initialfieber), das meist nur wenige Tage mit einer höheren, meist morgens etwas remittierenden Temperatur (ohne Schüttelfrost! Fieber aus zentraler Ursache, vgl. S. 50) anhält, nur geringe Erregermengen im Blut aufweist und auf Chemotherapie nicht anspricht, sich also in jeder Weise wie eine kurzfristige leichte zyklische Infektionskrankheit (etwa eine Grippe) verhält. Dieses Anfangsfieber wird nur einmal im Leben, bei der ersten Tertianainfektion, durchgemacht, nie mehr bei späteren Reinfektionen wiederholt: es hinterläßt die Anfangsfieberimmunität (Schüffner), mit anderen Worten: es führt wie jede zyklische Infektionskrankheit zum Erwerb einer Krankheitsimmunität, die sogar lebenslänglich vorhält, und überführt den Wirt in eine tertiäre Immunitätslage gegenüber dem Plasmodium vivax.

Auf der Grundlage dieser Immunität und auf Grund des oben erwähnten Umstandes, daß es nunmehr zur Ansiedlung des Erregers in dem Organ „Blut" (rudimentäre *Organmanifestation*) gekommen ist, wo er sich vermehrt, kommt es dann zu erneuten *septischen Generalisationen* mit kurzfristigen Schüttelfrostfieberanfällen (Fieber aus lokaler Ursache! Vgl. S. 50), dem sog. Rhythmusfieber; die septische Genese der Rhythmusanfälle ist also hier einwandfrei, während sie bei Quintana und Recurrens (vgl. dort) noch nicht so klar hervortritt, da der Erreger sich dort nicht im Blut selbst, sondern nur in den Blutuferzellen, den zum Retikuloendothel gehörigen Gefäßendothelzellen vermehrt.

Nun können wir aber heute annehmen, daß auch bei der Tertiana die Vermehrung nicht nur in den Erythrozyten, sondern z. T. auch exoerythrozytär im retikuloendothelialen System stattfindet (sog. EE-Formen). Zudem befindet sich das retikuloendotheliale System durch seine starke Parasiten- und Blutpigmentspeicherung in einem hypertrophischen Reizzustand (harter Milztumor), wobei die Blutbildung erheblichen Schaden erleiden kann. Insofern gehört also die Tertiana auch zu den Reticuloendotheliosen unter den Infektionskrankheiten. Und mit diesen hat die Tertiana die ausgesprochene *Rezidivneigung* gemein, besonders in der Form der nach halbjähriger oder längerer Latenz einsetzenden Spätrezidive (vgl. Brucellosen, Wolhynisches und Rückfallfieber). Vielleicht gibt auch hierbei wie bei der primären Latenz (s. oben) ein Zerfall der retikuloendothelialen Zellen nach dieser Zeit den Anstoß zur erneuten klinischen Aktivität. Daß dabei auch antigene (serologische) Abänderungen im Sinne von Rezidivstämmen (vgl. bei Recurrens und Trypanosomiasis) eine Rolle spielen würden, ist vielfach angenommen, aber bisher nicht bewiesen worden.

Die Rhythmik der Tertianaanfälle steht in Parallele zum Entwicklungszyklus des Erregers (GOLGIsches Gesetz), indem Schizogonie der Plasmodien (ungeschlechtliche Teilung oder Sporulation) jedem Fieberanfall unmittelbar vorausgeht. Dieses Gesetz ist ein Spezialfall der allgemeinen Gesetzmäßigkeit des Parallelismus von parasitärem Entwicklungs- und klinischem Zyklus, wie wir es für alle höheren Parasiten ausgeführt haben (vgl. S. 71): jede septische Generalisation findet im Stadium des jüngsten Entwicklungsstadiums des Parasiten statt, so hier in dem der Merozoiten, während die zyklische (beim Anfangsfieber) gleich mit dem „Larvenstadium" (Ringformen) beginnt. Da der Mensch ja nur Nebenwirt der Plasmodien ist, kommt es – infolge des Mangels einer Kopulation im Menschen – nicht zu einer deutlichen Organmanifestation, sondern, wie bei den Helminthiasen, wo der Mensch nur Nebenwirt ist, bleibt der Prozeß gewissermaßen in einer dauernden Generalisation stecken (vgl. Echinokokkus usw.). – Sehr auffallend ist die Tatsache, daß der Zyklus der Entwicklung sämtlicher oder wenigstens der meisten Parasitenindividuen im Wirt synchron erfolgt. Dies läßt auf eine Regulation von außen her schließen, deren Träger nur der Wirt sein kann! Es ist also wohl irrig anzunehmen, daß der Erregerzyklus den Fieberzyklus auslöst, vielmehr dürften beide Zyklen der gleichen übergeordneten Regulation unterliegen. Dies gilt besonders im Falle des Quotidianatyps: nicht zwei Stämme machen diesen, die sich alternierend vermehren, sondern die Rhythmik der Empfindlichkeit des Wirts, die den Erreger- und den Fieberrhythmus beherrscht, hat sich geändert.

Wie bei den höheren Parasiten allgemein, ist auch die Lebensdauer der Plasmodien bei nur ungeschlechtlicher Vermehrung, d. h. ohne eingelegten Wirtswechsel, beschränkt: sie beträgt bei der Tertiana etwa zwei Jahre. Nach dieser Zeit ist die Vivaxinfektion, sofern keine Superinfektionen stattfinden, immer – mit oder ohne Behandlung! – erloschen.

Die *Empfänglichkeit* ist allgemein und ziemlich gleich; es gibt freilich vereinzelt resistente Individuen und gewisse rassische Differenzen, und auch mehr oder weniger deutliche Unterschiede der Verlaufsschwere, die mit gewissen individuellen Empfindlichkeitsschwankungen zu erklären sein dürften. – Die *Immunität*, soweit sie aus dem zyklischen Tei der Erkrankung hervorgeht, wurde oben erörtert; sie ist für Plasmodium vivax artspezifisch. Ist einmal diese artspezifische tertiäre Immunitätslage vorhanden, so ist dann freilich bei erfolgender Super- oder Reinfektion nur noch eine mäßige stammspezifische Immunität wirksam, die es zuwege bringt, daß die vom gleichen Stamm erzeugten Rhythmusanfälle nach wechselnder Anzahl erlöschen. Schlüpfen nach einem neuen Intervall aus E-Formen dann wieder andere Schizonten aus, so genügt deren geringer antigener Unterschied gegenüber dem Zustand des gleichen Stammes vor der Ruhezeit im retikuloendothelialen System schon wieder, um neue Anfälle zu ermöglichen. Exogen zugeführte neue Stämme können jederzeit wieder Anfallsserien auslösen; erst wenn die Superinfektionen, wie in Endemiegebieten stets, sich immer mehr gehäuft haben, erfolgt klinisch keine Reaktion mehr, da nun der Wirt seine Antikörper immer polyvalenter gestaltet hat. Trotzdem aber haften Reinfektionen, nur machen sie außer einer zunehmenden Milzvergrößerung keine Symptome mehr (vgl. bei Tropien), Man nennt diesen Zustand *Prämunition* (= artspezifische Infektionsimmunität, vgl. S. 61).

Das *Plasmodium vivax* ist, wie alle Plasmodien, ein für seine Biozönose mit Mensch und Anopheles außerordentlich hoch entwickelter bzw. spezialisierter Sporozoe. Die im Menschen vorkommenden unreifen Geschlechtsformen (Gametozyten) haben für diesen keinerlei pathogene Wirkung.

**Malaria quartana.** Ihre Pathogenese ist im ganzen gleich derjenigen der Tertiana, nur daß die Anpassung des Plasmodium malariae an den Menschen noch größer zu sein scheint, wie sich darin zeigt, daß ein zyklisches Anfangsfieber nur selten deutlich ist, die Rhythmusanfälle eher noch heftiger, schneller und hartnäckiger sind, die Lebensdauer der Parasiten im Menschen und damit die Rezidivneigung noch wesentlich länger dauern und damit die primären und sekundären Latenzen den Verlauf noch stärker beherrschen.

**Malaria tropica.** Sie verhält sich pathogenetisch grundlegend verschieden von den Malariaarten mit den sog. großen Parasiten und ist den typischen zyklischen Infektionskrankheiten wie etwa dem Abdominaltyphus ähnlicher als den Retikuloendotheliosen dieser Gruppe. Das zeigt sich in ihrem akuten Stadium in der Neigung zu Organschäden, in der Art ihres Rezidivierens (nur Frührezidive!) und nicht zuletzt darin, daß das Plasmodium falciparum seu immaculatum – im Gegen-

satz zu den „großen" Plasmodien – sich an die sonst allgemeingültige
Regel hält, daß eine Vermehrung von Erregern im strömenden Blut
nicht stattfindet (sie findet hier seßhaft an den Kapillarendothelien der
Organe statt; Teilungsformen werden daher nicht im Blut gefunden).
Ein septisches Stadium mit ausgesprochenen Schüttelfrösten fehlt
meistens, das Fieber ist vielmehr der Continua angeglichen, auch bei
den Rückfällen (also Fieber aus endogener Ursache). Durch die Neigung
zu Organlokalisationen (in Gehirn, Herz, Darm u. a.) ist zumeist auch
die hohe Sterblichkeit bei mangelnder Behandlung bedingt.

Die *Inkubationszeit* beträgt 9–12 (maximal 4–14) Tage. Spätmanifestationen gibt es nie.

Die zyklische *Generalisation* schwankt in weiten Grenzen in bezug auf
Schwere und Dauer. Die Allgemeinsymptome der Infektion sind meist
sehr ausgeprägt, besonders die weiche „infektiöse Milzschwellung". Nur
bei leichteren Verläufen bzw. angeborener größerer Resistenz oder
blanden Stämmen kann man ein Anfangsfieber wie bei der Tertiana
von einem dann folgenden Rhythmusfieber mit meist nicht heftigen
und nur höchstens mit Frösteln einhergehenden, oft konfluierenden Anfällen von 24- bis 48stündiger Dauer unterscheiden, so daß dabei die
Generalisation einen mehr septischen Charakter bekommt. Bei Erstinfektion von früher immer malariafrei gewesenen Erwachsenen freilich
kommen die bösartigen (sog. „septischen") Verläufe vor, bei denen eine
völlige Schutzlosigkeit, eine negative Anergie, vorliegt, so daß es vom
vierten Tag an plötzlich zur schrankenlosen Vermehrung mit den
enormen Parasitenzahlen im Blut kommen kann, wobei der tödliche
Ausgang nicht mehr zu verhindern ist.

Über die *Organmanifestationen* vgl. oben!

*Rückfälle* ereignen sich bekanntlich nur im Abstand von höchstens
bis zu 2 Monaten nach der Ersterkrankung, meist schon nach 1–3 Wochen,
also in dem Zeitraum, in dem bei so vielen zyklischen Infektionskrankheiten, z. B. beim Typhus, zyklische Rückfälle erfolgen, wenn die Durchimmunisierung gegen den Erreger dem Wirtsorganismus nicht im ersten
Anlauf gelang. Spätrückfälle nach mehr als 4 Monaten gibt es bei einfacher Tropicainfektion (ohne Superinfektionen) nicht.

*Resistenzunterschiede* findet man hauptsächlich in den verschiedenen
Lebensaltern: beim Kleinkind pflegt die Tropica eher leichter als beim
älteren Menschen zu verlaufen, trotz der durchschnittlich höheren
Parasitenzahlen. Trotz des symptomarmen Verlaufs besteht aber doch
sicher eine erhebliche Letalität auch beim Kind.

Die erworbene *Immunität* hält, wie die Neigung zu Frührezidiven ja
schon zeigt, wenig vor. Sie ist dazu auch nur stammspezifisch. Reinfektionen haften sehr bald wieder und können sogar schwerer verlaufen als die erste Erkrankung. Superinfektionen haften ebenfalls, oft
aber ohne zu Fieber zu führen (Infektionsimmunität oder Prämunition);
ihr Haften ist aber daran zu erkennen, daß der Milztumor bei Kindern
in starken Endemiegebieten (mit vielen Superinfektionen im Laufe
einer Saison!) durchschnittlich größer ist als in schwachen; d. h. die
durchschnittliche Milzgröße von Kindern einer Gegend ist ein guter

Maßstab für die Häufigkeit der Superinfektionen, oder mit anderen Worten: solche Kinder leiden nicht an einer Tropica, sondern an mehreren zugleich! Daß die Möglichkeit hierzu pathogenetisch besteht, ergibt sich aus der Tatsache der Stammspezifität der Immunität (vgl. auch die entsprechenden Verhältnisse bei der Tertiana).

Die Schizonten des *Plasmodium falciparum* seu immaculatum haben eine nur relativ kurze Lebensdauer im Menschen, die apathogenen Gametozyten dagegen eine längere, besonders bei oft infizierten Kindern, und hauptsächlich bei solchen überwintert der Erreger, d. h. solche Gametenträger konservieren die Infektion bis zum nächsten Frühjahr, wo sich die Anophelen der neuen Saison dann wieder an ihnen infizieren.

## 4. Akute zyklische Infektionskrankheiten mit vorwiegendem Generalisationsstadium.

Bei den Infektionskrankheiten dieses pathogenetischen Typs steht die Generalisation so im Vordergrund des klinischen Bilds, daß ihnen die deutliche Ausbildung eines führenden Symptoms mangelt und die Länge des Generalisationsstadiums mancherlei klinisch-symptomatische Beziehungen zu der mit dauernder Bakteriämie einhergehenden (lymphangitischen) Sepsis herstellt.

Die **Haupteigenschaften** sind folgende:

Die *Eintrittspforte* bei den typhösen Krankheiten ist meist der Darmkanal (permukös), vielleicht auch der lymphatische Rachenring. Bei den vom Tier auf den Menschen übergehenden Krankheiten dieser Gruppe bestehen jeweils besondere Verhältnisse.

Die *Inkubation* ist nicht sehr streng normiert und meist ziemlich lang.

Das *Generalisationsstadium* ist ausgedehnt, wird aber schließlich doch gesetzmäßig durch eine Abdrängung der Keime aus dem Blut beendet.

Die *Organmanifestation* hat klinisch geringere Bedeutung, die Organotropie der Keime ist nicht sehr ausgeprägt. Das Tertiärstadium tritt daher zurück und ist klinisch erscheinungsarm. (In diese Gruppe fallen daher diejenigen Infektionskrankheiten, die eines deutlichen führenden Symptoms ermangeln; ähnlich verhält sich, wie gesagt, oft auch die Symptomatologie bei Sepsis, einschl. Miliartuberkulose. Es ist daher eine alte klinische Regel, daß man an die Trias: Typhus, Sepsis, Miliartuberkulose immer dann denken soll, wenn man ein hoch fieberhaftes Krankheitsbild ohne Organsymptome vor sich hat.)

Die *Empfänglichkeit* ist bei allen typhösen Krankheiten schon sehr bedingt: nur ein Bruchteil der Infizierten erkrankt wirklich. Für das Angehen der Infektion ist wahrscheinlich die Größe der infizierenden Keimmenge oder auch wiederholte Infektion von einer gewissen Bedeutung, wenn auch nicht so ausschlaggebend, wie bei den lokalen Infektionen. Eine von vornherein hyperergische Reaktionslage spielt für die Erkrankung wohl noch keine Rolle: dagegen treten in dieser Gruppe im späteren Verlauf *spezifische Granulome* von allerdings meist nur *geringer Intensität und Größe* (Typhus-, Fleckfieberknötchen) auf, deren Grundlage eine Art der Gewebsreaktion ist, die erst im Verlauf der Erkrankung erworben wird (spezifische Entzündung). – Die erworbene *Krankheitsimmunität* ist deutlich, aber nicht immer zuverlässig oder lebenslänglich.

Die *Infektionsstoffe* der typhösen Krankheiten stehen normalen Symbionten des Darmkanals nahe, werden oft auch bei Keimträgern gefunden und sind im Tertiärstadium *in der Lage, Sepsis hervorzurufen*.

**Typhus abdominalis.** Seine Pathogenese wurde von SCHOTTMÜLLER so weit aufgeklärt, daß über die Fragen der Eintrittspforte, der Verbreitungsart der Keime, der Entstehung der Roseolen usw. Zweifel kaum noch bestehen. Für kaum eine zweite Infektionskrankheit liegen ebenso gründliche pathogenetische bzw. klinisch-bakteriologische Studien vor. Wenn dabei die Bakterieneinwirkung für die Erklärung der Symptomatologie früher zu sehr in den Vordergrund gestellt wurde, so lag das an der rein bakteriologisch eingestellten Infektionslehre der damaligen Zeit, die den Schlüssel für die Pathogenese der Infektionskrankheit ausschließlich in der Vergiftung durch die Bakterien gefunden zu haben glaubte. Auch gerade beim Typhus wird sich zeigen, daß die hier dargestellten allgemeinen Regeln für die Pathogenese der Infektionskrankheiten weiter führen als die ausschließliche Betrachtung unter dem Gesichtspunkt der Bakterienvergiftung.

Nach der SCHOTTMÜLLERschen Theorie, die in den meisten Lehr- und Handbüchern als die herrschende ausführlich dargestellt ist, ist der Typhus abdominalis als Typhusbazillensepsis aufzufassen. Von der Eingangspforte kommen die Keime auf dem Lymphwege in die Mesenterialdrüsen, von da durch den Ductus thoracicus ins Blut. Von hier aus siedeln sie sich wieder in den Lymphfollikeln des Darms, in der Gallenblase, in der Haut, wo sie die Roseolen erzeugen („Bakterienembolien") usw. an und erzeugen durch Einwirkung auf das Zentrum teils direkt, teils durch ihre „Endotoxine" das Fieber, die zerebralen und andere Symptome. Besonderer Wert wird auf den Parallelismus von Fieber- und Bazillämieschüben gelegt, der die unmittelbare Abhängigkeit der Krankheit von der Bakterieneinwirkung beweise. – Dieser pathogenetischen Theorie gegenüber sind es vor allem zwei Tatsachen, die im Krankheitsbild des Typhus gesetzmäßig und von größter Bedeutung sind und die durch sie keine befriedigende Erklärung erfahren: einmal, wie kommt es zur Einleitung der Heilung? mit anderen Worten, wenn die Bakteriämie beim Typhus wirklich eine reine Typhusbazillensepsis ist, warum heilt diese gesetzmäßig ab, im Gegensatz zu allen anderen Sepsisarten? Dann die Frage: wie kommt es zur Krankheitsimmunität, die wir doch bei der Sepsis nie finden? Diese beiden Fragen sind mit der alten Auffassung des Typhuspathogenese nicht zu beantworten.

Die *Inkubation* schwankt zwischen 1 und 3 Wochen. Sie hängt von der Art der Infektion ab (länger bei Übertragung durch verunreinigte Speisen usw., kürzer bei Infektion durch Kontakt mit Typhuskranken oder deren Ausscheidungen oder bei Laboratoriumsinfektion).

Das *Generalisationsstadium* setzt zögernd ein (staffelförmiger Fieberanstieg). Auch schon gegen Ende der Inkubationszeit kann man gelegentlich Bakteriämie beobachten, wobei noch kaum Prodromalsymptome vorhanden sein müssen. Von der Eintrittspforte – ein sicherer Primäreffekt ist nicht bekannt, wenn er auch in den lymphatischen Organen des Rachens oder Darms vermutet wird – gelangen die Bakterien auf dem Lymphweg ins Blut, finden sich aber hier (im Gegensatz zur Sepsis) stets nur in geringer Anzahl, so daß von zufälliger oder gar schrankenloser Einschwemmung von einem Herd aus oder gar von Vermehrung im strömenden Blut nicht gesprochen werden kann. Klinisch entspricht die Generalisation ungefähr der 1. bis 2. oder 3. Krankheitswoche. Im Stuhl sind Typhusbazillen meist noch nicht nachweisbar. Die Allgemeinsymptome der Infektion werden langsam immer deutlicher: Fieber, Milztumor, Zungenbelag, Urinbefund (Eiweiß, Urobilinogen, Diazo, Kochsalzarmut); sie unterscheiden sich vom reinen Typus der Allgemeinsymptome durch zwei charakteristische Abweichungen: statt Tachykardie besteht eine relative Bradykardie, statt Leukozytose eine Leukopenie mit Lymphomonozytose und Ancosinophilie. Die Leukopenie und Monozytose darf als Folge einer Reizung des retikuloendothelialen Systems gedeutet werden.

Auch der Übergang vom zweiten zum dritten Stadium ist nicht plötzlich. Vielmehr erwirbt der Wirt nur langsam im Verlauf einiger Tage eine zunehmende „tertiäre" Immunität, bzw. er verliert seine Überempfindlichkeit. Er erlangt damit die Fähigkeit, die Keime aus dem Blut abzudrängen und an bestimmte Organe zu binden (*Organmanifestation*). Als ersten Ausdruck dieses Vorgangs sieht man klinisch gegen Ende der Generalisation die Bindung der Keime im mesenchymalen Anteil der Haut in Form der Roseolen. Auch der Milztumor wird noch größer, die Milz bindet reichlich Bakterien.

Im Tertiärstadium ist eine mehr oder weniger hohe Unempfänglichkeit des Gesamtorganismus und seiner Organe erreicht, und es kommt nun darauf an, die in bestimmten typischen Lokalisationen gebundenen und liegengebliebenen Keime bzw. die durch sie entstandenen Gewebszerstörungen aufzuräumen. Die Lokalisation ist eine Folge der Organfixation durch den Wirt bzw. der Organotropie der Keime. In diesen Organen verläuft der weitere Vorgang nun im Sinne der lokalen Infektion mit mehr oder weniger starken Allgemeinsymptomen durch Fernwirkung. Neben den genannten Organen, Haut und Milz, ist die typische Lokalisation des Typhus der Lymphapparat des Darms. Diese Organmanifestation bleibt jedoch klinisch oft symptomlos, es kann aber auch zu Durchfällen und den typischen Typhuskomplikationen, der Darmblutung und -perforation, kommen. Selten kommt es noch zu anderen Organlokalisationen, z. B. osteomyelitischen Herden, die sich auch erst spät, lange nach Ablauf des eigentlichen Typhus, bemerkbar machen können (Spondylitis typhosa!). Die Bakterien sind aus dem Blut verschwunden, im Darminhalt, auch im Harn jetzt jedoch meist reichlich vorhanden. Sie gelangen hierher aus den ulzerierten Lymphfollikeln des Darms bzw. embolischen Herdchen im Nierenparenchym. Gewöhnlich erst in dieser Zeit treten auch als Ausdruck der Gewöhnung des Körpers an die Leibessubstanzen der zerfallenden Bakterien die serologischen Antikörper in höheren Titern auf (*Gruber-Widalsche Reaktion*).

Der *histologische* Ausdruck des Erwerbs einer zunehmenden Unempfänglichkeit ist die „spezifische Entzündung". Eine solche tritt beim Typhus in Form des Typhusknötchens auf, das ebenso wie das Rheumatismusknötchen und im Gegensatz zum Tuberkel noch einer restlosen Wiederaufsaugung zugänglich ist.

Zu den für den Typhus typischen Erscheinungen gehört das *Rezidiv*, also der Rückfall in die Empfänglichkeitslage des noch nicht Immunisierten. Bei einem großen Teil der Kranken wird eine solide Immunität bzw. (positive) Anergie nicht im ersten, sondern erst im zweiten oder dritten Anlauf erreicht. Immerhin ist das hier nicht mehr so regelmäßig wie bei den eigentlichen Retikuloendotheliosen der vorherigen Krankheitsgruppe der Fall, jedoch noch viel häufiger als bei den Viruskrankheiten, wo Rezidive sehr selten sind. Die Neigung zu Rückfällen ist also um so geringer, je größer die Zuverlässigkeit der erreichten Krankheitsimmunität und die Normierung des Verlaufs.

Im Tertiärstadium kann es durch Herdbildungen, die Verbindung mit der Blutbahn bekommen, zu *Typhusbazillensepsis*, ferner zu *eitrigen Lokalprozessen* mit Typhusbazillen als Erregern (z.B. eitrige Spondylitis typhosa) kommen.

Die *Empfänglichkeit* beim Typhus ist sehr variabel. Kinder sind durchschnittlich weniger empfänglich und zeigen leichteren Verlauf. Nur etwa ein Zehntel der infizierten Erwachsenen erkrankt. Wahrscheinlich ist dieser Anteil höher bei den direkt vom Typhuskranken aus Infizierten als bei der indirekten Nahrungsmittel- usw. Infektion. Bei der engen Verwandtschaft des Typhusbazillus mit normalen Symbionten ist sicher der lokalen und allgemeinen Resistenz des Infizierten einerseits, der Gewöhnung der betreffenden infizierenden Typhusbazillen an das Milieu im menschlichen Darm andererseits eine große Bedeutung für das Zustandekommen der Krankheit zuzumessen. Dies hängt also von der Störung eines Gleichgewichts mit den verschiedensten Faktoren ab.

Die *Krankheitsimmunität* nach beendetem Typhus pflegt zunächst stark zu sein, klingt aber im Laufe der Zeit wieder ab, so daß Zweiterkrankungen späterhin möglich sind. Sie sind jedoch verhältnismäßig selten und verlaufen gewöhnlich leicht.

In der folgenden Tabelle sind noch einmal die Zusammenhänge der Stadienbildungen im zyklischen Ablauf des Typhus dargestellt.

Der *Typhusbazillus* gehört zur Colifamilie und ist ein gram-negatives Stäbchen, das vom Colibazillus vor allem durch seine geringere Ausnutzung bestimmter Zuckerarten unterschieden wird (S. 26 ff.). Er ist oft im Verlauf der Erkrankung morphologischen Veränderungen unterworfen und nimmt dabei „regressive" Formen an, die sich den Colibazillen annähern. Für Tiere – außer Menschenaffen – ist er apathogen, der Typhus also eine typische Anthroponose. Er bildet keine Exotoxine.

Die Pathogenese des **Paratyphus A und B abdominalis** ist von der des Typhus abdominalis nicht verschieden. In bezug auf die Allgemeinerscheinungen der Infektion besteht zwischen Typhus und diesen Paratyphen nur insofern ein Unterschied, als diese im Durchschnitt leichter verlaufen, aber oft plötzlicher einsetzen. Damit steht wohl in Zusammenhang, daß beim Paratyphus B öfters ein Herpes labialis beobachtet wird, der beim Typhus nicht vorkommt.

Es besteht ein prinzipieller pathogenetischer und auch klinischer Unterschied zwischen Paratyphus B abdominalis und Enteritis para-

**Tabelle 5.**

*Tabelle über die Typhusstadien.*

| Dauer | I 1–3 Wochen | | II 1–3 Wochen | | III 2–5 Wochen | | IV x Jahre |
|---|---|---|---|---|---|---|---|
| Pathogenetisches Stadium | Inkubation | | Generalisation | | Organ-manifestation | | Krankheits-immunität |
| Klinisches Stadium | — | prodro-male | incre-menti | acmis | decrementi | | Rekonvaleszenz |
| Fieber | fieber-frei | sub-febril | staffel-förmig. Anstieg | Conti-nua | amphibolicum | | fieberfrei |
| Symptome | — | | Milz-tumor | Roseo-len | Darmerschei-nungen | | |
| Pathologisch-anatomische Stadien | (Primäraffekt) | | Markige Schwellung | | Ulzera-tion | Reini-gung | Restitutio ad integrum |
| Empfindlichkeit und Empfänglich-keit | empfänglich | | überempfind-lich | | unter-emp-findlich | unemp-findlich | langsam wieder zu-nehmend emp-fänglich |
| Gruber-Widalsche Reaktion | — | | — | + | ++ | +++ | + ± — |
| Typhusbazillen-nachweis im | — | | Blut | | Stuhl u. Urin (auch Sputum) | | (bei Bazillenaus-scheidern in Galle, Stuhl und Urin) |

typhosa. Bei jenem handelt es sich um eine echte zyklische Infektionskrankheit, bei dieser um eine örtliche Erkrankung des Dünndarms, die vorwiegend auf einer Nahrungsmittelvergiftung durch Bakterien-Leibessubstanzen beruht. Daß epidemiologisch nicht selten die beiden Erkrankungsformen des Paratyphus B gemeinsam auftreten, ändert nichts an diesem prinzipiellen pathogenetischen Unterschied. Auch am gleichen Patienten kann sogar eine enteritische Erkrankung mit kurzer Inkubation von der typhösen gefolgt sein, deren Inkubation lange genug sein kann, um zwischen beiden Prozessen einigen fieberfreien Tagen Zeit zu lassen. Doch kommt auch direkter Übergang von einer in die andere Krankheitsform vor. In solchen Fällen läßt sich meist nachweisen, daß zwei Typen des Paratyphus-B-Bazillus, Typ Schottmüller und ein Enteritistyp, besonders Typ Breslau, gleichzeitig vorhanden sind.

Der *Bacillus paratyphi B Schottmüller* steht dem Colibacillus in einer Reihe seiner Eigenschaften noch näher als der Typhusbacillus. Er steht gewissermaßen zwischen beiden (Lackmusmolke wird zuerst rot gefärbt, Gasbildung vorhanden usw.). Dies entspricht auch seinem pathogenetischen Verhalten: er wird nicht selten auch als Eitererreger besonders in der Gallenblase gefunden und neigt auch sonst noch mehr als der Typhusbazillus zu lokalen Prozessen wie Thrombophlebitis u. a. Durch letztere macht er auch öfters echte Sepsis.

**Paratyphus C.** Wie bei der bakteriologischen Gruppe der Paratyphus-B-Bazillen zyklische und lokale Krankheitsbilder vorkommen, so auch bei der Gruppe der Paratyphus C-Bazillen. Die zyklischen (typhösen) Erkrankungen an Paratyphus C kommen nun aber auffallenderweise fast nie allein, sondern immer nur im unmittelbaren Anschluß an eine andere zyklische Erkrankung zur Beobachtung, besonders nach Malaria. Alle typhösen Krankheiten entwickeln sich gern – parallergisch – auf dem Boden einer vorausgegangenen Malaria, besonders einer tropica, vor allen aber der Paratyphus C. Er kommt auch manchmal als parallergische Nachkrankheit nach Rückfall-, Fleck-, Pappataci- u. a. Fieber zustande. Sein Verlauf entspricht einer gewöhnlich leichten, typhösen Krankheit. Merkwürdigerweise findet man den Erreger nur im Blut, nie im Stuhl, weshalb die Krankheit auch nicht von Mensch zu Mensch übertragen werden dürfte. Übrigens trifft man autoptisch auch nur ausnahmsweise Darmgeschwüre, wohl aber die Typhusknötchen in der Leber und den Mesenterialdrüsen.

**Fleck- und exanthematische Fieber.** Das klassische oder europäische Fleckfieber ist der Hauptvertreter dieser Gruppe von Rickettsiosen und die einzige von ihnen, deren Biozönose sich auf Mensch und Überträger (Kleiderlaus) beschränkt. Bei den übrigen in der ganzen Welt verteilten Angehörigen dieser Krankheitsgruppe (murines Fleckfieber, Fièvre boutonneuse, Felsengebirgsfieber, Tsutsugamushifieber u. v. a.) bestehen immer tierische Reservoire, d. h. sie sind im Grunde Tierkrankheiten. – Pathogenetisch sind sie alle sehr ähnlich und bestehen die Unterschiede nur in dem mehr oder weniger hohen Dermato- oder Neurotropismus und in der sehr verschieden hohen Virulenz.

Die Pathogenese entspricht teils mehr derjenigen der Viruskrankheiten, teils mehr der der akuten zyklischen Bakteriosen: wie so viele der ersteren hat das Fleckfieber eine ausgesprochene Dermato- und Neurotropie und hinterläßt eine kräftige, meist lebenslängliche Immunität, wie sie bei den Bakteriosen kaum vorkommt. Es fehlt ihm aber der zweigipflige Fieberverlauf der akuten Viruskrankheiten. Vielmehr setzen die Organsymptome oft schon am 3. oder 4. Tag bei fortbestehendem hohem Fieber ein – mehr den Verhältnissen bei krupöser Pneumonie usw. ähnlich –, obwohl die Virämie, also die Generalisation, noch lange, gewöhnlich fast bis zum endgültigen Fieberabfall, andauert. Generalisations- und Organmanifestationsstadium sind also beim Fleckfieber wie ineinandergeschoben, und ihre Symptome sind auch schon deshalb nicht zu trennen, weil die des ersteren von derselben Zwischenhirngegend ausgehen, auf die sich auch in erster Linie die tertiäre Organlokalisation erstreckt. Die Pathogenese des Fleckfiebers hat also Beziehungen einerseits zu Exanthem- und encephalitischen Viruskrankheiten, andererseits zur Gruppe Pneumonie – epidemische Meningitis, durch ihr langes Generalisationsstadium aber vor allem zum Typhus.

*Eintrittspforte* immer durch Überträgerstiche.

*Inkubation* um 12 Tage (5–25).

Beginn des *Generalisationsstadiums* ziemlich plötzlich, zuweilen mit Frösteln; oft Remission am 2. oder 3. Tag. Dauer bis kurz vor Entfieberung, also etwa 2 Wochen, allerdings oft gegen Ende nur noch unregelmäßig nachweisbar. Meist schwere Allgemeinsymptome der Infektion, bald überlagert von Zwischenhirnsymptomen durch encephalitische Organlokalisation. Exanthem ebenfalls schon in diesem Stadium und nicht erst als tertiäres Zeichen.

Außer den typischen *Organmanifestationen* an Haut und Zentralnervensystem kommt es sehr oft parallergisch zu eitrigen Lokalprozessen in der tertiären Allergielage: Pneumonien, Diphtherie, Abszesse, Parotitis, Thrombophlebitis usw.

Das *histologisch* erkennbare Fleckfieberknötchen mit seinem perivaskulären Sitz und monozytoiden Zellen gibt sowohl in der Haut wie im Zentralnervensystem die Grundlage für die Erscheinungen. Es ist noch nicht als ,,spezifisch-granulomatöses" Entzündungsprodukt anzusehen, steht aber solchen doch schon nahe.

Die *Empfänglichkeit* scheint recht wechselnd, einmal sicher vom Lebensalter abhängig (leichter Verlauf bei Kindern), sodann von allgemeinhygienischen (,,Hungertyphus"!) und wohl auch erblichen Faktoren. Wegen des sehr stark veränderlichen Genius epidemicus ist es oft schwierig, den Anteil der menschlichen Empfänglichkeitslage am Zustandekommen der Verlaufsschwere richtig abzuschätzen.

Die hinterlassene *Krankheitsimmunität* ist um so größer, je schwerer die Krankheit war. Kindliche Infektionen hinterlassen oft nur Teilimmunität, ähnlich wie die Impfungen. Nach schwerer Krankheit aber ist sie wohl immer absolut und lebenslänglich.

Die *Rickettsia provazeki* ist im menschlichen Wirt nur schwer nachweisbar. Sie dürfte sich hier in Leukozyten, vielleicht auch Nervenzellen aufhalten, besonders in den Fleckfieberknötchen. Ihre Leibessubstanzen (,,Toxine") haben eine schwach giftige Wirkung.

Die *Weil-Felixsche Reaktion* besteht in der Agglutination von gewissen Proteusstämmen (beim klassischen Fleckfieber X 19) durch das Patientenserum. Solche Proteusstämme können auch immer wieder einmal beim Fleckfieberkranken gefunden werden. Der Vorgang wird meist als Paragglutination aufgefaßt; einige Autoren nehmen aber an, daß diese Proteusbazillen im Sinne eines echten Entwicklungszyklus mit den Rickettsien zusammenhängen, nur ein anderes apathogenes Stadium derselben darstellten.

Beim Kranken treten auch Agglutinine gegen Rickettsien selbst auf.

**Tularämie.** Das Reservoir, von dem die Krankheit auf den Menschen ausstrahlt, bilden Nagetiere; die Infektion kann außer durch direkte Berührung mit diesen auch durch blutsaugende Insekten vom Tier auf den Menschen übertragen werden.

Die *Inkubation* schwankt je nach der Übertragungsart zwischen 4 und 14 (21) Tagen. Sie ist bei innerlicher und Laboratoriumsinfektion kurz, bei Insektenstich- und Wundinfektion länger. Bei letzterer entsteht ein *Primäraffekt* mit Anschwellung der regionären Lymphdrüsen (ulzero- und okulo-glanduläre Form). Der Beginn der Allgemeinerkrankung erfolgt erst nach Durchbrechung der Drüsensperre, ein Vorgang, der verschieden lange Zeit in Anspruch nimmt und sich im Prinzip ebenso bei den chronisch-zyklischen Infektionskrankheiten findet.

Im darauffolgenden *Generalisationsstadium* ist Bakteriämie bis zur Mitte der zweiten Woche durch Tierversuch nachgewiesen. Für den Ablauf dieser Infektionskrankheit scheint es aber zwei verschiedene pathogenetische Typen zu geben; welcher von beiden entsteht, ist von der Eintrittspforte und der Empfänglichkeitslage abhängig. 1. Die sog. typhöse Verlaufsform entsteht, wenn jene in den inneren Organen (Lunge, Darm) liegt und ein Primäraffekt klinisch nicht nachweisbar ist. Vom subklinischen (stille Feiung) bis zum schwersten Verlauf gibt es alle Übergänge. In schweren Fällen geht diese Form mit starken Allgemeinsymptomen der Infektion einher, es kommt zu drei- bis vierwöchiger, hoher Continua, oft mit Exanthemen; gegen Ende derselben remittiert das Fieber. – 2. Vom Primäraffekt und der regionalen Drüsenschwellung aus (ulzero- und okuloglanduläre Form) kommt es, wenn überhaupt, zu einer meist kürzeren Bakteriämie mit nur mäßiger Störung des Allgemeinbefindens. Diese Verlaufsform ähnelt sehr einer leicht verlaufenden Beulenpest (Lokalinfektion ?). – Der Wirtsorganismus hat also gegenüber diesem körperfremden Infektionsstoff seine Reaktion nur wenig normiert und wählt sie je nach Eintrittspforte.

Pathologisch-anatomisch finden sich fibröse und *granulomatöse Herde* im lymphatischen Gewebe, die Riesenzellen und Nekrosen enthalten und sehr an Tuberkel erinnern.

Die Tularämie hinterläßt eine kräftige *Krankheitsimmunität.* Anfängliche Rückfälle sind aber häufig.

Das Bacterium tularense ist ein sehr kleines unbewegliches gramnegatives Stäbchen, das außer zum Pestbazillus auch Verwandtschaft zu den Brucellen hat, wofür auch die Tatsache spricht, daß die Patientenseren neben der spezifischen eine starke Mitagglutination für Bangbazillen aufzuweisen pflegen. Wie bei den Brucellosen kann man eine auf Hyperergie beruhende Hautprobe mit Tularin zur Diagnostik heranziehen.

**Leptospirosen** (Weilsche Krankheit, Ernte- oder Schlammfieber, japanisches Siebentage-, italienisches Reisfeldarbeiterfieber u. a.). Es handelt sich um eine Anzahl klinisch und ätiologisch zusammengehöriger Zoonosen, die alle ein mehrtägiges Generalisationsstadium besitzen, zu dem nur in einem wechselnd hohen Teil der Fälle eine deutliche Organmanifestation hinzukommt. Wie bei vielen Zoonosen ist der Verlauf wenig normiert. Auch pathogenetisch bestehen Beziehungen teils durch Mitreaktion des retikuloendothelialen Systems, besonders im Knochenmark, Rezidivneigung, und offenbar auch einen gewissen intrazellulären Parasitismus zu den Retikuloendotheliosen, teils durch zuweilen eintretende rein eitrige Organmanifestationen und auch den heftigen, gelegentlich nur kurzen Verlauf der Generalisation zu den akuten zyklischen Infektionskrankheiten mit vorwiegendem Tertiärstadium.

*Eintrittspforte* sind Haut und Schleimhäute, offenbar zuweilen sogar die unverletzte Haut (dabei dann verlängerte Inkubation!).

Die *Inkubationszeit* beträgt meist 5–7 Tage, kann aber bis zu 14 dauern.

Die *Generalisation* setzt meist heftig mit Schüttelfrost (und anschließendem Herpes labialis) ein, dauert je nach Schwere 3–7 Tage und geht mit deutlicher Reizung des gesamten retikuloendothelialen Systems (Milz-

und Lymphdrüsenschwellung, Knochenmarkshemmung mit rasch auftretender Anämie, Blutungsneigung) einher. Meist bestehen zu dieser Zeit auch Ex- und Enantheme, Conjunctivitis und Episcleritis, Tonsillitis, Durchfälle usw., vor allem diffuse Nekroseherde in den Muskeln, oft auch dem Herzmuskel, die mit histiozytärer Reaktion verlaufen und oft heftige Muskelschmerzen verursachen.

Die *Organmanifestation* sitzt am häufigsten in der Leber und den Nieren, kann aber auch meningeal, pulmonal usw. sein. Ikterus, Nephritis usw. wechseln sehr in ihrer Schwere.

*Histologisch* handelt es sich um Parenchymschäden mit deutlich nachweisbarer Ansiedlung der Erreger, sekundär um meist vorwiegend lymphozytäre, seltener leukozytär-eitrige reparative Entzündungen.

Ob es sich bei dem bei allen etwas schwereren Fällen so typischen Fieberrelaps um den 10. Tag um ein *echtes Rezidiv* handelt, ist ungeklärt. Später kommen Rezidive vor, ohne besonders häufig zu sein.

Die *Empfänglichkeit* dürfte, wie bei den meisten Zoonosen, ziemlich allgemein und gleich sein. Je nach Schwere der überstandenen Krankheit bleibt eine mehr oder weniger lang anhaltende bzw. zuverlässige *Krankheitsimmunität*.

Die *Leptospira icterogenes* ist bei Nagetieren und Hunden verbreitet, bei ersteren oft ohne Krankheitserscheinungen zu machen, also gewissermaßen dort als Normalsymbiont. Sie kommt offenbar auch nichtparasitär vor (sog. Wasserspirochäten).

Gegen Ende der Generalisation treten im Patientenserum antibakterielle Antikörper (agglutinierende, komplementbindende und Schutzstoffe) auf, die für die Diagnostik brauchbar sind. Sie sind oft noch nach Jahren nachweisbar.

## 5. Akute zyklische Infektionskrankheiten (Viruskrankheiten).

Wir beobachten bei den Krankheiten dieser Gruppe gewöhnlich ein nicht sehr heftiges Generalisationsstadium von mehrtägiger Dauer und anschließend, oft nach einer deutlichen kurzen Remission, das Organmanifestationsstadium, das hier meist ganze Organe oder Organsysteme ergreift, also weder ein Hervortreten des Sekundär- noch des Tertiärstadiums und dabei die deutliche Ausprägung der Stadien, also gewissermaßen den Schultyp der akuten zyklischen Infektionskrankheit!

Da wir die *Haupteigenschaften* der Krankheiten dieser Gruppe schon auf S. 85 ff. zusammenfassend besprochen haben, braucht dies hier nicht wiederholt zu werden.

### a) Dermatotrope Viruskrankheiten.

**Masern.** Nächst der Pathogenese des Typhus ist wohl die der Masern am besten durchforscht und daher als Paradigma zu nehmen.

Die *Inkubationszeit* beträgt genau 11 Tage (nicht, wie manchmal zu lesen: Inkubation bis zum Beginn des Ausschlags 14 Tage!). Insbesondere gegen ihr Ende zu, vereinzelt schon vom 3. Tag ab, findet sich das Virus im Blut; im Rachenschleim erscheint es aber erst 1–2 Tage vor Fieberbeginn (Infektiosität!).

Immunserumgaben vermögen die Inkubation abzukürzen: Überträgt man Blut vom Infizierten an verschiedenen Inkubationstagen auf Ungemaserte, so kürzt dies die Inkubation um so mehr ab, je weiter der Blutspender schon in der Inkubation vorgerückt war (HOME, PETENYI). Erst gegen Ende der Inkubation verschwindet dieser Effekt. Offenbar findet also entweder eine Reifung des Virus im Spender statt oder es wird mit dessen Blut eine Teilimmunität auf den Empfänger übertragen, eine Erklärung des Effekts, die nach den sonstigen Erfahrungen über den Einfluß einer bestehenden Teilimmunität auf die Inkubationsdauer mehr einleuchtet.

Das eigentliche *Generalisationsstadium* beginnt nach 1–2tägigen leichten Prodromalsymptomen am 12. Tag post infectionem und dauert 3–5 Tage. Es ist außer durch mäßige Allgemeinsymptome der Infektion durch starke katarrhalische Erscheinungen, besonders durch die Conjunctivitis und Kopliksche Flecke, gekennzeichnet. Das Blut ist zu dieser Zeit hoch infektiös. Im Blut besteht, wie bei allen Viruskrankheiten, zunächst eine leichte Leukopenie, und der Milztumor ist nur gering, selten so groß, daß er fühlbar würde.

Nach vorübergehendem Absinken der Temperatur setzt unter erneutem Fieber am 14. Tag die *Organmanifestation*, das En- und Exanthem ein (Stadium der Eruption). Das Virus verschwindet nun rasch aus dem strömenden Blut und ist spätestens vom 4. Exanthemtag an im Kranken nirgends mehr nachweisbar. Damit ist auch die Ansteckungsfähigkeit des Kranken erloschen. Gewisse Anhaltspunkte bestehen dafür, daß das Virus zwar noch ausgeschieden wird, aber in einem zur Infektion nicht mehr ausreichenden Maß oder Zustand. Es wurde in den ersten Tagen nicht nur im strömenden, sondern auch in dem aus Masernflecken entnommenen Blut und besonders in den Bläschen, die sich bei schwerem Exanthem manchmal auf der Haut bilden (Miliaria), nachgewiesen.

Bei allen Exanthemkrankheiten ist das führende Symptom der Ausschlag. Er enthält das Virus, ist also Ausdruck seiner Fixation in der Haut. Das Generalisationsstadium wird von ihm meist nicht unerheblich überdauert. Die Reaktion der Haut in Form von verschiedenen Exanthemen ist bei den übrigen Infektionskrankheiten, soweit vorhanden, eine Erscheinung, die auch gegen Ende der Generalisation einsetzt, aber mit dieser meist schon wieder vorüber ist; bei ihnen hat die Organmanifestation ihren Sitz irgendwo unabhängig von der Haut und überdauert das Exanthem meist längere Zeit. Bei den Exanthemkrankheiten steht die Hautreaktion im Vordergrund des klinischen Bildes; eine andere Organmanifestation fehlt, und mit der Abheilung des Exanthems ist die Krankheit vorüber, sofern es nicht zu Komplikationen kommt. Hier kann daher der Ausschlag als echte Organmanifestation angesehen werden.

Rekonvaleszentenserum, das in den ersten drei Tagen nach der Entfieberung entnommen ist, hat noch dieselbe Eigenschaft wie Serum aus der Inkubationszeit (s. oben), d. h. es beschleunigt den Ausbruch des Exanthems bei in der Inkubation befindlichen Patienten; es ist unreif (v. PFAUNDLER). Erst vom 4. Tag ab gewinnt es die Fähigkeit, andere vor dem Ausbruch der Krankheit zu schützen. Am 7. Tage wirkt es am stärksten schützend. Nach weiteren 14 Tagen geht diese Fähigkeit wieder merklich zurück. Da die „Reifung" des Rekonvaleszentenserums erst in die Zeit fällt, wo die eigentliche Infektionskrankheit bereits vorüber ist, so ist die Bedeutung dieser Erscheinung für die Pathogenese der Krankheit noch unklar. Es bleibe dahingestellt, ob ihr hierfür überhaupt eine solche zukommt.

Im Tertiärstadium zeigt das Masernvirus außer seiner Dermatotropie auch eine Organotropie zum Zentralnervensystem (Encephalitis nach Masern als Sekundärinfektion), ferner zu den Lungen auch insofern, als es, ähnlich wie bei Grippe und Psittakose, nach Masern besonders häufig parallergisch zu Lungenentzündugen kommt.

*Histologisch* findet man nur unspezifisch entzündliche Veränderungen. Im Generalisationsstadium wurden Riesenzellen in Tonsillen, Appendix und Milz beschrieben.

Die *Empfänglichkeit* für Masern ist allgemein. Für den geringen Prozentsatz nicht Erkrankender lassen sich nach DE RUDDER hinreichende Erklärungen geben, ohne eine angeborene Resistenz bei diesen Individuen annehmen zu müssen. – Die *Krankheitsimmunität* ist sehr zuverlässig; dennoch ist an den höchst selten vorkommenden Zweiterkrankungen, ja sogar echten Rezidiven in unmittelbarem Anschluß an die Ersterkrankung nicht zu zweifeln.

Über die kulturellen Eigenschaften des Masernvirus ist noch wenig bekannt; doch scheint seine Züchtung im Hühnerei gelungen zu sein. Ob verwandtschaftliche Beziehungen zu anderen Vira (Röteln?) bestehen, ist noch nicht entschieden. Auf Versuchstiere ist es nicht übertragbar: die Masern sind reine Anthroponose!

Es gibt eine Reihe anderer Exanthemkrankheiten, die meist als Kinderkrankheiten auftreten, nur beim Menschen vorkommen, jedoch nicht dieselbe praktische Bedeutung haben wie die Masern. Ihre Pathogenese dürfte im Prinzip derjenigen der Masern gleichen, wenn sie auch nicht ebenso deutlich mit zweigipfliger Fieberkurve einhergehen. Die wichtigsten von diesen Infektionskrankheiten sind die

**Röteln.** Die *Inkubation* beträgt 14 Tage, längere Dauer bis zu 21 Tagen kommt vor.

Die Infektiosität beginnt 2 Tage vor der Eruption und erlischt kurz nach derselben, woraus wohl geschlossen werden kann, daß die *Generalisation* ebenfalls ungefähr auf diese Zeit beschränkt ist.

Neben der *Organmanifestation* in der Haut (Exanthem) ist die Schwellung von Milz und Lymphdrüsen, besonders des Nackens, und eine charakteristische Blutbildveränderung (Plasmazellenvermehrung, sog. buntes Blutbild) als eine solche zu betrachten („Adenotropie").

Die *Empfänglichkeit* ist nicht sehr verbreitet. Öfters erfolgt Erkrankung erst nach mehrmaliger Infektionsgelegenheit. – Die *Krankheitsimmunität* ist dauerhaft.

Das unbekannte Virus wird von manchen Autoren mit dem Masernvirus als „Dissoziationsprodukt" in verwandtschaftliche Verbindung gebracht. Wechselseitige Immunität besteht jedoch nicht.

Weitere hierher gehörige Krankheiten sind das **Erythema infectiosum, Exanthema subitum** u. a., über deren Sonderstellung, Pathogenese und Vira nichts Sicheres bekannt ist.

**Lymphämoides Drüsenfieber** und Röteln wurden von GLANZMANN als „benigne, infektiöse Lymphoblastosen" zusammengefaßt, da zwischen beiden vielfache klinische, pathogenetische und epidemiologische Beziehungen bestehen. GLANZMANN betont jedoch selbst, daß jede der beiden Krankheiten ihre nosologische Sonderstellung habe.

*Inkubation* 8 Tage (5–20 Tage).

Beim Drüsenfieber steht nicht das Exanthem (die Dermatotropie), sondern die Drüsen- und Milzschwellung und die oft hochgradige Blutbildveränderung (die *Adenotropie*) im Vordergrund. Dadurch, daß es oft (primär oder sekundär?) zur *Angina* kommt, bestehen Beziehungen zur Gruppe der Tonsilleninfektionen (HÖRING).

Meist wird als Erreger auch hier ein spezifisches Virus angenommen. Die Genese des Auftretens heterophiler Antikörper im Serum beim Drüsenfieber (Hanganatzin-Deichersche oder Paul-Bunnelsche Reaktion) ist völlig ungeklärt und nur empirisch als diagnostisch wertvoll beobachtet.

Unter den Exanthemkrankheiten bilden die **Bläschenkrankheiten** (Pocken, Varizellen, Herpes zoster, Herpes simplex, Stomatitis aphthosa und epidemica) eine besondere, untereinander verwandte Gruppe. Bei allen besteht neben der Organotropie zur Haut mehr oder weniger auch eine solche zum Zentralnervensystem (z. B. beim Zoster!), wodurch wiederum Beziehungen zu den Viruskrankheiten der nächsten, neurotropen Gruppe bestehen. Die Vira dieser Krankheiten machen bei Übertragungen auf warmblütige Versuchstiere oft eigenartige Verwandlungen durch (Pocken-, Herpesvirus), die ihre scharfe Abgrenzung, auch gegenüber der Enzephalitisgruppe, bakteriologisch bzw. experimentell erschweren. Wenn auch die Abgrenzung der einzelnen Virusformen untereinander gerade dadurch nicht endgültig klargestellt ist, so handelt es sich doch bei den Infektionskrankheiten dieser Gruppe um beim Menschen klinisch-symptomatologisch wohl definierte Krankheitseinheiten. Unter ihnen finden sich solche, die nur von Mensch zu Mensch übertragen werden (Anthroponosen, z. B. Varicellen), andere, wo die menschliche nahe Beziehungen zu Tierkrankheiten hat (z. B. Pocken), und schließlich solche, die nur in Ausnahmefällen auf den Menschen übergehen (Zoonosen, z. B. Stomatitis epidemica).

**Pocken.** Wenn diese wichtigste von den Bläschenkrankheiten auch als Anthroponose zu betrachten ist, so ist zweifellos spontaner Übergang aufs Tier, sowie Rückübertragung auf den Menschen möglich; dabei erfährt das Virus eine Veränderung („Vaccine", „Lapine").

Die *Inkubation* beträgt 12–13 Tage und ist streng normiert. Bei Erkrankung von früher Geimpften (Variolois) ist sie abgekürzt. Schon am 3. bis 4. Tage konnte Virus im Blut, etwas später im Nasen- und Rachensekret nachgewiesen werden.

Die ersten deutlichen, klinischen Erscheinungen vorwiegend allgemeiner Art mit dem Prodromalexanthem (Rash) kennzeichnen das sog. Initialstadium (Dauer 3 Tage). Dieses entspricht dem *Generalisationsstadium* (GINS). Spätestens mit Ausbruch des Rash (unspezifisches Exanthem des Sekundärstadiums!), manchmal vielleicht sogar schon etwas vorher, ist das Virus aus dem strömenden Blut verschwunden. Im Gegensatz zu den Masern dauert aber die Kontagiosität noch länger an, da die Borken der Pusteln das Virus in infektiösem Zustand noch eine Zeitlang enthalten.

Das Eruptionsstadium bringt als *Organmanifestation* mit erneutem Fieberanstieg den Ausbruch des typischen Bläschenexanthems. Der

Blaseninhalt ist hoch infektiös. Danach erfolgt unter Eiterung (parallergisch-tertiäre Kokkeninfektion, vgl. S. 67), Borkenbildung und Abstoßung allmähliche Heilung mit Narbenbildung. Mehr oder weniger schwere Encephalitis, Myocarditis, Bronchopneumonien sind neben dem Exanthem andere, nicht seltene, z. T. parallergische Organmanifestationen.

*Histologisch* ist im Generalisationsstadium eine diffuse mesenchymale Reizung und Hyperplasie bemerkenswert, in den Pusteln liegt eine gewöhnliche eitrige Entzündung vor.

Die *Empfänglichkeit* ist allgemein, jedoch der Verlauf unter schlechten hygienischen Verhältnissen weit schwerer als bei sozial besser Gestellten.

Die *Immunität* ist stark wirksam, echte Rezidive und Zweiterkrankungen (bei Geimpften in Form der Variolois) sind jedoch bekannt.

Das filtrable Pockenvirus ist mit den an der Grenze der Sichtbarkeit stehenden Paschenschen Körperchen, die man im Bläscheninhalt findet, identisch, d. h. diese stellen Virusagglomerate dar. Es ist in Gewebskulturen züchtbar. Übers Rind passiert, löst es bei Rückübertragung auf den Menschen nur noch eine schwache Reaktion aus (Vakzine, Impfung) und behält diese Eigenschaft konstant bei (Virus fixe). Wahrscheinlich verdanken die als besondere Krankheiten beschriebenen, leichteren Verlaufsformen der Pocken, Alastrim, Samoapocken u. a., entsprechenden biologischen Variationen des Virus ihre Entstehung.

Im Krankenserum sind spezifische Schutzstoffe nachweisbar.

**Windpocken.** Sie sind nur von Mensch zu Mensch übertragbar; Übertragung auf Tiere ist bisher nur bei Affen gelungen.

Die *Inkubation* beträgt ziemlich regelmäßig 14 Tage. Bei künstlicher Inokulation von Bläscheninhalt auf Empfängliche verkürzt sie sich, entsprechend den bei Masern und Variolois gemachten Erfahrungen über verkürzte Inkubationszeiten.

Über die *Verbreitung* des Virus *im Blute* ist nichts bekannt, im Bläscheninhalt des Ex- und Enanthems ist es durch Übertragung nachgewiesen. Die Kontagiosität scheint sich bis zum Abfallen der Borken zu halten. – Die Allgemeinsymptome der Infektion sind meist nur leicht, wichtig dabei die lang anhaltende Leukopenie mit Lymphozytose.

Als (parallergische ?) *Organmanifestation* kommen öfters encephalitische Erscheinungen vor.

Die *Empfänglichkeit* ist weit verbreitet. Die *Krankheitsimmunität* scheint wie bei Masern und Pocken zuverlässig zu sein. – Der Verlauf des Exanthems in Schüben läßt daran denken, daß vielleicht auch die Generalisation des Virus schubweise bzw. periodisch wiederholt wird. Diese Schübe können durch interkurrente Erkrankungen, z. B. Bronchopneumonien, Enteritiden, unterbrochen werden, um nach Ablauf derselben wieder neu zu erscheinen.

Die Arbeit mit dem *Virus* ist durch den Mangel seiner Übertragbarkeit auf Tiere erschwert. Auf Grund von Beobachtung klinisch-symptomatologischer Übergangsformen zwischen Pocken und Windpocken und auf Grund epidemiologischer Erfahrungen über das gleichzeitige Auftreten beider Krankheiten wird von manchen Autoren eine nahe Verwandtschaft der beiden Vira angenommen. Die Immunität beider Infektionskrankheiten ist jedoch sicher nicht wechselseitig.

9*

Eine Anzahl der im folgenden besprochenen Bläschen- und neurotropen Krankheiten (Zoster, Herpes simplex, Stomatitis aphthosa (?), Meningo-Myelo-Encephalitiden einschl. Kinderlähmung und Tollwut) haben kein oder zuweilen kein eigenes Generalisationsstadium, sondern treten in Abhängigkeit von bzw. als „Sekundärinfektion" bei anderen, teils bakteriellen, teils Viruskrankheiten auf, und zwar im Anschluß an deren Generalisation. Es handelt sich also dabei um eine parallergische Erscheinung (S. 67), genauer um eine *nach gewissen generalisierenden Infektionskrankheiten, ja auch nach heftigen nicht-infektiösen Allgemeinschädigungen parallergisch auftretende Organmanifestation*. Der betreffende Wirt muß dabei schon vor oder mindestens während der Vorkrankheit auch Träger des zweiten Virus gewesen sein; in welcher Weise er das war, bzw. wo sich das sekundäre Virus bei ihm aufhielt, ist durchwegs unklar; in manchen Fällen, besonders bei den Herpesarten, denkt man sehr daran, daß das betreffende Virus entweder ubiquitär verbreitet ist oder jeweils autochthon im Wirt neu entsteht, eine Annahme, die allerdings dann mit unseren Vorstellungen vom Wesen der Infektionskrankheiten als Folgen einer Infektion mit Kleinlebewesen in Widerspruch steht, wenn man daran festhält, daß auch Vira „Lebewesen" seien. Freilich, nimmt man sie als Stoffe fermentativer Art, aber mit eigener Vermehrungsfähigkeit, so muß das Axiom der klassischen Infektionslehre von der Belebtheit der Infektionsstoffe einer Revision unterzogen werden! Die Entscheidung in dieser Frage kann hier offen gelassen werden. – Dagegen entsteht ein anderes Problem: haben die hier in Betracht kommenden Vira keine eigene Generalisation, wie kommen sie an den Ort ihrer Organmanifestationen, besonders im Zentralnervensystem, wenn ihnen der Blutweg nicht zur Verfügung steht? Als Ersatz für die Generalisation auf dem Blutwege besitzen sie nun durchwegs die Fähigkeit der *Neuroprobasie*, d. h. der Wanderung in den Nerven unter Benutzung derselben als „Schiene". Diese konnte experimentell genau erforscht werden (vor allem durch DOERR und Mitarbeiter). Die Viren teilen sie mit sicher unbelebten Stoffen, wie z. B. dem Tetanustoxin. Unter Berücksichtigung dieser Ersatzgeneralisation dürfen wir auch die hier in Frage kommenden Viruskrankheiten als zyklische ansehen.

**Zoster** (Gürtelrose). Die Klinik unterscheidet schon den idiopathischen und den symptomatischen Zoster. *Idiopathisch* muß er als Infektionskrankheit sui generis aufgefaßt werden; geht er doch dann auch oft mit erheblichen Allgemeinerscheinungen der Infektion wie Unwohlsein, Fieber (*Generalisation*?) einher und kann epidemisch gehäuft auftreten. *Symptomatisch* (*parallergisch*) kommt er z. B. bei Sepsis, Malaria u. a. Infektionskrankheiten, aber auch nach Vergiftungen, ja posttraumatisch vor. Stets kommt in ihm die Haut- und Nerven*lokalisation* gleichzeitig zum Ausdruck. *Histologisch* findet man bekanntlich eine Entzündung eines oder mehrerer Spinalganglien. Neurologisch gesehen, kann der Zoster als „Poliomyelitis posterior" der anterior (Kinderlähmung) gegenübergestellt werden, da ja auch er isolierte Veränderungen im Wurzelgebiet, und zwar dem des peripheren sensiblen Neurons, hervorruft. Auch kann er sensible Dauerlähmungen, wie die anterior motorische, hinterlassen. Ein epidemiologischer Zusammenhang mit der Kinderlähmung besteht aber nicht. – Einmaliges Überstehen hinterläßt in der Regel, aber nicht immer *Immunität*.

Das *Virus* wurde bisher noch nicht isoliert; auch läßt es sich nicht im Bläscheninhalt nachweisen. Dagegen bestehen engere Beziehungen zum Varizellenvirus: durch Ansteckung von zosterkranken Erwachsenen können Kinder Windpocken bekommen und umgekehrt, auch gleichzeitiges Auftreten beider Eruptionen beim gleichen Individuum wurde beobachtet. Es besteht jedoch keine sichere Kreuzimmunität. Vielleicht kann Zoster von mehreren, darunter auch dem Windpockenvirus, hervorgerufen werden.

**Herpes simplex.** Auch bei ihm unterscheiden die Lehrbücher gewöhnlich noch den idiopathischen (Febris herpetica) vom symptomatischen Herpes, obgleich jener mehr nur historisches Interesse besitzt. Die klinischen Eigenschaften des symptomatischen Herpes (labialis, nasi, corneae, progenitalis usw.), der gemeinhin nur als Symptom, aber nicht als Krankheit gewertet wird, bringen einen Widerspruch mit sich zu seiner ätiologischen Stellung: denn in dieser Beziehung ist er stets ein durch einen nachweisbaren eigenen spezifischen Erreger erzeugtes Krankheitsbild für sich, also eine „Sekundärinfektion". Wir stellen im folgenden seine wichtigsten klinischen und experimentellen Eigenschaften einander gegenüber.

*Klinisch* steht fest:

1. Der Herpes simplex kann als eigene Infektionskrankheit mit den Allmeinerscheinungen der Infektion, meist freilich nur leichten Grades, sporadisch und epidemisch auftreten (Febris herpetica); stärkere Epidemien sind allerdings seit 1882/83 nicht mehr beschrieben worden.

2. Der Herpes simplex tritt heute vorwiegend als Symptom bestimmter Infektionskrankheiten auf. Dieses Vorkommen – und damit seine Verwertbarkeit als Allgemeinsymptom der Infektion – zeigt folgende Aufstellung:

**Tabelle 6.**

*Vorkommen des Herpes labialis bei Infektionskrankheiten.*

| sehr häufig und besonders stark | oft | selten | fast nie |
|---|---|---|---|
| Pneumonie | Grippe | Polyarthritis rheum. acuta | Typhus<br>Bangsche Kr. |
| Meningitis epid. | Paratyphus abd. | Miliartuberkulose | Masern |
| Coli-Infektionen | Angina | Scharlach | Varizellen |
| (Sepsis u. Pyelitis) | | Diphtherie | |
| Malaria tert. u. quart. | Enteritis | Poliomyelitis ant. | Psittakose |
| | Erysipel | (spricht eher dagegen) | Keuchhusten |
| | Stomatitis epid. | Encephalitis | |
| | Weilsche Kr. | Ruhr | |
| | Recurrens | Malaria tropica | |
| | Sodoku | Trichinose | |
| | | Fleckfieber | |
| | | Wolhynisches Fieber | |

Aus der Tabelle geht hervor, daß der Herpes simplex häufig und stark bei den plötzlich, besonders den mit Schüttelfrösten einsetzenden Krankheiten, seltener und schwächer bei den Infektionskrankheiten, mit langsamen Fieberanstieg auftritt.

3. Damit steht wohl auch die klinische Beobachtung mancher, besonders älterer Autoren in Zusammenhang, daß das Auftreten des Herpes simplex, z. B. bei der Pneumonie, ein Hinweis auf eine gute Prognose sei, vielleicht auch die Behauptung, daß die Malariatherapie beim Luiker nur dann gut wirke, wenn mit den Anfällen Herpes simplex auftrete. Dieser ist hierbei wohl nur Ausdruck einer heftigen Reaktion des Organismus, wie er auch bei den heftig einsetzenden Infektionskrankheiten besonders häufig ist.

4. Der Herpes simplex tritt unabhängig von Infektionskrankheiten, ähnlich dem Herpes zoster, auch bei Intoxikationen, Verbrennungen, besonders durch Sonnenbestrahlung, sowie als Herpes menstrualis auf.

5. Spontane Kontaktübertragung von Herpes labialis ist bei Menschen noch nie beobachtet worden (O. NAEGELI).

6. Der Herpes simplex hinterläßt keine Immunität, sondern rezidiviert häufig, so daß man geradezu von „konstitutionellen Herpetikern" spricht. Spontane Wiedererkrankungen treten fast immer in der gleichen Gegend, wenn auch nicht am selben Ort, so besonders an den Lippen in Erscheinung (Gesetz der Ortsgebundenheit von O. NAEGELI).

Die *experimentellen* Forschungen über den Herpes simplex haben folgendes gezeigt:

1. Das beim Menschen dermatotrope Herpesvirus ist beim Kaninchen bei Cornealimpfung ausgesprochen neurotrop (Herpesencephalitis beim Kaninchen).

2. Nahe Verwandtschaft mit dem Virus der Encephalitis epidemica ist wahrscheinlich (DOERR und BERGER).

3. Auch eine nahe Verwandtschaft mit dem bei manchen Fällen von Stomatitis aphthosa vorkommenden Virus ist wahrscheinlich (von GARA und HERTZ).

4. Die Ausbreitung des Herpesvirus im Tierversuch findet auf der Nervenschiene statt.

5. Es ist experimentell bewiesen, daß Herpes simplex auch ohne exogene Infektion mit dem Herpesvirus auftreten kann (Beginn einer neuen Infektkette nach DOERR).

Das klinisch so banale Ereignis eines Herpes ist also ein Vorgang voller wichtiger Probleme und ein Schulbeispiel für eine parallergische Organmanifestation.

**Stomatitis aphthosa.** Sie tritt allein oder mit anderen Infektionskrankheiten sporadisch oder in Gruppen-, z. B. Familienerkrankungen, auf. Bei Kindern kann sie von der Mundschleimhaut aus sogar auf die Gesichtshaut übergreifen (Dermatitis faciei). Oft geht ein klinisches Stadium der Allgemeininfektion dem Bläschenausbruch voraus.

In manchen Fällen dürfte es sich nur um einen in der Mundhöhle ausgesäten Ausbruch von Herpesblasen handeln mit dem *Virus* des Herpes simplex. In anderen darauf untersuchten Fällen war kein Herpesvirus nachweisbar. Auch die immunisatorischen Beziehungen zu diesem sind wechselnd. Genaueres muß noch geklärt werden. Vielleicht ist auch hier eine Mehrzahl von Viren im Spiele.

**Stomatitis epidemica.** (Maul- und Klauen- oder Aphthenseuche). Eine beim Menschen sehr seltene, durch Kontakt mit krankem Vieh, auch durch Milch übertragene Zoonose. Inkubation 4–8 Tage. Allgemeininfektions- und Eruptionsstadium fließen meist ineinander. Außer der Stomatitis oft auch Exantheme an den Extremitäten (nicht zu verwechseln mit schweren Fällen von Erythema exsudativum multiforme mit der gleichen Lokalisation).

Zur Stellung der Diagnose ist immer die Heranziehung des Tierversuchs (an der Plantarfläche des Meerschweinchens) nötig. Der Mensch pflegt nicht mehr ansteckend zu sein, da sich das Virus bei ihm zu rasch abschwächt, wie es bei den meisten Zoonosen der Fall zu sein pflegt.

Damit ist die Reihe der virusbedingten Bläschenkrankheiten wahrscheinlich noch nicht zu Ende; jedoch bewegt sich die Erregerfrage bei den vesikulösen Dermatosen (Pemphigus, Erythema exsudativum multiforme u. a.), bei denen die Virusätiologie mit mehr oder weniger starken Gründen vermutet wird, noch im Bereich der Hypothese. Daß diese Dermatosen nicht ansteckend zu sein pflegen, sagt nichts gegen die Virusätiologie, da wir ja Gleiches bei sicheren Virusinfektionen wie dem Herpes gesehen haben.

### b) Neurotrope Viruskrankheiten (Meningo-Myelo-Encephalitiden).

Die Zahl der beschriebenen, hierher gehörigen Krankheitseinheiten hat in den letzten Jahren rasch zugenommen. Mit weiteren „neuen" Krankheiten dieser Art ist weiterhin zu rechnen. Bemerkenswert ist also die *große Vielfalt ätiologischer Einheiten unter klinisch-symptomatisch sehr ähnlichen Verläufen*. Man kann sich des Eindrucks nicht erwehren, daß hier ein Fluktuieren der ursächlichen Vira in ihren pathogenen Eigenschaften, ein relativ rasches „Werden und Vergehen von Seuchen" am Werke ist. Dafür spricht auch, daß schon manche der beschriebenen Einheiten wieder „verschwunden" sind und daß auch die bekanntesten und eindruckvollsten Krankheiten dieser Gruppe, die Kinderlähmung und die Economosche Krankheit, „junge" Krankheiten sind (Kinderlähmung ist den Ärzten erst seit etwas über 100 Jahren bekannt). In dieser Gruppe bestehen weiter vielfältige *Beziehungen zu Zoonosen*, und auch die hohe Befähigung dieser Erreger zu Wirtsartwechseln ist ein Hinweis auf ihre Neigung zur Variabilität. Ihre Verwandtschaft untereinander zeigt sich nicht nur in der Ähnlichkeit ihres biologischen und klinischen Verhaltens, sondern auch in mannigfachen serologischen Beziehungen bei der Untersuchung der *Kreuzimmunitäten*.

Die *neurologische Symptomatologie* wechselt je nach Schwere des Verlaufs und Lokalisation in weiten Grenzen, von leichtesten flüchtigen Ausfällen bis zu den schwersten akuten Bildern (Landrysche Paralyse, Bulbärparalyse, Herd- und Strangausfälle verschiedenster Art und Ausdehnung sowie Prognose – von Restitutio ad integrum bis zu schwersten Defektzuständen). Die jetzt grundlegend gewordene Einteilung hat PETTE auf Grund der hirnpathologischen Befunde gegeben.

Nur wenige von diesen Krankheiten haben ein deutliches *Generalisationsstadium* zu eigen, wie es sich dann durch ihren zweigipfligen Fieberverlauf kundzutun pflegt. Viele treten im wesentlichen als „Sekundärinfektionen", d.h. als parallergische *Organmanifestationen* (vgl. S. 67 ff. und S. 132) auf, und ihre Erreger gelangen durch *Neuroprobasie* (S. 76) an den Manifestationsort.

*Histologisch* treten jeweils lymphozytär-entzündliche, meist perivaskulär sitzende Infiltrate, Gliawucherungen, oder Neuronophagie in den Vordergrund.

Viele Meningo-Myelo-Encephalitiden hinterlassen *Krankheitsimmunität*. Eine solche dürfte um so mehr zurückbleiben, je stärker ein spezifisches Generalisationsstadium vorhanden war, da dieses ja zu ihrem Erwerb führt. Lokal bleibende Organprozesse hinterlassen dagegen nur eine örtlich wirksame Organimmunität. Experimentell sind die Krankheitsimmunitäten meist im sog. Schutzversuch relativ leicht untersuchbar, d. h. sie basieren offenbar auch pathogenetisch stark auf serologischen Eigenschaften.

α) *Encephalomyelitiden mit vorwiegendem Befall der grauen Substanz.*

**Kinderlähmung** (Poliomyelitis anterior acuta). Ihre Erstbeschreibung stammt von HEINE aus den dreißiger Jahren des letzten Jahrhunderts, als epidemisch-kontagiös wurde sie erst von MEDIN 1887 erkannt. Seither nehmen die Epidemien an Häufigkeit und Umfang immer noch zu.

Trotz intensiven Suchens konnte das Virus nie im Blut der Kranken nachgewiesen werden. Viele Autoren nehmen daher heute an, daß das dem Ausbruch der Lähmungen vorausgehende fieberhafte Prodromalstadium nicht durch das Virus der Poliomyelitis selbst, sondern durch einen unspezifischen Infekt hervorgerufen wird (dualistische Theorie). Dafür spricht auch die Tatsache, daß das Intervall zwischen diesem *Generalisationstadium* und der Organmanifestation sehr wechselt, von zwei Tagen bis zu zwei und mehr Wochen (MÜLLER). Epidemiologische Erfahrungen sprechen freilich mehr für die unitarische Auffassung der Poliomyelitis (v. NEERGAARD). Meist besteht das Prodromalstadium in einem katarrhalischen, manchmal auch in einem enteritischen Infekt, und entsprechend hat man das Poliomyelitisvirus auch vorwiegend auf den Schleimhäuten der oberen Luftwege, aber auch im Darminhalt gefunden, von wo es durch Wanderung auf der Nervenschiene (N. olfactorius, vielleicht auch splanchnicus) das Zentralnervensystem erreichen dürfte. Die Ausscheidung desselben (Infektiosität) reicht nicht selten ins Tertiärstadium hinein; auch wird von manchen das Vorkommen von Dauerausscheidern angenommen.

Von einer eigenen *Inkubationszeit*, als welche gewöhnlich 3–12 Tage angegeben werden, kann man pathogenetisch korrekterweise nur sprechen, wenn man die unitarische Auffassung zugrunde legt.

Schon in oder bald nach dem Prodromalstadium macht sich die Affektion des Zentralnervensystems oft durch leichte Symptome serösmeningitischer, vegetativ-nervöser, auch sensibler Art bemerkbar. Die eigentliche *Organmanifestation* in den Vorderhornzellen pflegt zunächst weite Teile derselben zu befallen, um sich dann auf Teile derselben wieder zurückzuziehen. In sicher hohem Anteil der Infektionen mit Poliomyelitisvirus bleibt sie aber überhaupt subklinisch, und es kommt dadurch zu „*stiller Feiung*", die vielleicht sogar die Mehrzahl der Menschen in zivilisierten Ländern durchmacht.

Jedenfalls muß man eine allgemeine *Empfänglichkeit* annehmen, zu der großenteils unspezifische Faktoren (eine Reise, Überanstrengung, Klimafaktoren usw.) hinzutreten müssen, um die Disposition für die klinische Manifestation zu schaffen (sog. Faktorenkrankheit, vgl. S. 74). – Eine einmal erworbene *Krankheitsimmunität* dürfte immer lebenslänglich anhalten.

Das *Virus* ist bisher nur auf Affen übertragbar. Wieweit zu Recht Beziehungen zu klinisch ähnlichen Tierkrankheiten, besonders von Haustieren, angenommen werden dürfen, ist unentschieden.

**Encephalitis lethargica** seu epidemica (Economo). Da die Isolierung des Virus dieser Krankheit noch nicht gelungen ist, so ist auch nicht sicher zu entscheiden, ob der als ,,Vorkrankheit" dem Ausbruch der neurologischen Symptome meist vorauseilende flüchtige grippöse bzw. katarrhalische Zustand ein eigenes *Generalisationsstadium* oder einen unspezifischen Schrittmacher darstellt. Auch über die *Inkubationszeit* (angeblich 2–10 Tage) läßt sich nichts Sicheres aussagen. Sicher ist, daß die Krankheit mit der echten Grippe nichts zu tun hat, wenn auch ihre erste große Pandemie mit derjenigen der Grippe in den Jahren seit 1916 zusammenfiel. Auch die angenommene Identität mit dem Herpesvirus (s. oben) kann nicht aufrecht erhalten werden.

Mit der *Organmanifestation*, deren typischer Sitz die Kernbezirke um den 3. und 4. Ventrikel bis in die Hirnschenkel und das verlängerte Mark hinein ist, entsteht eine neue 3–10tägige Fieberperiode, die infolge des Zwischenhirnbefalls bei schwersten Fällen unter Hyperpyrexie zum Tode, in leichteren besonders zu schweren Schlafstörungen als auffallendstem, zu allen möglichen vegetativen Regulationsstörungen als Nebenerscheinung führt und in ganz leichten Fällen – die wahrscheinlich wie bei der Poliomyelitis sehr häufig sind – subklinisch bleiben kann, so daß sich hier die Infektionskrankheit auf das leichte grippöse Prodromalstadium beschränkt. Je nach Schwere und genauem Sitz (Substantia nigra!) der Neuronenzerstörung erfolgt Restitutio ad integrum oder Entwicklung des *postenzephalitischen Parkinsonismus*, der infolge der langsam weiterschwelenden reparativen lymphozytären Entzündung im Gehirn sich manchmal erst nach längerem Intervall bemerkbar macht.

**Tollwut** (Lyssa, Rabies). Diese Seuche hat im Gegensatz zu den beiden vorausgegangenen ein sehr breites ,,Wirtsspektrum" (Hund, Wolf, Schakal, Katze, aber auch – bei der sog. Trinidadkrankheit – Fledermäuse als Ausbreiter der Seuche, Mensch, Rindvieh u. a. Haustiere usw. als Empfänger). Zwar werden kleine Virusmengen manchmal im Blut gefunden, es besteht aber kein Zweifel, daß die Hauptverbreitung des Virus im Wirt auch hier durch Neuroprobasie stattfindet. Das geht schon daraus hervor, daß sich der Beginn der nervösen Erscheinungen örtlich und zeitlich nach dem Sitz der Eintrittspforte des Virus, der Bißstelle, richtet: z. B. entstehen bei Virusinjektion in den Vagus zuerst bulbäre, in den Ischiadicus spinale Symptome und ist die sog. *Inkubation* bei Bissen im Gesicht viel kürzer als bei solchen an den Extremitäten. Die Wanderung ist langsam, so daß die ,,Inkubation" (falsche Inkubationszeit! vgl. S. 79) bis zu einem Jahr betragen kann; minimal beträgt sie 5 (10?) Tage. Das Virus erscheint auffallenderweise meistens noch, ehe es das Zentralnervensystem erreicht hat, im Speichel; man darf annehmen, daß es die Speicheldrüsen erreicht, indem es vom Blutweg her in diese ausgeschieden wird (*Generalisation*). Es dringt aber offenbar, wie ausgeführt, von hier aus nicht ins Zentralnervensystem ein;

hierzu bedarf es vielmehr einer Verletzung von Nerven und damit einer Freilegung von Nervenfasern, woraus sich vielleicht auch erklärt, daß glücklicherweise nicht jeder von wütigen Tieren Gebissene erkranken muß.

Die *Organmanifestation*, die, wenn erst einmal begonnen, den Menschen meist in ganz wenigen Tagen unter dem Bilde der rasenden, seltener der stillen Wut (Lähmungswut bei der Trinidadkrankheit = Landrysche Paralyse) zum Tode führt, betrifft hauptsächlich die Kerngebiete des Hirnstamms (Bulbärsymptome, vegetative Störungen wie Hyperthermie, Glykosurie usw.). – Wieweit es abortive Verläufe gibt, z. B. als Folge therapeutischer Impfungen mit Virus fixe, ist nicht geklärt.

**Pseudowut** (Aujeszkysche Krankheit, infektiöse Bulbärparalyse, Tollkrätze). Das Virus dieser Haustierkrankheit bei Schweinen, Rindern, Schafen und Hunden, die selten auch abortiv beim Menschen beobachtet wurde, ist dem der Tollwut nahe verwandt. Es lokalisiert sich in den Zellen der Ammonshörner, aber auch der Hinterhörner des Rückenmarks und führt dabei zu unerträglichem Juckreiz. Bei Tieren wirkt es tödlich.

**Bornholmer Krankheit.** Diese in den skandinavischen Ländern und der Schweiz gehäuft bei Kindern beobachtete Krankheit, auch Myalgia acuta epidemica genannt, scheint serologisch nahe Beziehungen zur Poliomyelitis zu haben. Das Virus wurde jedoch bisher nicht gezüchtet. Beziehungen zu einer ähnlichen Krankheit bei Pferden werden vermutet.

*Inkubationszeit* 2–4 Tage.

Das 1–2tägige Allgemeininfektionsstadium geht schon mit den charakteristischen mehrstündigen Schmerzanfällen in den Brustmuskeln einher. Gewöhnlich folgen nach vorläufiger Entfieberung erneute Temperaturerhebungen, manchmal dabei als Komplikationen Orchitis oder seröse Meningitis.

Krankheitsimmunität scheint zu bestehen.

Hier anzuschließen sind noch zwei insektenübertragene Tierkrankheiten, von denen man auch menschliche Erkrankungen (bei Kindern und Laborinfektionen) erlebt hat: die zeckenübertragene Springkrankheit (Louping ill) der Schafe und die amerikanische „equine Encephalomyelitis" (hervorgerufen durch sog. Ost- oder Westvirus, mückenübertragen). Beide verlaufen bei Tier und Mensch ausgesprochen zweigipflig, also mit eigenem Generalisationsstadium; jene lokalisiert sich im Grau des Kleinhirns, diese in Stammganglien und Rinde (Krämpfe auslösend!).

β) *Encephalomyelitiden mit vorwiegendem Befall der weißen Substanz.*

Bei ihnen kommt es durch Befall der Markscheiden der weißen Substanz zur Entmarkung, d. h. zum Markscheidenzerfall mit sekundärer Wucherung des Gliagewebes und schließlich zur Sklerosierung ganzer Stränge. Kernlähmungen treten in den Hintergrund. Man kann mehr diffuse von disseminierten Formen abgrenzen. Da die Isolierung eines

Virus in dieser Gruppe noch nicht gelungen ist, so beruht die Annahme, daß es sich um Virus-Encephalitiden handelt, vorerst auf einer Hypothese. Nicht auszuschließen ist nämlich, daß es sich bei diesen Formen vielleicht gar nicht eigentlich um Infektionskrankheiten sui generis, sondern um spätallergisch-allomorphotische Prozesse nach vorausgegangenen verschiedenartigen Infekten handelt. In diese Gruppe zählen vor allem alle post- oder parainfektiöse Encephalomyelitiden (nichteitrige Begleitencephalitis), wie sie sich sowohl nach Krankheiten (Pocken, Masern, Röteln, Drüsenfieber, Varizellen, Typhus, Scharlach, Influenza, Ruhr, einfache Erkältungen u. a.) als auch nur nach Impfungen (Pocken-, Typhusimpfung u. a.) ereignen, schließlich auch die als akute Form der multiplen Sklerose angesehenen Erkrankungen unklarer Ätiologie. Der Auslösung der Krankheiten dieser Gruppe nach zu schließen, handelt es sich mit Wahrscheinlichkeit um parallergische Aktivierung eines bzw. mehrerer neurotroper und sich durch Neuroprobasie ausbreitender Vira.

### γ) *Panencephalitiden.*

**Gruppe der Spätsommer-Herbst-Encephalitiden** (Encephalitis japonica, St. Louis-, australische, russische Encephalitis u. a.). Es handelt sich um wahrscheinlich Culex-übertragene, da und dort beobachtete, epidemische Erkrankungen, die vielleicht ihr eigentliches Reservoir in Tieren (Haustieren?) haben, und meist im Spätsommer gehäuft auftreten. Schon ihre Übertragungsweise zeigt, daß sie mit einem eigenen Generalisationsstadium einhergehen. Sie befallen graue und weiße Substanz ziemlich gleichmäßig, oft auch im Kleinhirn, und geben so neurologisch sehr variable Bilder, die teils in Restitutio, teils in Defektheilung ausgehen. Sie unterscheiden sich vor allem in ihren Letalitäten (zwischen 20 und 70%), geben auch nur z. T. volle Kreuzimmunität bei allgemein engen serologischen Beziehungen. Kranke erwerben aber stets eine spezifische Krankheitsimmunität.

**Russische Frühjahrs-Sommer-Encephalitis.** Diese in der sibirischen Taiga, im Kaukasus usw. gefundene Encephalitis wird von Zecken übertragen und führt nach einem akuten Stadium meist zu Lähmungen des Schultergürtels, die nur sehr langsam ausheilen. Letalität 30%. Sie ist als sichere echte Encephalitis zu unterscheiden von der nicht febrilen Zeckenparalyse, die eine Vergiftung durch manche Zeckenarten darstellt, an der Kleinvieh und Kinder erkranken können.

### δ) *Meningo-Eucephalitiden.*

**Seröse** oder aseptische **Meningitis.** Klinisch ist dieses Krankheitsbild als selbständige und als Nachkrankheit anderer Infektionskrankheiten wohl bekannt, ohne daß die Erregerfrage geklärt wäre. Nur in Einzelfällen konnten Viren auf Versuchstiere erfolgreich übertragen werden; sie zeigten z. T. weitgehende Identitäten mit tierischen Viren, besonders solchen von Mäusen (lymphozytäre Choriomeningitis). Soweit sie selbständig auftreten (gelegentlich kleine Häufungen bei Kindern, meist im

Frühjahr oder Herbst), ist wohl auch mit einer eigenen Generalisation (katarrhalisches Prodromalstadium) zu rechnen; bei den serösen Meningitiden nach Infektionskrankheiten wie Pneumonie, Typhus, Ruhr, Leptospirosen, Bangscher Krankheit, auch nach Viruskrankheiten, ist die Frage, ob eigenes parallergisch aktiviertes Virus oder Nachkrankheit auf Grund einer Schädigung durch den Erreger der Vorkrankheit oder diese selbst, noch nicht entschieden. Als selbständiges Krankheitsbild trat eine solche – ätiologisch leider ungeklärt gebliebene – Krankheit beim deutschen Ostheer 1942/43 in vielen Tausenden von Fällen auf mit deutlichem zweigipfligem Fieberverlauf (russisches oder *infektiöses Kopfschmerzfieber*).

**Schweinehüter-Krankheit.** Diese hierher gehörige Zoonose, die in der Schweiz, Savoyen und Oberitalien zur Beobachtung kommt, verläuft mit ausgesprochen zweigipfliger Kurve, recht schwerem Generalisationsstadium, oft mit Exanthem und einem relativ leichten meningitischen Organmanifestationsstadium. Das Virus läßt sich vom Menschen wieder auf Tiere zurückübertragen. (Es wird jetzt von RIMPAU und GSELL Leptospiren zugeschrieben.)

### c) Pneumotrope Viruskrankheiten.

**Grippe** (Influenza). Die echte Grippe ist, wie wir heute wissen, eine Viruskrankheit des Menschen, wenn auch nahe verwandte Tierkrankheiten (Ferkelgrippe, Hundestaupe u. a.) existieren. Sie tritt in großen Epidemien, dazwischen aber auch sporadisch auf und ist in ihren unkomplizierten Verläufen wegen ihres uncharakteristischen Bildes oft nur schwer zu erkennen. Sie neigt aber dazu, verschiedene sekundäre Komplikationen, besonders von seiten der Luftwege, nach sich zu ziehen, wobei es zu Sekundärinfektionen bzw. zu parallergischem Eingreifen von Bakterien in den Stadienablauf der Grippe kommt. Die häufigsten derartigen Erreger sind der sog. Pfeiffersche Influenzabazillus, der früher für den Grippeerreger gehalten wurde und in der Tat in manchen Epidemien in hohem Prozentsatz mit der Virusinfektion verschwistert angetroffen wird, ferner hämolysierende Strepto- und Pneumokokken; bei der sog. Bauchgrippe können wohl auch Colibazillen als Sekundärerreger mitwirken.

Die *Inkubationszeit* scheint nur sehr kurz: 1–3 Tage.

Ihr folgt das *Generalisationsstadium*, das mit den für fast alle Viruskrankheiten so typischen Allgemeinsymptomen der Infektion (Conjunctivitis, Pharyngitis, Kreuz- und Gliederschmerzen, Kopfweh, leichter Milztumor, Leukopenie mit Lymphozytose) etwa 3–4 Tage anhält, um bei unkompliziertem Verlauf dann in weiteren 1–2 Tagen zu entfiebern. Auch die Infektiosität des Kranken ist dann erloschen.

Kommt es zur Ausbildung eines *Tertiärstadiums*, so wirken dabei, wie oben ausgeführt, fast immer andere Erreger parallergisch mit. Nicht selten entsteht dabei eine deutlich zweigipflige Kurve. Am häufigsten ist die Grippepneumonie (Lappen- und Herdpneumonien), nicht selten sind Durchfälle und zerebrale Komplikationen (s. bei den neurotropen Vira!).

Die *Empfänglichkeit* ist primär wohl allgemein, die Verlaufsschwere und Komplikationsneigung oft gerade bei sonst gesund und kräftig erscheinenden Individuen besonders groß (wohl infolge ihrer besonders heftigen primären Reaktion auf das Virus). – Die von den Kranken erworbene *Krankheitsimmunität* ist nicht sehr kräftig, bei manchen läßt sie offenbar schon sehr bald wieder nach. Rückfälle und Zweiterkrankungen innerhalb derselben Epidemie sind möglich. Möglicherweise handelt es sich aber auch um verschiedene Grippeviren, die keine vollständige Kreuzimmunität hinterlassen. Sicher ist wohl, daß sich die Epidemien letzten Endes dadurch totlaufen, daß an ihrem Ende die große Mehrzahl der Bevölkerung immun geworden ist.

**Abgrenzung der Grippe gegen sporadische Infekte.** Das Krankheitsbild der Grippe pflegt im Rahmen von Epi- oder gar Pandemien klinisch gut ausgeprägt, typisch zu sein. Trotzdem ist es rein symptomatisch unmöglich, eine scharfe Grenze gegen die zahlreichen „grippösen" oder „grippalen" Infekte zu ziehen, die sich sporadisch oder auch in kleineren (familiären usw.) Häufungen ereignen. Sind nun deshalb alle diese Fälle als ätiologisch einheitlich anzusehen? Bei der wenig typischen Symptomatologie der ätiologisch bekannten Grippe stehen dieser Annahme mit Recht starke Bedenken entgegen. Die ganze Frage könnte nur ätiologisch (durch den Virusnachweis im positiven oder negativen Sinne geklärt werden. Ob das eines Tages gelingen wird, erscheint deshalb fraglich, weil sich auch bei vielen sporadischen Infekten ebenfalls „Viren" als Erreger isolieren ließen, deren Polymorphie – auch in immunologischer Hinsicht – groß zu sein scheint (vgl. Catarrhus as- und descendens, S. 193). Bei der Polymorphie des Grippevirus (s. unten!) scheinen also auch ätiologisch keine scharfe Grenzziehungen möglich. Wohl dürfte es sich bei der echten Grippe um eine echte zyklische Allgemein-, bei den meisten „Katarrhen" dagegen nur um eine Lokalinfektion der Schleimhäute handeln; doch hat schon das Grippevirus die Eigenschaft, meist nur bei lokaler Applikation auf die Schleimhäute der Luftwege, nicht aber bei parenteraler Injektion zur Erkrankung zu führen (eine Eigenschaft, die sich die modernen Impfverfahren gegen Grippe zunutze machen!), wenn es sich auch im Falle des Haftens von dort aus meist hämatogen ausbreiten, also zu echter zyklischer Allgemeininfektion führen dürfte. Durch diese kommt es auch bei der Grippe zu echter, wenn auch nicht jahrelanger Krankheitsimmunität, die sich auch beim Mangel serologischer Schutzstoffe nachweisen ließ (während solche Schutzstoffe künstlich, d. h. bei Virusinjektion auch gegen die lokalen Erkältungsvira gewonnen werden zu können scheinen). Bei den lokal bleibenden Katarrhen ist eine solche Immunität nicht oder nur viel schwächer, bzw. seltener nachweisbar. Gegen ihre ätiologische Identifizierung mit der Grippe spricht auch noch die Tatsache, daß sich unter ihnen auch viele klinisch nicht unterscheidbare Fälle finden, die sich ätiologisch klären lassen und durch bekannte spezifische oder durch individuelle „akzidentelle" Erreger bedingt sind, im ersteren Falle als abortive Erkrankungen (z. B. Poliomyelitis u. v. a.), im letzteren als „uncharakteristische Infekte", in bezug auf deren Stellung im nosologischen System ich hier auf frühere Untersuchungen verweise (HÖRING 1932). Sicher ist jedenfalls, daß beim Zustandekommen dieser verschiedenen Erkrankungen der kontagiös-exogene Faktor bei den klinisch typischen epidemischen Grippen stärker hervortritt als bei den sporadischen Infekten, bei denen hingegen der unspezifisch-exogene oder der meteorologische Faktor („Erkältung" usw.) und das konstitutionell-endogene Moment des erkrankenden Individuums in den Vordergrund tritt.

Aus praktischen Gründen, u. a. besonders zur Kennzeichnung der jeweiligen Gefahrenlage, empfiehlt es sich daher, an der bewährten Regel festzuhalten, die klinische Diagnose „Grippe" oder „Influenza" nur im Rahmen des epidemischen Ausbruchs gehäufter Erkrankungen zu stellen und bei sporadischen Fällen die Bezeichnung „akuter (katarrhalischer oder grippöser) Infekt" zu gebrauchen. Damit wird gegenüber weiterer wissenschaftlicher Klärung der Verhältnisse nichts präjudiziert.

Das konstitutionelle Moment kommt besonders darin zum Ausdruck, daß manche Individuen zu über Jahre und Jahrzehnte hin rezidivierenden Katarrhen neigen, wobei nicht selten eine typische epidemische Grippe am Anfang der Manifestation dieser konstitutionellen Abartigkeit stand. Daraus ist die viel diskutierte Frage der chronischen Grippe oder Influenza entstanden. Ob es eine solche im Sinne des ätiologischen Systems der Nosologie gibt (als eine chronische Infektionskrankheit bei fortgesetzter Anwesenheit des Erregers, also wie bei Tuberkulose oder Lues), kann wieder nur der fortgesetzte Virusnachweis bei geeigneten Fällen aufklären. Wahrscheinlicher ist wohl, daß das Grippevirus nach der akuten Krankheit mit Erwerb der Krankheitsimmunität – wie fast alle Viren – aus dem Körper wieder verschwindet, daß es aber im Verlauf dieser Krankheit zu einer Dispositionsänderung des Individuums kommt, die nun zu einer chronisch anhaltenden Empfänglichkeit für Schleimhautinfekte verschiedener Art, zu einer Sensibilisierung auf parallergischer Basis führt. Eine derartige Dispositionsänderung ist bei der Häufigkeit einer Mitaffektion des Zentralnervensystems, besonders gerade der großen subkortikalen Ganglien im Rahmen der epidemischen Grippe als Rest- und Dauerzustand nach einer solchen dem Kliniker nichts Außergewöhnliches (neurotrope Komponente des Grippevirus). Auf Grund einer solchen Labilisierung gegenüber vorher gut vertragenen Einwirkungen auf die Schleimhäute, besonders der oberen Luftwege kommt es damit zu einer Allomorphose (S. 95) der Krankheit Grippe. Klinisch zeigen sich dabei chronische Schleimhautkatarrhe (chronische Tracheobronchitis, Pharyngitis, Seitenstrang- oder sog. Frankesche Angina) und dementsprechend eine Labilisierung gegenüber der eigenen Symbioseflora im Sinne einer Dysbakterie der Mundhöhle und der oberen Luftwege (vgl. S. 157). Weiterhin entstehen daraus unter Umständen bei hyperergischer Reaktionslage als Fernsymptome alle die mannigfachen chronischen Krankheitsbilder, die wir im Abschnitt „Nachkrankheiten usw." S. 169 besprechen werden. Eine solche „Katarrhinfektion als chronische Allgemeinerkrankung", freilich unter der Annahme einer Persistenz des spezifischen Virus, ist besonders durch v. NEERGAARD zur Diskussion gestellt worden.

Das *Virus der Grippe* ist in vielen, nicht ganz übereinstimmenden Stämmen (Gruppe A, B usw.) im letzten Jahrzehnt isoliert worden. Es ist auf Frettchen und weiße Mäuse übertragbar und macht bei ihnen ebenfalls Tracheobronchitiden und hämorrhagische Bronchopneumonien. Mit Immunseren, auch vom Menschen, lassen sich die Tiere gewöhnlich schützen; jedoch besteht keine regelmäßige Kreuzimmunität zwischen den verschiedenen Stämmen. Wahrscheinlich auch ein Abkömmling eines menschlichen Grippevirus ist der Erreger der Ferkelgrippe; er führt beim Schwein nur zu leichter flüchtiger Erkrankung (sog. Filtratkrankheit), jedoch wenn kombiniert mit Influenzabazillen zu typischen „Grippen" mit häufigen Bronchopneumonien (Krankheit mit komplexem Virus). Ähnliches gilt wohl auch für den Menschen (vgl. oben).

Der *Pfeiffersche Bazillus* ist für sich allein nur ein Lokalsymbiont der menschlichen Schleimhäute, also nicht befähigt, eine zyklische Infektionskrankheit hervorzurufen. Allein wird er aber immerhin nicht allzu selten als Erreger lokaler Infektionsprozesse in Nebenhöhlen, Mittelohr, Lungen, auch Gelenken, Lumbalkanal (Meningitis) u. a., auch als Sepsiserreger (beim Bild der Endocarditis lenta) angetroffen. Er ist der Hauptvertreter der Familie der hämoglobinophilen Stäbchen und ist nahe verwandt mit dem Keuchhustenbazillus, dem Bac. Koch-Weeks und Morax-Axenfeld sowie Unna-Ducrey (Ulcus molle) (s. auch die Übersicht auf S. 24), ferner mit den Pasteurellen, einer großen Gruppe von Erregern von Tierseuchen (darunter Tularämie, auch Pest, Rotz u. a.). Er ist morphologisch und in seinem Antigenaufbau sehr variabel. Bei seinem Wachstum ist er – auch in der Kultur – weitgehend auf die Anwesenheit anderer Bakterien, z. B. Kokken, angewiesen, die ihn mit lebensnotwendigen Stoffen beliefern. Die klinischen Züchtungsergebnisse wechseln sehr stark mit der angewandten Technik. Seine Verbreitung als Schleimhautsymbiont beim Menschen, besonders beim Kind, ist sehr groß, jedoch nach Maßgabe äußerer Einflüsse wie Ort, Jahreszeit und Verhältnis des Untersuchungszeitpunkts zur jeweiligen Grippeepidemielage, sehr wechselnd.

**Viruspneumonie** (primäre atypische Pneumonie, Pneumonitis). Seit 1935 in Amerika beschrieben, ist diese Krankheit in Europa im Kriege in größeren Epidemien und Einzelfällen wiederholt beobachtet worden. Vermutungen über Beziehungen zu Tierkrankheiten konnten bisher nicht bestätigt werden.

Die *Inkubationszeit* beträgt meist um 14 (angeblich 2–21 ?) Tage.

Das *Generalisations*fieber dauert in leichten Fällen nur 4–5 Tage, macht die üblichen Allgemeinsymptome der Viruskrankheiten und kann ganz ohne Organbefund vorübergehen.

Meist entwickelt sich in seinen letzten Tagen die *Organmanifestation*, die in einem oder multiplen bronchopneumonischen Rundherden bestehen, die physikalisch nur geringe Symptome machen, aber meist trockenen, manchmal auch leicht blutigen Husten erzeugen. Sekundärinfektionen sind ausgesprochen selten. Infektiosität der Kranken scheint nur in den ersten Tagen und am Ende der Inkubation zu bestehen. Im Blut treten in einem hohen Prozentsatz der Fälle Kälte-Autoagglutinine auf, die für die Diagnostik wichtig sind; ihre Genese ist ungeklärt.

Mehrere *Viren* konnten in Amerika durch Übertragung auf kleine Nagetiere isoliert werden, menschliches Rekonvaleszentenserum zeigt aber nicht immer spezifische Schutzstoffe.

**Q-Fieber:** Klinisch unterscheidet sich diese Krankheit kaum von anderen Viruspneumonien. Die Beteiligung der oberen Luftwege tritt etwas mehr zurück.

*Inkubation* 19–20 (12–26) Tage.

*Generalisation* 4 Tage.

*Organmanifestation* sind oft polytope Bronchopneumonien oder interstitielle Entzündungen, die vor allem im *histologischen* Bild auffallen.

*Empfänglichkeit* des Menschen allgemein. Sichere langdauernde *Immunität*.

Im Blut entstehen komplementbindende Antikörper. Unspezifische Kälteagglutinine traten im Unterschied zur echten Viruspneumonie nicht auf. Der *Erreger* wird, obgleich filtrierbar, zu den Rickettsien gezählt. Er findet sich besonders beim Rindvieh und in dessen Umgebung (Stroh), einschließlich dessen Parasiten (Zecken, Milben). Es handelt sich demnach um eine Zoonose.

**Psittakose** (Papageienkrankheit). Praktisch immer wichtiger wird auch diese weitere Zoonose! Da sich nahe verwandte, z. T. auch menschenpathogene Viren bei mehreren Vogel- und Geflügelarten gefunden haben, spricht man heute auch von *Ornithose*.

Ihre *Inkubation* beträgt zwischen 8 und 14 Tagen.

Die *Generalisation* dauert ziemlich genau 3 Tage. Sie geht mit schweren Allgemeinsymptomen einher, oft auch Exanthemen.

Die *Organmanifestation*, die wie bei der Grippe weitgehend von Sekundärinfektionen bestimmt wird, zeigt die Pneumotropie: multiple oft konfluierende Bronchopneumonien. Es besteht auch eine große Neigung zu encephalitischen Manifestationen.

Die *Empfänglichkeit* scheint recht wechselnd, Kinder sind ziemlich resistent. Die *Krankheitsimmunität* schließt seltene Zweiterkrankungen nicht aus (WENCKEBACH).

Das *Virus* gehört zu den größten Viren und steht schon den Rickettsien nahe (sog. Coles-Lillie-Lewinthal-Körperchen). Seine Infektiosität läßt bei Menschenpassage so rasch nach, daß die Infektkette beim Menschen nach 2 Gliedern abzureißen pflegt. Patientenserum ergibt mit dem Virus Komplementablenkung.

**Keuchhusten.** Wenn wir diese wichtige Krankheit hier anschließen, so muß betont werden, daß heute die vorwiegende Meinung besteht, daß sie allein auf den Bordet-Gengouschen Bazillus zurückzuführen sei, obgleich in ihrer Pathogenese noch viele Unklarheiten bestehen. Nun ist aber für ihr Zustandekommen die Mitwirkung eines Virus, ähnlich wie bei der Grippe, in Betracht gezogen und experimentell in Einzelfällen auch Übertragung ähnlicher Erscheinungen auf Menschenaffen mit keimfreiem Sekret und Blut (!) durchgeführt worden; doch liegen darüber keine Bestätigungen vor. Trotz seiner relativ langen Dauer spricht der Verlauf mehr für eine zyklische als eine lokale Infektion, und zwar durch die lange Inkubation, die deutliche klinische Stadienbildung und die zuverlässige Krankheitsimmunität. Der Keuchhustenbazillus ist aber immer nur auf den Schleimhäuten der oberen Luftwege, nie im Blut gefunden worden, und ersteres meist nur im Stadium catarrhale, also zu einer Zeit, wo sich die typischen Erscheinungen erst zu entwickeln beginnen. Dieses Verhalten wäre kaum verständlich, wenn es sich um eine reine Lokalinfektion handeln würde.

Die *Inkubation* beträgt 7–14 (2–20 ?) Tage.

Das *Stadium catarrhale* (Dauer bis zu 3 Wochen) ist vermutlich als Allgemeininfektionsstadium anzusehen; die Generalisation geht aber offenbar nur zögernd, unregelmäßig und klinisch beinahe stumm vor sich. In der ersten Zeit besteht relative Lymphozytose, später Leukozytose.

Im *Stadium convulsivum* (Dauer 4–10 Wochen) zeigen sich die typischen Anfälle, dazu eine uncharakteristische Tracheobronchitis mit Neigung zu bronchopneumonischen Sekundärinfektionen, *histologisch* und zuweilen auch radiologisch eine interstitiell-netzförmige (lymphozytäre) Infiltration der Lungenwurzelgegend. Außerdem kommt es offenbar zu Veränderungen im Rindengrau (HUSLER und SPATZ), wie ja auch eine nervöse Komponente im Krankheitsbild unverkennbar ist.

Die beiden Stadien werden heute mit der Tatsache in Verbindung gebracht, daß man den Bazillus in seiner ein starkes Toxin produzierenden S-Form nur im 1., im 2. Stadium im Auswurf aber noch eine Schleimsubstanz (TOOMEY) findet, die wohl von seiner sonst atoxischen R-Form stammt und in vitro aus dieser gewonnen werden konnte. Das Toxin der Phase I soll dabei weniger toxisch als sensibilisierend wirken und dadurch zum Bild des Katarrhalstadiums führen, während in der Schleimsubstanz ein echtes zentralnervös wirksames Gift gesehen wird. – Die Bestätigung dieser Hypothesen bleibt abzuwarten.

Eine Keuchhustenbazillen-*Sepsis* ist nicht bekannt.

Die *Empfänglichkeit* ist ziemlich weit verbreitet (Kontagionsindex 0,6–0,8), die *Krankheitsimmunität* zuverlässig; jedoch sind Zweiterkrankungen im Erwachsenenalter nicht ganz selten. Die Immunitätsverhältnisse beim Keuchhusten sind denjenigen der normierten zyklischen Infektionskrankheit näher verwandt als denen der Lokalinfektionen; so stellt auch DE RUDDER den Keuchhusten zu Masern und Pocken, den „Zivilisationsseuchen mit hoher Pathogenität", und begründet dies mit seinem diesen beiden ähnlichen Verhalten bezüglich Empfänglichkeit und Immunität.

Der Keuchhustenbazillus von Bordet-Gengou unterscheidet sich nach GUNDEL und SCHLÜTER nur in den ersten Kulturen mit Sicherheit vom Influenzabazillus; später wird er kulturell und serologisch diesem gleich (vgl. S. 24). Die besonders durch Komplementbindung nachweisbaren antibakteriellen Antikörper im Patientenserum sind von diagnostischer, nicht von pathogenetischer Bedeutung.

### d) Viszerotrope Viruskrankheiten.

**Hepatitis epidemica.** Die gewöhnliche Gelbsucht, wie sie vor allem als Kinderkrankheit auftritt, sich aber unter außergewöhnlichen Umständen (im Kriege) bei jüngeren Erwachsenen häufen kann, wird von den meisten Autoren heute als Infektionskrankheit angesehen, identisch mit derjenigen Gelbsucht, die auch im Frieden hier und dort epidemisch gehäuft auftrat. Trotzdem die Isolierung des Virus immer noch nicht einwandfrei gelungen ist, ist an ihrer Virusgenese auf Grund der experimentellen Übertragbarkeit von Mensch zu Mensch wohl kein Zweifel mehr, wenn die Krankheit sich auch in mancher Beziehung von der Mehrzahl der Viruskrankheiten abweichend verhält (Inkubation, langes Allgemeininfektions-, fieberfreies Organmanifestationsstadium, Mangel nachweisbarer serologischer Schutzstoffe). Wir müssen aber heute schon zwei Formen auseinanderhalten: die durch Kontakt übertragene epidemische Form, deren Virus sich im Blut, Stuhl, Duodenalsaft, Nasenspülflüssigkeit der Kranken findet, und die „homologous serum jaundice", deren Virus nur im Blut nachweisbar ist. Die *Inkubationszeit* beträgt bei jener meist 10–25 Tage, bei dieser aber bis zu 8 und mehr Monaten. Man wird aber hier wohl – ähnlich wie bei den Spätmanifestationen der Malaria tertiana – besser von latenter Infektion mit anschließender Inkubation zu sprechen haben.

Auch das *Generalisationsstadium* ist sehr wenig normiert und ist bald so gering ausgeprägt, daß es kaum zum Bewußtsein kommt, oder es geht gerade mit kurzer Übelkeit einher, manchmal ist es ein mehrtägiger fieberhafter Infekt, auch als Enteritis verlaufend, manchmal aber kann es ein ziemlich schwerer zwei, ja drei Wochen dauernder hochfieberhafter Zustand sein, der immer wieder an einen Typhus denken läßt. Milztumor und gewöhnlich Leukopenie mit Lymphzytose begleiten ihn.

Nach einer oft mehrtägigen Remission, die scheinbar schon in die Rekonvaleszenz führte, erscheint dann als *Organmanifestation* der Ikterus. Meist erfolgt kein oder nur ein sehr geringfügiger Wiederanstieg des Fiebers. Dauer und Schwere der Gelbsucht schwanken in weiten

Grenzen; ob die „Hepatitis sine ictero" anteilsmäßig wirklich eine so große Bedeutung hat, wie mancherseits angenommen, bleibe dahingestellt.

Die *Empfänglichkeit* ist wohl im jugendlichen Alter allgemein. – Überstehen der Krankheit verleiht für gewöhnlich lebenslängliche *Krankheitsimmunität*. Doch kommen *Rückfälle* nach 3–8 Wochen vor, selten auch Zweiterkrankungen nach Jahren. – Die verschiedenen Formen des Virus geben aber keine Kreuzimmunität.

Das *Virus* wurde bisher nicht einwandfrei auf Versuchstiere übertragen oder in Gewebs- bzw. Eierkultur gezüchtet. Beziehungen zu tierischen Viren (Ferkelikterus) wurden vermutet, konnten aber nicht bestätigt werden. – Spezifische Antikörper im Patientenserum konnten bisher nicht sicher nachgewiesen werden.

**Mumps** (Parotitis epidemica). Die Organotropie des Parotitisvirus bezieht sich auf die großen Drüsen mit äußerer Sekretion einschl. der Geschlechtsdrüsen.

*Inkubation* meist um 18 (angeblich maximal zwischen 3 und 30) Tagen. – Ein deutliches Allgemeininfektionsstadium fehlt meist, kann aber vorausgehen. Die *Generalisation* des Virus im Blut ist nachgewiesen. – Mit dem Befall der ersten ergriffenen Drüse, meist einer Parotis, erfolgt gewöhnlich ein deutlicher Fieberanstieg, andere Drüsen werden schubweise später erfaßt. Die *Organmanifestation* kann sich beziehen auf: Parotis, Submaxillaris, Sublingualis, Lacrimalis, Pankreas, Mammae, Prostata, Testes, Ovarien, ferner nicht selten neurotrop sein als Meningo-encephalitis (die Organotropie zu den Speicheldrüsen findet sich auch bei der Lyssa, die zu den Keimdrüsen bei der Stomatitis epidemica!). – Die *Empfänglichkeit* scheint mit zunehmendem Lebensalter abzunehmen und ums 25. Jahr meist erloschen zu sein. Überstehen der Krankheit hinterläßt lebenslängliche *Krankheitsimmunität*.

Das *Virus* läßt sich auf Affen und Katzen übertragen.

**Dengue.** Diese und Pappatacifieber sind Überträgerkrankheiten der subtropischen Zonen, die sich pathogenetisch für Viruskrankheiten ganz typisch verhalten. In bezug auf die Organotropie kann man nicht nur von Viszero-, sondern sogar von Pantropie reden.

*Inkubation* 5 (3–10) Tage. – Ausgesprochen zweigipfliger, streng normierter Fieberverlauf mit dreitägigem „*Invasionsstadium*", während dessen das Blut infektiös ist, Neigung zu Bindehautkatarrh, Nasenbluten, Erythemen, Leukopenie usw. besteht, bei sehr starken Glieder-, Kreuz- und Kopfschmerzen, dann nach der Remission multiple, stets nur leichte *Organmanifestationen*: morbilliformes Exanthem, weiter unregelmäßig Leberschwellung, Nierenreizung, Parotitis, Orchitis, Encephalomyelitis usw. – *Empfänglichkeit* allgemein, *Krankheitsimmunität* meist nur von der Dauer weniger Jahre.

Es sind keinerlei Versuchstiere bekannt, auf die sich das *Virus* übertragen ließe. – Irgendwelche Antikörper wurden bisher nicht aufgefunden.

**Pappatacifieber.** Inkubation 5 (4–10) Tage. Die Krankheit besteht eigentlich nur aus dem *Generalisationsstadium*, das rund 3 Tage dauert und mit allen typischen Zeichen (vgl. bei Dengue), besonders Conjunctivitis einhergeht, ohne daß ein Organmanifestationsstadium nachfolgt. Nur ausnahmsweise kommt es nach einer Remission zu erneutem Fieberanstieg, sog. Rezidiven, bei denen man aber auch keine stärkeren Organschäden findet. Das Virus kreist nur die beiden ersten Fiebertage im Blut. Die hinterlassene Krankheitsimmunität ist oft nicht sehr kräftig, so daß Zweiterkrankungen nicht allzu selten sind.

Das *Virus* konnte bisher nur auf Affen übertragen werden (DOERR); ob es genetische Beziehungen zu den vielen kurzfristigen Fiebern bei Haustieren in Pappatacigegenden hat oder ob sich unter Menschen Virusträger finden, ist noch ungeklärt.

Ähnliche, mückenübertragene, *kurzfristige Fieber* gibt es in warmen Ländern sicher noch in großer Zahl und sind in vielen Gegenden als banale Erscheinungen bekannt, aber wissenschaftlich wenig beachtet. Ob sie wirklich alle identisch bzw. gleich dem Pappatacifieber sind, ist zweifelhaft, wenn auch Beziehungen bestehen mögen.

**Gelbfieber.** Seine Pathogenese ist heute so gut erforscht wie die kaum einer anderen Infektionskrankheit und ist wohl das beste Paradigma für die Viruskrankheiten. Hier sei auf meine Darstellung dieser Fragen (1940) verwiesen.

Inkubation 3–6 Tage. – Zweigipflige Fieberkurve mit 2–3tägigem Generalisationsstadium, Remission und Organmanifestation an Leber und Nieren unter erneutem Fieberanstieg. Diese kann aber fehlen, so daß die Krankheit nur wie eine kurze „Grippe" aussieht und oft verkannt wird, besonders da, wo man sie nicht vermutete („Dschungelfieber"). Lebenslängliche Immunität.

Das *Virus* hat sein Reservoir in Urwaldtieren, und dort kommt die Krankheit als Affenseuche vor; insofern gehört auch das Gelbfieber zu den Zoonosen.

**Rifttalfieber.** Es handelt sich bei ihm um eine in manchen heißen Gegenden vorkommende Erkrankung der Schafe, die durch Mücken (?) auch auf den Menschen übertragen werden kann, und ein dem Gelbfieber bzw. der Dengue ähnliches, leichtes Krankheitsbild verursacht, ebenfalls mit deutlich zweigipfligem Fieber.

## 6. Akute zyklische Infektionskrankheiten mit vorwiegendem Organmanifestationsstadium.

Diese Gruppe von zyklischen Infektionskrankheiten hat durch die heftige Art der Allgemeinreaktion und die Eiterbildung schon enge pathogenetische Beziehungen zu den Lokalinfektionskrankheiten, besonders denen der Tonsillen, bei denen ein Generalisationsstadium, obwohl am Menschen bakteriologisch nicht bewiesen, ja auch als möglich in Betracht gezogen werden muß. Die Haupteigenschaften, die diese Gruppe von Infektionskrankheiten kennzeichnen, ohne natürlich in jedem einzelnen Falle deutlich zu sein, sind folgende:

Die *Eintrittspforte* ist teils in den oberen Luftwegen, teils in Hautverletzungen gelegen.

Die *Inkubation* ist, ähnlich wie bei den Lokalinfektionen, sehr kurz, in ihrer Dauer wechselnd und nicht streng normiert.

Das Stadium der *Generalisation* ist ebenfalls nur ganz kurz, oft durch Schüttelfrost eingeleitet. Es kann klinisch nur sehr schwer nachweisbar sein, gehört jedoch zum typischen Verlauf.

Die *Organmanifestation*, bestimmt durch die Organotropie der Keime, bzw. die Organfixation durch den Wirt, steht klinisch und pathogenetisch im Vordergrund. Dieses Tertiärstadium verläuft im Sinne einer lokalen Infektion mit vorwiegend „unspezifischer", d. h. eitriger Entzündung.

. Die *Empfänglichkeit* ist nur gering verbreitet, „relativ"; sie findet sich nur bei einem Teil der Menschen, die besonders „disponiert" sind. Für diese Disposition hat eine hyperergische Reaktion des Wirts auf den Keim bestimmenden Einfluß. – Die *Krankheitsimmunität* nach Überstehen der Krankheit ist wenig zuverlässig.

Die *Infektionsstoffe* dieser Gruppe stehen normalen Symbionten der oberen Luftwege nahe, werden oft auch bei Gesunden angetroffen (Keimträger); sie können zu *Sepsiserregern* werden, wenn der Wirt sich in oder nach dem Tertiärstadium befindet, d. h. sich ihnen gegenüber verhält wie zu den Keimen der lokalen Infektion.

**Lobärpneumonie** (krupöse Pneumonie). Nach dem Lungenbefund ist es oft schwer, ja unmöglich, zu entscheiden, ob es sich um eine Bronchopneumonie (s. S. 195) oder eine echte krupöse Pneumonie handelt. Für Bronchopneumonie spricht, wenn irgendwelche Anlässe zu lokaler Infektion der Alveolen vorhanden waren, für Lappenpneumonie, wenn es sich um eine Erkrankung aus voller Gesundheit heraus handelt, besonders eine solche mit Schüttelfrost. Dies ist stets ein Zeichen einer echten Allgemeininfektion im Sinne einer zyklischen Infektionskrankheit.

Es ist nicht verwunderlich, daß immer wieder die Frage auftaucht, ob die Pneumonie überhaupt eine Infektionskrankheit ist. Die Beantwortung dieser Frage hängt natürlich, ebenso wie beim akuten Gelenkrheumatismus, davon ab, ob man eine vorwiegend von der Empfänglichkeit des Wirts bedingte, aber doch bakteriell ausgelöste Krankheit als Infektionskrankheit ansehen will oder nicht. Die typisch verlaufende, aus voller Gesundheit heraus mit Schüttelfrost einsetzende, kritisch oder lytisch am 5., 7. oder 9. Tag endende Lobärpneumonie ist sicher als zyklische Infektionskrankheit anzusehen. Der Verlauf kann sich aber auch mehr oder weniger von diesem Typus entfernen. Lokale, bzw. klimatische Unterschiede, vielleicht auch rassische, beeinflussen den Charakter der Krankheit; so hat die Lobärpneumonie in Amerika viel stärker den Charakter einer schweren epidemischen, wohl auch ansteckenden Infektionskrankheit als in Europa (DORFMAN). Von Übertragbarkeit kann in Europa nur in seltenen Ausnahmefällen gesprochen werden. Allgemein bekannt ist die jahreszeitliche Schwankung der Erkrankungshäufigkeit (Morbidität).

Soweit von einer *Inkubation* gesprochen werden kann, wird sie mit 1–7 Tagen angegeben.

Diejenigen Fälle von Lobärpneumonie, die mit Schüttelfrost einsetzen, haben durchwegs, wie man heute auf Grund bakteriologischer Blutuntersuchung sowie der Kenntnis von der Pathogenese des Schüttelfrosts sagen kann, vorübergehend eine Generalisation der Keime im Blut. Diese dauert aber nur wenige Stunden; dann sind die Pneumokokken bereits aus dem Blute abgedrängt und an den erkrankten Lungenlappen fixiert. Das *2. Stadium, die Generalisation*, ist also nur kurz und auch klinisch oft nicht deutlich. – Die Allgemeinerscheinungen der Infektion sind bald nach Beginn der Erkrankung, also mit dem 2. Stadium, klassisch ausgeprägt: Fieber, Zungenbelag, oft leichte Milzvergrößerung, starke Linksverschiebung im Blutbild, Albuminurie usw.

Mit Beginn *des 3. Stadiums*, d. h. der bei Pneumonie schon frühzeitig, am 2., 3. oder spätestens 4. Tag einsetzenden *Organmanifestation*, wird das führende Symptom deutlich: der Lungenprozeß. Manchmal freilich kann er auch tagelang auf sich warten lassen, insbesondere sein am leichtesten faßbares charakteristisches Symptom, der rostbraune Auswurf. – Das frische Infiltrat hat histologisch starke Ähnlichkeit mit einer serös hyperergischen Entzündung. Darauf gründet auch der Versuch, die Lobärpneumonie ähnlich wie den Scharlach, als allergischanaphylaktische Erkrankung aufzufassen (LAUCHE). Sehr bald aber ändert sich das histologische Bild und nimmt den Charakter einer „unspezifischen" Entzündung an, wie man ihn von allen lokalen Infektionen, besonders denjenigen mit banalen Eitererregern, kennt. Dieser Übergang fällt zeitlich zusammen mit demjenigen von der roten zur weißen Hepatisation.

In der gesetzmäßigen Dauer der typischen Lobärpneumonie, die nach 5-, 7- oder 9 tägiger hoher Continua kritisch oder auch lytisch entfiebert, auch in der so oft vorausgehenden Pseudokrise sehen wir die Rhythmik der zentralen Steuerung, deren Gründe im einzelnen freilich unbekannt sind.

Für die *Lokalisation* des infiltrativen Prozesses innerhalb der Lungen sind offenbar nicht so sehr die anatomischen Lappengrenzen oder Zufälle bei der Aspiration des Infektionsstoffs ausschlaggebend als vielmehr zentralnervöse Einflüsse, die den Wirt in nervös-segmentaler Form dort mit Infiltration reagieren lassen, wo die Sensibilisierung ihren Höhepunkt erreichte: sog. Segmentpneumonie (KALBFLEISCH, STURM). Dies dürfte um so mehr der Fall sein, je mehr es sich im betreffenden Fall um eine hyperergische zyklische Pneumonie handelt, während bei den Herd- bzw. Bronchopneumonien der allergisch-nervöse Lokalisationseffekt in den Hintergrund tritt. Von einem solchen nervös bestimmten Herd aus kann die Ausbreitung per continuitatem sekundär über den befallenen Lappen und weiter erfolgen.

*Empfänglichkeit* für die krupöse Pneumonie ist stets nur bei einem Bruchteil der Menschen vorhanden und ändert sich auch im Verlauf des Individuallebens, ganz besonders in Abhängigkeit vom Lebensalter. An dieser Reifung der Disposition ist deutlich die Labilität des Symbioseverhältnisses des Menschen zur Streptokokkengruppe zu erkennen, von der der Pneumokokkus ja ein Vertreter ist und auf die bei den Kokkenkrankheiten in den nun folgenden Abschnitten immer wieder hinzuweisen sein wird. Kurz zusammengefaßt, stellt sich die Disposition bzw. Empfänglichkeit des Menschen für Lungenerkrankungen bei Pneumokokkeninfektion so dar, daß das Neugeborene infolge seiner negativen Anergie (vgl. S. 17) mit disseminierten Herdpneumonien, Säuglinge etwa in der Mitte des 1. Lebensjahres mit mehr oder weniger konfluierenden Herdpneumonien, Kleinkinder von 1 bis 2 Jahren mit einer „Übergangspneumonie" und ältere Kinder mit lobären bzw. krupösen Pneumonien reagieren (KRAMAR u. a., Schrifttum s. bei LAUCHE), wie es besonders auch noch der jugendliche Erwachsene tut. LAUCHE setzt diese Reihe fort, indem er annimmt, daß aus solchen mit zunehmender Immunität die zentrale, die Lungenperipherie nicht mehr erreichende Pneumonie wird, schließlich das flüchtige Infiltrat bzw. die rudimentäre oder ambulante Pneumonie, die dann nur noch einen lokalen Infektionsprozeß darstellt. Die Häufigkeit echter krupöser Pneumonien nimmt mit steigendem Lebensalter weiter ab. Disponierend wirken außer diesem auch unspezifische Einflüsse, die weitgehend klinisch unter dem Begriff der Erkältung zusammengefaßt wurden, denen im einzelnen hier nicht nachgegangen werden kann (vgl. auch die Pneumonie der Thomasschlackenarbeiter, GUNDEL). Demgegenüber spielt aber auch die vom Erreger bestimmte Infektiosität eine verschieden starke Rolle, teils wie eingangs erwähnt, geographisch, teils auch zeitlich wechselnd. So setzt sich die Epidemiologie der Infektionskrankheit Pneumonie aus den verschiedensten Faktoren zusammen.

Die *Krankheitsimmunität* bei der Lobärpneumonie ist bei vielen Individuen nur von kurzer Dauer und keineswegs lebenslänglich; ja, Zweitund Mehrerkrankungen gehören beinahe zur Regel, ähnlich dem Erysipel. Aus der Immunität erfolgt dabei ein Rückschlag in erneute Empfänglichkeit bzw. Hyperergie. Der Infektionsstoff der Lobärpneumonie steht ja normalen Symbionten so nahe, daß auch übergreifende Sensibilisierung, Parallergie im Bereich der Möglichkeit liegt.

Die *Pneumokokkensepsis* nach Pneumonie oder auch nach anderen „tertiären" lokalen Pneumokokkeninfektionen ist bekannt und gefürchtet. Sie endet meist durch Metastasierung im Lumbalkanal. Die Bakteriämie im Schüttelfrost zu Beginn der Pneumonie dagegen führt nie zu anderer Metastasierung als am typischen Ort der Organfixation, den Lungen.

Die Pneumokokken gehören in die Familie der Streptokokken. Sie zeigen wie viele andere Streptokokken vergrünendes Wachstum und im Mikroskop Diplolanzettform. Im Tierkörper bilden sie Kapseln, die das typenspezifische Antigen enthalten. Kulturell unterscheidet man sie von anderen Streptokokken mittels ihrer Optochin- und Galleempfindlichkeit. Doch sind auch diese Merkmale nicht ganz zuverlässig und finden sich auch bei anderen Streptokokken. „Übergangsformen" von vergrünenden Streptokokken, die manche Eigenschaften der Pneumokokken aufweisen, findet man häufig gerade im Auswurf entfiebernder Pneumoniker.

Der Ausbau der Typenlehre ist für die Epidemiologie zweifellos wertvoll; die Pathogenese wird davon nur insofern berührt, als die Frage entsteht; ob die Empfänglichkeit eines Menschen für Lobärpneumonie auf die Infektion mit bestimmten Typen beschränkt ist, oder von einem zum anderen übergreift.

Inwieweit die Kapselantigene der Pneumokokken außer durch Allergisierung in die Pathogenie der Pneumonie eingreifen, ist unbekannt. Sie besitzen jedenfalls keinerlei Toxinwirkung. Nach überstandener Pneumonie findet man im Patientenserum typenspezifische Antikörper.

Nach überstandener Pneumonie findet man im Patientenserum typenspezifische Antikörper.

**Pneumokokken-Peritonitis.** Die hämatogene eitrige Peritonitis kommt fast ausschließlich im Kindesalter vor. Sie entspricht nach ihrer Pathogenese vollständig der krupösen Pneumonie und beginnt wie diese gewöhnlich mit einem Schüttelfrost aus voller Gesundheit heraus, der klinischer Ausdruck einer kurzen, auf hyperergischer Reaktionslage beruhenden *Generalisation* ist. Das elektive Lokalisierungsvermögen (S. 28) für den Pneumokokkus liegt aber beim Kinde noch nicht so einförmig fest wie beim Erwachsenen, der den generalisierenden Pneumokokkus stets auf die Lungen abdrängt, so daß es zu der für das mittlere Kindesalter typischen peritonealen *Organmanifestation* kommt.

**Pneumokokken-Meningitis.** Nicht allzu selten ist auch eine hämatogene Ansiedlung von Pneumokokken im Lumbalkanal. Sie ist pathogenetisch scharf zu unterscheiden von der otogenen Durchwanderungsmeningitis und der septisch-metastatischen Meningitis mit Pneumokokken. Auch sie findet sich in gemäßigten Zonen hauptsächlich bei Kindern, in warmen Ländern aber häufiger auch bei jüngeren Erwachsenen; insbesondere ist sie gleichzeitig mit den großen afrikanischen Meningokokkenepidemien nach dem 1. Weltkrieg dort oft angetroffen worden, so daß man sich gerade dort des Eindrucks nicht erwehren konnte, daß das „Spezifische" an diesen Epidemien nicht der Erreger, sondern die meningitische Disposition der Menschen war. Übrigens kamen gleichzeitig auch vermehrt die sonst nur höchst seltenen *hämatogenen Streptococcus-haemolyticus- und Influenzabazillenmeningitiden* zur Beobachtung.

Für die Pathogenese dieser Meningitiden gilt dasselbe wie bei der Pneumokokkenperitonitis.

**Epidemische Meningitis.** Sie ist eine neue, erst seit der letzten Jahrhundertwende allgemein bekannt gewordene Krankheit.

Eine feste *Inkubationszeit* ist nicht feststellbar.

Wenn auch die Verläufe bei ihr sehr wechseln, so hebt sich doch, besonders in Epidemiezeiten, ein ziemlich typischer, normierter Verlauf heraus, indem nach vieldeutigen grippalen Prodromalerscheinungen die eigentliche Krankheit plötzlich einsetzt, häufig mit Schüttelfrost und Erbrechen. Die Allgemeinsymptome der Infektion sind anfänglich stets deutlich ausgeprägt. Daß eine *Generalisation* im Beginn als gesetzmäßig angesehen werden muß, geht schon daraus hervor, daß die Ansiedlung im Lumbalkanal kaum auf anderem Wege stattfinden kann; die lymphogene Infektion vom Nasenraum aus ist unwahrscheinlich. Bei leichten Fällen kommt es nach mehrtägiger Continua zum lytischen Fieberabfall, bei schweren macht der eitrige Hirnhautprozeß eine unregelmäßige, remittierende Fieberkurve, die z. T. durch gelegentliche unregelmäßige

Bakteriämien mit oder ohne Schüttelfröste unterbrochen ist; sie gehen von der großen Resorptionsfläche des Lumbalkanals aus.

Die *Organmanifestation* zeigt den Charakter einer lokalen Infektion mit gewöhnlicher eitriger Entzündung und erzeugt das führende Symptom der Meningitis.

Daß für die *Empfänglichkeit*, die nur ein Zehntel der nachweislich Infizierten erkranken läßt, eine hyperergische Reaktionslage gegen den Infektionsstoff mitspielt, muß angenommen werden. Ähnlich, wie bei allen Infektionen auf der Grundlage einer hyperergischen Reaktion verhält sich auch bei der Meningitis epidemica die Altersdisposition, die laufend bis zum 25. Lebensjahr hin geringer wird. MORAWITZ u. a. Autoren meinen, daß in Epidemiezeiten sich auch Meningitiden anderer Ätiologie in vermehrter Anzahl finden, so „daß man das Spezifische, was zur Epidemie führt, im Menschen, nicht in Virulenzänderungen des Erregers suchen muß". – Das Überstehen der Krankheit soll eine ziemlich sichere *Immunität* verleihen; ihre Dauerhaftigkeit dürfte jedoch bei der ausgesprochenen Altersdisposition und der relativen Seltenheit der Krankheit schwer zu beurteilen sein.

Unter der Voraussetzung, daß das betr. Individuum sich tertiärallergisch (immun) verhält, kann der Meningokokkus Sepsis machen. Die Meningokokkensepsis (s. auch S. 203) tritt meist ohne Meningitis auf. Sie muß pathogenetisch und klinisch von der Meningitis epidemica unterschieden werden und ist ein rein tertiärer von einem Sepsisherd ausgehender Prozeß. Sie ist oft von starken Exanthemen begleitet (Waterhouse-Friderichsen-Syndrom), die pathogenetisch wie alle „septischen Exantheme" (s. S. 202) aufzufassen sind, aber doch zeigen, daß der Körper gegenüber Meningokokken besonders stark zu anaphylaktoiden Reaktionen neigt.

Der *Meningococcus* ist ein naher Verwandter von Micrococcus catarrhalis und Gonococcus (s. S. 24). Er ist gram-negativ, semmelförmig, seine künstliche Kultur ist oft schwierig. Zu Beginn der Krankheit wird er meist intra-, später auch oft extrazellulär angetroffen. Bei Abklingen der Krankheit sind regressive Veränderungen, Riesen- und Zwergkolonien u. a., in der Kultur feststellbar. Die Versuche, eine bestimmte Anzahl fester serologischer Typen wie bei den Pneumokokken aufzustellen, haben nicht zu einem praktischen Ergebnis geführt.

**Arthritis gonorrhoica acuta.** In den weitaus meisten Fällen verläuft die gonorrhoische Infektion als Lokalinfektion, von der Eintrittspforte aus höchstens per continuitatem aszendierend, sei es beim Mann, sei es beim Weibe. Nur in einer Minderzahl kommt es zu einer kurzfristigen echten zyklischen *Generalisation*, die auch klinisch mit den entsprechenden Allgemeinsymptomen einherzugehen pflegt, und anschließend zu einer *Organmanifestation* fern von der Eintrittspforte führt, typischerweise in Gelenken, selten an Pleura oder Endokard. Aus dem befallenen Gelenk läßt sich meist ohne große Schwierigkeit im frischen akutentzündlichen Zustand der Gonokokkus herauszüchten. Fast immer erkranken im Beginn einer solchen zyklischen Streuung zuerst mehrere Gelenke, wie das einem hyperergischen Stadium entspricht; schon nach wenigen Tagen zieht sich aber der Prozeß auf meist nur eines zurück, das durch seine lokalisierte und bald eitrig werdende Entzündung dann dem Körper wieder die Gelegenheit der „tertiären" Reaktion, d. h. der Rückführung der Hyper- über die Hyp- zur positiven Anergie gibt.

Eine solche zyklische Gonorrhöeerkrankung kann plötzlich im akuten Stadium des eitrigen Fluors als ein „Rückfall" aus einer angeboren bzw. arteigen tertiären Empfindlichkeitslage in eine hyperergische, gewissermaßen als ein Atavismus, auftreten; häufiger tut sie es im chronischen, klinisch mehr oder weniger latenten Zustand, besonders bei der Frau, auch hier ein Zeichen der Labilität des symbiontischen Anpassungsverhältnisses von Gonokokkus und Mensch. Die Eintrittspforte ist in letzterem Fall wie bei den anderen zyklischen Infektionskrankheiten beinahe reaktionslos und jedenfalls klinisch okkult. Im ersten Fall ist oft der Prozeß noch sehr frisch und noch mehr serös als schon stark eitrig; er wird letzteres aber dann bald anschließend, im Sinne einer tertiären Entzündung an der Eintrittspforte (wie wir sie in dieser Krankheitsgruppe ja gerade bei Pneumonie und Erysipel auch sehen, wie sie auch schon z. B. bei manchen Tuberkuloseverläufen, beim Lymphogranuloma inguinale u. a. erwähnt wurde).

Der *Gonokokkus* steht morphologisch, kulturell und serologisch dem Meningokokkus so nahe, daß seine Unterscheidung von diesem ohne Wissen um die Herkunft des untersuchten Materials sehr schwer sein kann. Auch in bezug auf die intrazelluläre Lagerung, also eine wichtige symbiontische Eigenschaft, besteht Übereinstimmung zwischen den beiden Vertretern der sog. Mikrokokkengruppe. Unter diesen Umständen ist es nicht verwunderlich, daß sich die beiden Keime auch pathogenetisch ähnlich verhalten. Ungeklärt bleibt freilich die Genese ihrer so typischen und so zäh festgehaltenen Organotropien.

**Erysipel.** In noch höherem Anteil als die krupöse Pneumonie verläuft die Wundrose nicht mit typischer Fieberkurve (initialer Schüttelfrost, 5-, 7- oder 9tägige Continua, kritische Entfieberung). Ist diese aber vorhanden, so ist an ihrem zyklischen Charakter kein Zweifel; gelingt es doch dann auch unschwer, die hämolysierenden Streptokokken aus dem Blut zu züchten. Fast noch häufiger sind freilich die leichten Verläufe, die – wie etwa die Bronchopneumonie im Vergleich zur krupösen – dann den Charakter einer Lokalinfektion haben.

Die *Inkubationszeit* wird wechselnd mit ½–3 Tagen angenommen; jedenfalls ist sie kurz, wie bei allen Krankheiten dieser Gruppe, da schon vor Krankheitsausbruch eine stärkere Hyperergielage vorhanden sein muß.

Die *Generalisation* ist ebenfalls auf Stunden beschränkt.

Die *Organmanifestation*, der Hautprozeß, der sich in fast 90% der Fälle am Kopf, vor allem am Gesicht abspielt, gelegentlich aber auch auf die Schleimhäute übergehen kann, geht immer von der Eintrittspforte aus, wie wir das schon mehrfach bei Infektionskrankheiten (z. B. dem Lymphogranoloma inguinale) gesehen haben.

Eine länger vorhaltende *Krankheitsimmunität* hinterläßt das Erysipel nicht, im Gegenteil besteht eine erhöhte individuelle Disposition zu Neuerkrankungen bzw. Rückfällen, wie ja auch schon beim Zustandekommen dieser Streptokokkenkrankheit weniger die Infektion (dies höchstens bei sehr virulenten Infektionen, wie sie z. B. in Lazaretten vorkommen können) als die *Empfänglichkeitslage* des Individuums den Ausschlag gibt, so daß man vielerorts heute das Erysipel gar nicht mehr zu den Infektionskrankheiten rechnet bzw. seine Kontagiosität praktisch nicht berücksichtigen zu müssen glaubt (ebenso wie bei der krupösen Pneumonie).

*Streptokokkensepsis* nach Erysipel kommt vor, wenn auch nicht häufig.

Der sog. *Erysipelstreptokokkus* ist kulturell von anderen hämolysierenden Streptokokken nicht zu unterscheiden. Er stellt auch keine getrennte Art dar, ja mancher hat sich schon sein Erysipel z. B. durch Berührung mit einem Scharlachpatienten geholt. Allgemeines über Streptokokken vgl. S. 187.

### Schrifttum.

Ask-Upmark, E.: On periodic fever. Acta societatis medicorum Suecanae, I. Marcus, Stockholm 1938. – Berger, W.: Symptomatologie und Tuberkulosebeweis bei Polyarthritis. Beitr. Klin. Tbk. 88, 539 (1936). – Bingold, K.: Über Krankheitszustände mit wellenförmigem Fieber. Med. Klin. 1942, 582. – Büngeler, W.: Wann soll der Leprakranke isoliert werden? Münch. Med. Wschr. 1941, 1301. – Castellani De Chisimaio, A. und A. u. A. J. Jacono: Osservazioni sulla febbre ricorrente (forme croniche). Riforma med. 1942, 359. – Doerr, R.: Ausbreitung und Auswirkung toxischer und infektiöser Agenzien im peripheren Nervensystem. Z. Neurol. u. Psych. 173, 621 (1941). – Ders. u. E. Berger, Herpes, Zoster und Encephalitis. In Kolle-Kraus-Uhlenhuth, Handb. d. path. Mikroorg. 8, 1415 (1930). – Gins, H. A.: Beiträge zur Pathogenese und Epidemiologie der Infektionskrankheiten. Gg. Thieme, Leipzig 1935. – Höring, F. O.: Über die Entstehung der typischen Fieberverläufe bei akuten Infektionskrankheiten. Klin. Wschr. 1940, 361. – Ders.: Über die Entstehung des rhythmischen Fieberverlaufs bei Infektionskrankheiten. Arch. Schiffs- u. Trop. Hyg. 44, 421 (1940). – Ders.: Zur Pathogenese der Invasionskrankheiten. Trop. hyg. Schriftenreihe H. 9, 5 (1943). Hippokrates-Verlag, Stuttgart. – Ders.: Die klinischen Verläufe der Malariakrankheiten und ihre pathogenetische Erklärung. Dtsch. Med. Wschr. 1947, 503 u. 615, 1948, H. 9–12. – Ders.: Typhus abdominalis, Klinik und Therapie in ihren pathogenetischen Zusammenhängen. Vorträge aus der praktischen Medizin, 16. Heft. F. Enke Stuttgart 1943. – Ders.: Beiträge zur Kenntnis der monolymphozytären Anginen. Münch. Med. Wschr. 1933, 883. – Ders.: Die Systematik uncharakteristischer Infektionen und deren Stellung im nosologischen System. Z. klin. Med. 121, 231 (1932). – Ders.: Neuere Ergebnisse der Gelbfieberforschung als Beiträge zur Pathogenese der Viruskrankheiten. Klin. Wschr. 1939, 1013. – Home, F.: Edinbourgh 1759, zit. nach Glanzmann im Handb. d. inn. Med., 3. Aufl. 1934, Bd. 1. – Hübschmann, F.: Die pathologische Anatomie der Tuberkulose. Berlin, Jul. Springer 1928. – Ders.: Die Tuberkulose des Menschen. Leipzig 1939. – Husler, J. und H. Spatz: Die „Keuchhusten-Eklampsie" (Zur Klinik und pathologischen Anatomie). Z. Kinderheilk. 38, 428 (1924). – Kalbfleisch, H.: An die physiologischen Segmente der Lunge gebundene pathologische Vorgänge des Organs. Allg. pathol. Schriftenreihe H. 3/4, 5 (1942). – Lauche, A.: Über die Beziehungen der verschiedenen Formen der Lungenentzündung zu der Reaktionslage im Körper. Dtsch. Med. Wschr. 1937, 165. – Müller, H.: Poliomyelitis und Immunitätsschwankung. Z. Kinderheilk. 62, 162 (1940). – Naegeli, O.: Zur Biologie des Herpes simplex. Münch. Med. Wschr. 1936, 339. – v. Neergaard, K.: Zur Meteoropathologie und Reaktionspathologie der Poliomyelitis. Klin. Wschr. 1942, 1025. – Petenyi, G.: Über die Entwicklung des Masernvirus. Klin. Wschr. 1927, 1953. – Pette, H.: Die akut entzündlichen Erkrankungen des Nervensystems. Gg. Thieme, Leipzig 1942. – De Rudder, B.: Die akuten Zivilisationsseuchen. Gg. Thieme, Leipzig 1934. – Schittenhelm, A.: Maltafieber und Banginfektion. Klin. Wschr. 1932, 905. – Schottmüller, H.: im Handb. d. inn. Med. 2. Aufl. 1925, Bd. I. – Schüffner, W.: Zur Klinik der Malaria. Dtsch. Med. Wschr. 1941,

1251. – Sturm, A.: Über die Segmentpneumonie. Klin. Wschr. 1943, 406. – Toomey, J. A.: zit. nach H. Schmid, Grundlagen der spezifischen Therapie. Bruno Schultz Verlag, Berlin 1940. – Wallgren, A.: Über die Inkubationszeit der Tuberkulose. Arch. Kinderheilk. 124, 1 (1941). – Wenckebach, G. K.: Wiedererkrankung an Psittakosis. Med. Klin. 1936, 1594.

# B. Die lokale Infektion

## 1. Akute Lokalinfektionskrankheiten mit hyperergischer Allgemeinreaktion.

*(Angina- und hyperergische Darmschleimhautkrankheiten.)*

Als pathogenetisch verwandt zeichnet sich eine Gruppe von Krankheiten ab, bei denen zwar die Symbiosestörung lokal beschränkt bleibt, soweit es aus den klinisch-bakteriologischen Blutuntersuchungen hervorzugehen pflegt, bei denen aber doch der Infektionsvorgang „irgendwie vorwiegend von innen heraus" erfolgt. Im einzelnen bestehen darüber trotz der Banalität dieser Infektionskrankheiten, d. h. ihrer großen Häufigkeit und sozialen Bedeutung, noch große Lücken in unseren Kenntnissen, die sich jedoch bei stärkerer Einbeziehung funktionellen Denkens in die Infektionslehre langsam zu schließen beginnen. Es handelt sich um die Gruppe der Anginakrankheiten, Angina, Scharlach, Diphtherie, einerseits, die gewisser akuter Darmkrankheiten, Appendicitis, Cholera, Bazillenruhr, andererseits.

Die Lokalisation dieser Krankheiten ist dort, wo normalerweise im Menschen eine symbiontische Schleimhautbesiedlung vorhanden ist: Mundhöhle und obere Luftwege sowie Dick- und unterer Dünndarm, und *ihre Erreger stehen auch in engem verwandtschaftlichem Verhältnis zu den jeweiligen Normalsymbionten:* Mundstreptokokken – hämolysierende Streptokokken, Coryne – (= Pseudodiphtherie-) Bazillen – Diphtheriebazillen, Enterokokken – hämolysierende Enterokokken, Colibazillen – Ruhrbazillen, Darmvibrionen (V. Metschnikoff, V. El Tor) – Choleravibrionen (vgl. auch S. 23 ff. und die dortige Übersichtstabelle). Ja, bei manchen von ihnen, gewissen hämolysierenden Streptokokken und den E-Ruhrbazillen, steht die Frage zur Diskussion, ob sie nicht unter gegebenen Voraussetzungen (unspezifischen Tonsillitiden bzw. Enterocolitiden, besonders Säuglingsdurchfällen) als Varietäten oder Modifikationen autochthon aus den Normalsymbionten entstehen, ohne daß sie exogen zugeführt waren. Und trotzdem bei den meisten die Krankheitsentstehung klar an die exogene „Ansteckung" bzw. die epidemische Ausbreitung gebunden ist, spielt doch für die Pathogenese aller dieser Krankheiten die individuelle Disposition bzw. Empfänglichkeit eine überragende Rolle.

Das zeigt sich schon darin, daß diese Krankheiten ganz vorwiegend Kinderkrankheiten sind oder wenigstens – besonders was Ruhr und Cholera angeht – solche der jüngeren Lebensalter, und dies nicht etwa deshalb, weil sie eine lebenslängliche Immunität wie etwa die Masern hinterlassen, wodurch der in der Kindheit Erkrankte als Erwachsener gefeit wäre. Im Gegenteil, diese Krankheiten hinterlassen keine echte Krankheitsimmunität, wie es ja keine Lokalinfektion tut. Und wegen dieses Zusammenhangs nicht mit einer spezifischen Krankheitsimmunität, sondern einer unspezifischen Reifung liegt gerade bei dieser Gruppe von Krankheiten die *Betrachtung unter dem phylogenetischen Gesichtswinkel* besonders nahe (vgl. S. 15 ff.): sie sind, allgemein gesagt, Erscheinungen der noch nicht endgültig stabilisierten phylogenetischen Anpassung des Menschen an seine Normalsymbionten und betreffen deshalb – entsprechend dem biogenetischen Grundgesetz, daß sich die Phylo- in der Ontogenese wiederholt – bevorzugt das noch nicht ausgereifte menschliche Individuum. Man trifft aber auch bei Gleichaltrigen auf erhebliche Reifungsunterschiede, d. h. dispositionelle Verschiedenheiten, vor allem gegenüber den Erregern aus der Streptokokken-, auch der Coli-Ruhr-Gruppe, und umgekehrt sehen wir auch bei diesen Keimen eine besonders weitgehende Variabilitätsneigung (vgl. S. 26).

Wenden wir nun zunächst den *Entstehungsbedingungen der einfachen Angina und der Appendicitis* unsere Aufmerksamkeit zu!

Die Empfänglichkeitsschwankungen bei diesen beiden hängen zunächst stark mit der *anatomischen Beschaffenheit der Organe* zusammen, die sie befallen, jenen lymphatischen drüsenähnlichen Gebilden, Tonsillen und Appendix, deren Größe und Struktur zwar auch schon mit dem Lebensalter eine gewisse Rückbildung zu zeigen pflegt, aber auch von der ererbten Konstitution des Individuums abhängen (Adenoide, Lymphatismus). Empfänglichkeit für und Heilungstendenz bei Infektion sind also zum Teil konstitutionell. – In bezug auf die *physiologischen Funktionen* dieser Organe bestehen noch immer große Unklarheiten. Sie werden oft gerade funktionell als in toto in phylogenetischer Rückbildung begriffene, rudimentäre Organe angesehen; doch dürften sie, wenigstens noch in der Jugend, doch erhebliche funktionelle Bedeutung besitzen, wenn auch schon da nicht lebensnotwendig sein. Auf diese Bedeutung weist zunächst ihr Standort in der Gegend hin, wo obligat bakteriell besiedelte Körperhöhlen mit solchen fakultativer bzw. abnehmender Besiedlung zusammenstoßen. Ihr den Lymphdrüsen ähnlicher, histologischer Bau ließ vermuten, daß diesen auch ihre Funktion entspräche; doch werden Bakterienansammlungen in ihnen nur bei hochgradigen Stauungszuständen (Nasentamponade, Ileus) gefunden, so daß sie keine normal afferenten Lymphgefäße haben bzw. Lymphzufuhr erfahren dürften. Wohl aber besteht in den Tonsillen laufend eine Absonderung von serösem leuko- und lymphozytenhaltigem Sekret durch die intakte Epitheldecke hindurch, das sich den Schleimhautsekreten des Mundes beimischt (Lit. bei HOFER), auf deren wichtige Rolle bei der Aufrechterhaltung der normalen Symbiose schon eingegangen wurde (S. 29). So sind die Tonsillarorgane sicher funktionell in die Abwehr von Symbiosestörungen eingeschaltet (Abwehrtheorie) und haben außerdem als Angehörige des retikuloendothelialen Systems auch an spezifischen Immunisierungsprozessen teil (Theorie der Immunisierungsdrüsen) neben – allerdings noch nicht sichergestellten – anderen echt endokrinen Funktionen (Wachstumsregulation in Zusammenwirken mit der Hypophyse?).

Jedenfalls reagieren sie bei allen allgemein-infektiösen und -toxischen Prozessen histologisch und oft auch klinisch mit (ersteres nachgewiesen bei Poliomyelitis und Diphtherietoxinvergiftung, klinisch bei Lues!), und im Tonsillensekret sind Viren bei den entsprechenden Infektionen schon zu einer Zeit nachweisbar, wo sich die Krankheit noch gar nicht manifestiert, z. B. bei Vakzinierung schon vor Angehen der Impfpustel (GINS, HACKENTHAL und KAMENTZEWA). Auch tierexperimentell lassen sich vom Blutwege aus durch intravenöse Injektion (in die Carotis) von Strepto- und Staphylokken Anginen erzeugen (KRAUSPE). Die große Bedeutung aller Tonsillarorgane macht sich aber vor allem darin bemerkbar, daß pathologische Zustände in ihnen, also funktionell gesprochen: ihre Insuffizienz zu schweren Gesundheitsstörungen führen kann (s. „zweites Kranksein").

Vom Standpunkt der Infektionslehre aus interessieren vor allem die *Änderungen der Mund- und Darmflora*, die von der Intaktheit der Schleimhäute und Tonsillarorgane beeinflußt sind und sich im Verlauf der Krankheiten dieser Gruppe abspielen. Auf sie sei deshalb noch einmal eingegangen!

1. Die Zusammensetzung und Beschaffenheit der *Mundflora* ist ein feiner Indikator nicht nur für den Lokalbefund, d. h. eventuelle Krankheitsprozesse im Raume der Mundhöhle und oberen Luftwege, sondern auch für viele Allgemeinerkrankungen. Auch nicht infektiöse Schleimhautprozesse, etwa bei Urämie, Hg-Stomatitis oder dgl., führen im Prinzip zur gleichen Floraveränderung wie infektiöse, und ähnliches gilt auch bei fieberhaften Allgemeinstörungen, wenn dabei auch die Veränderungen nur viel geringfügiger sind als beim Vorhandensein von entzündlichen oder gar ulzerativen Prozessen. In allen solchen Fällen kann man von einer Dysbakterie der Mundflora sprechen, wie ich das an Einzelbeispielen ausführen konnte (1933).

Der aerob wachsende Teil der normalen Oberflächenflora der Tonsillen stellt in der Kultur ein der Anzahl nach ziemlich gleichmäßiges Gemisch von Strepto- und Mikrokokken bei Überwiegen der gramnegativen Mikrokokken dar; es fehlt dabei jede Hämolyse, sei es in Form von einzelnen stark hämolysierenden, sei es von vielen schwach hämolysierenden Kolonien. Nicht selten finden sich auch Pseudodiphtheriebazillen. Auf die schon im Gesunden ebenfalls recht formenreiche anaerobe Flora (Streptokokken, Spirillen u. a.) sei nur hingewiesen. Je akuter und schwerer nun die Krankheitsprozesse der Tonsillen oder Schleimhäute sind, um so mehr sieht man sich das normalerweise konstante Verhältnis von Strepto- und Mikrokokken zugunsten ersterer verschieben und zugleich unter ihnen ein der Schwere des Prozesses parallel gehendes Hämolysierungsvermögen auftreten. Auch in sonstigen, z. B. biochemischen Eigenschaften (Milchzuckervergärung usw.), findet eine allmähliche Floraverschiebung bis zum Vorhandensein der typischen pathogenen Formen statt, und neben diesen pflegen noch die nicht pathogenen in immer mehr zurücktretender Menge nachweisbar zu sein, bis schließlich eine „Reinkultur" der pathogenen vorliegt. So finden wir z. B. bei der Rachendiphtherie neben den Erregern fast immer zahlreiche Pseudodiphtheriebazillen und entsprechend dem ulzerativen Prozeß auch hämolysierende Streptokokken. In etwas verschiedener, aber ähnlicher Weise findet auch bei der Heilung die Normalisierung der Flora statt. Diese Gesetzmäßigkeiten sind bei spezifischen und bei nicht spezifischen Prozessen im Prinzip die gleichen, nur quantitativ verschieden, sie können also primär oder sekundär sein, durch spezifische exogene Infektion oder durch Änderung des „Nährbodens" ins Rollen gebracht. Die Wechselwirkung zwischen den Angehörigen der Flora und dem Gewebe bezieht sich also nicht etwa nur auf die pathogenen Keime, wenn diese auch bei den spezifischen Prozessen im Krankheitsherd überwiegen oder sogar allein vorhanden sind (vgl. auch S. 27 ff.). Bei diesen lokal bleibenden Infektionskrankheiten liegt also immer eine ausgedehnte Symbiosestörung und nicht nur ein Ein-Keim-Prozeß wie bei den generalisierenden-zyklischen vor.

2. Auch an der *Darmflora* geben sich schon kleine Abweichungen der Darmfunktion und des Zustands der Schleimhäute, seien sie spezifisch-infektiöser Natur oder unspezifische Ernährungsstörungen akuter oder chronischer Art deutlich zu erkennen. Nissle hat dafür den Ausdruck der Dysbakterie des Dickdarms geprägt. Die in solchen Fällen vorhandenen Keime zeigen in der Kultur mehr oder weniger starke Abweichungen vom typischen Verhalten der Darmbakterien, und bei den Colibakterien immer solche, die sie pathogenen Arten annähern. Im Darm tritt neben die Floraverschiebungen bei pathologischen Verhältnissen noch die Möglichkeit hinzu, daß sich der Standort der Flora gegenüber der Norm verändert und retrograd in normaler Weise ganz oder fast keimfreie Dünndarmabschnitte hinein ausdehnt. Inwieweit auch noch eine Insuffizienz der an der Nahrungsaufschließung beteiligten Florafunktion mitspielt, ist unbekannt; nur so viel ist gewiß, daß pathologische Darmflorabedingungen durch Vitaminzersetzung im Darm in den Vitaminhaushalt des Körpers schädigend eingreifen können. Jedenfalls bestehen nicht nur rein morphologisch, sondern auch funktionell sicher zwischen Darmflora und Allgemeinzustand des Wirts besonders enge Beziehungen (vgl. auch Höring 1936). Und in der Aufrechterhaltung der normalen Floraverhältnisse besteht die wichtige Aufgabe der Darmschleimhaut mit ihren Sekreten und ihrer lymphatischen Organe, Appendix und Peyersche Plaques.

Der wichtigste normale Darmsymbiont ist das Bacterium coli. Es ist ein bezüglich seiner Lebensbedingungen sehr anpassungsfähiges, gram-negatives Stäbchen von äußerst wechselnder Form und Größe, wächst leicht aerob und anaerob und bewirkt aerob Gärung ($CO_2$-Bildung), anaerob Fäulnis (Indolbildung). Es ist stark beweglich und kann die meisten ihm angebotenen Zukkerarten vergären. Die ihm nahe verwandten „pathogenen" Arten, Typhus-, Paratyphus- und Ruhrbazillen, unterscheiden sich von ihm dadurch, daß ihnen jeweils die eine oder andere dieser Eigenschaften abgeht, daß sie also den im Darmmilieu stark wechselnden Daseinsbedingungen nicht ebenso vielseitig angepaßt sind. Sie besitzen dafür als Ausdruck ihrer Wechselwirkung mit dem menschlichen Gewebe, d. h. ihrer antigenen Fähigkeiten, agglutinatorische Eigenschaften, die das Bacterium coli nur in weniger hohem und weniger spezialisiertem Maße hervorbringt. Das Bacterium coli ist ihnen gegenüber äußerst variabel, es ist durch seine Daseinsbedingungen leicht beeinflußbar und verliert dabei oft vorübergehend die eine oder andere Eigenschaft, um sie dann häufig, besonders in der künstlichen Kultur, später wieder zu erwerben. Daraus erklärt sich auch seine wechselnde Erscheinungsform bei der Dysbakterie des Dickdarms, übrigens ebenso auch diejenige im Tierdarm und bei seinem freien Vorkommen außerhalb des Darms von Mensch und Tier.

Neben dem Bacterium coli kommen mehr oder weniger regelmäßig im Darm des Gesunden Streptokokken vor, die eine Standortvarietät dieser formenreichen Keime sind und als Enterokokken bezeichnet werden, weiterhin oft Keime aus den Gruppen der Staphylokokken, diphtherieformen Bazillen, Heubazillen, anaeroben grampositiven Stäbchen, Spirochäten u. a. Im Vergleich mit den Colibakterien kommt diesen allen weder zahlenmäßig noch klinisch größere Bedeutung zu. Nur unter besonderen Verhältnissen, so vor allem bei Appendicitis, ulzerösen Colitiden u. ä., mögen die hierbei fast regelmäßig vorhandenen hämolysierenden Strepto- oder Enterokokken, auch Proteus-, Pyocyaneus- u. a. Bazillen, eine engere Wechselwirkung mit dem Gewebe eingehen. Zu erwähnen ist ferner, daß sich nicht nur in Choleraländern, hier aber besonders oft, im Darm vieler Gesunder Vertreter der Familie der Kommabazillen (Vibrionen) finden, zu denen ja auch der Choleraerreger gehört, und ebenso die harmlose Amoeba coli besonders häufig dort, wo auch die Entamoeba histolytica weiter verbreitet ist.

Noch eines weiteren Bestandteils der Darmflora sei hier Erwähnung getan, der *Bakteriophagen*. Gelegentlich schon in normalen Stühlen nachweisbar, findet man sie in pathologischen gehäuft und in wechselnder Spezifität. Zweifellos stehen sie mit Darmfloraveränderungen in ursächlichem Zusammenhang, ohne daß man bisher sichere Gesetzmäßigkeiten dabei aufdecken konnte. So hat auch ihre therapeutische Anwendung gerade bei Darmkrankheiten physiologisch immer noch schwache Unterlagen, und die Erfahrungen dabei haben sehr wechselnde Bewertung gefunden.

Bei den Bakteriophagen handelt es sich um ultrafiltrable vermehrungsfähige Stoffe, die den Viren in vielen Eigenschaften ähnlich sind, und die auf die betreffenden Bakterien, auf welche sie spezifisch eingestellt sind, teils auflösend und abtötend, teils aber auch nur hemmend einwirken. Sie rufen an ihnen außerdem häufig morphologische und kulturelle Veränderungen hervor, die sowohl pathogene Arten den verwandten apathogenen, als auch umgekehrt apathogene den ihnen verwandten pathogenen annähern können. Bei Coli- und Typhusbazillen kann unter Phagenwirkung auch Hämolysierungsvermögen auftreten. Daraus geht hervor, daß nicht von vorneherein behauptet werden kann, daß die Phagen stets in heilendem Sinne wirken, sondern daß auch damit gerechnet werden muß, daß sie die „Virulenz" der Keime erhöhen können. Den Vira gleichen sie auch dadurch, daß sie im Wirtsorganismus antigen wirken, d. h. bei parenteraler Verabreichung lösen sie die Produktion von Antikörpern, sog. Antiphaginen, aus, die die Phagenwirkung auf Bakterien im Experiment aufzuheben imstande sind. Auch diese Tatsache würde, unter dem Gesichtspunkt der Zweckmäßigkeit betrachtet, dagegen sprechen, daß sie stets ein für den Wirt nützliches Substrat darstellen. Aus diesen ihren Eigenschaften geht jedenfalls hervor, daß diese sehr eigenartigen Substanzen pathogenetisch im Krankheitsgeschehen kaum ganz gleichgültig sein werden; jedoch durchschauen wir heute ihre pathogenetische Bedeutung noch keineswegs.

Ausgehend von der Betrachtung dieser Floraverhältnisse können wir nun die Angina- und die Darmkrankheiten dieser Gruppe ansehen als *Symbiosekrankheiten* in engerem Sinne, charakterisiert durch die Unfähigkeit der Schleimhäute und ihrer lymphatischen Organe, die Normalsymbiose aufrechtzuerhalten, wodurch es zu den starken Florastörungen kommt, und zwar entweder zu sekundärer (endogener) Symbioseentgleisung oder zu primärer, teils endo-, teils exogener Symbiosestörung. Sekundäre Entzündungen der Schleimhäute mit oder ohne stärkere Einbeziehung der Tonsillarorgane finden sich hauptsächlich als Stomatitis bzw. Angina einer-, als Colitis andererseits bei Lues, Leukämien, Agranulozytose, Urämie, Schwermetallvergiftung; die primäre Form sehen wir meist in Form der isolierten Entzündung der tonsillären Organe als die gewöhnliche Angina catarrhalis, lacunaris oder follicularis bzw. als die leichte, oft rezidivierende oder die akute eitrige Appendicitis. Bei beiden kann ursächlich entweder das endogene und meist schwer faßbare Moment (oft als „Erkältung" oder dgl. gedeutet) oder aber das exogene überwiegen, das als epidemische Häufung oder, wie bei Anginen so häufig, als greifbare Kontaktansteckung klinisch sehr viel eindrucksvoller zu sein pflegt.

Außer diesen einfachen Entzündungen der Schleimhäute bzw. Tonsillarorgane gehören aber auch in diese Gruppe infolge ihrer prinzipiell zum mindesten im Krankheitsbeginn gleichen Pathogenese Krankheiten, bei denen die exogene Infektion noch sehr viel deutlicher infolge ihres epidemiologischen Verhaltens hervorzutreten pflegt und *zur reinen Symbiosestörung noch pathogenetische Mechanismen besonderer Art hinzukommen,* und zwar entweder im Sinne der *Lokalinfektion mit Exotoxinwirkung* (vgl. S. 64) oder *mit lokaler Überempfindlichkeit* (vgl. S. 63), und zwar an Mundhöhle, Tonsillen und oberen Luftwegen Scharlach und Diphtherie, an Dick- bzw. Dünndarm ,Ruhr und Cholera. Bei den beiden ersten ist pathogenetisch zu beachten, daß wir klinisch den exotoxischen Mechanismus allein oder wenigstens ohne tonsilläre Symbiosestörung erleben können in Form des *Wundscharlachs* und der *Wunddiphtherie,* die aber beide durchschnittlich viel weniger heftig und mit geringerer Allgemeinreaktion, eben mehr nur als Toxinvergiftungen verlaufen – abgesehen von den Folgen der örtlichen Wundeiterung. Dieser Umstand zeigt deutlich, daß auch bei diesen beiden Krankheiten klinisch zunächst das Entscheidende nicht so sehr die Exotoxinwirkung, sondern vielmehr die Symbiosekrankheit ist.

Nun wurde schon bei der Besprechung der Funktion der Tonsillarorgane hervorgehoben, daß diese nicht nur für die lokalen Verhältnisse in Mundhöhle, oberen Luftwegen und Darm von Bedeutung sind, sondern auch als Teil des retikuloendothelialen Systems und Immunisierungsdrüsen im Rahmen von Allgemeininfektionen mitreagieren. Auch das klinische Bild aller Krankheiten dieser Gruppe ist ja durch eine starke Allgemeinreaktion, d. h. ausgeprägte Allgemeinsymptome der Infektion, gekennzeichnet. Und je mehr die Forschung in ihre Pathogenese eindringt, um so mehr wird das Augenmerk darauf gerichtet, daß *in ihrem Beginn nicht so sehr nur eine lokale Symbiosestörung steht, sondern sich wichtige Vorgänge abspielen, die den Gesamtorganimus betreffen.*

Dafür spricht schon die klinische Erfahrung, die zeigt, daß die Störung des Allgemeinbefindens nicht mit der Entwicklung des Lokalbefunds parallel zu gehen, sondern dieser deutlich vorauszueilen pflegt. Das liegt bei den sekundären, mehr subakut verlaufenden Symbioseentgleisungen auf der Hand; aber auch bei den ganz akuten Anginakrankheiten ist meist das subjektive Befinden und das Fieber – vor allen bei Jugendlichen – schon zu einer Zeit ausgeprägt, wo der Tonsillarbefund erst in der Entstehung begriffen ist, und dasselbe gilt, wenn auch infolge der größeren Schwierigkeit der Einsichtnahme in den Lokalbefund nicht so eindrucksvoll, bei Appendicitis, Cholera und Bazillenruhr. Es wird daher immer wieder vermutet, daß bei den Anginakrankheiten doch eine *Allgemeininfektion mit Generalisierung* den Prozeß einleite, und in Ausnahmefällen gelingt auch der klinisch-bakteriologische Nachweis einer solchen, sowohl bei Angina simplex, als auch bei Scharlach und Diphtherie (s. unten!). Die örtliche Symbiosestörung wäre damit Ausdruck einer zyklischen Ganzheitsreaktion des Organismus, und die Anginakrankheiten wären den zyklischen Infektionskrankheiten zuzuordnen. Nun ist die bakterielle Generalisation aber nach allem, was wir wissen, doch höchstens die Ausnahme; sicher ist aber, daß mit oder ohne eine solche die Anginakrankheiten meistens mit einer kurzen *Initialphase einer hyperergischen Ganzheitsreaktion* einhergehen und sich dadurch von den rein lokalen Infektionsprozessen als den zyklischen näher verwandt abheben. – Bei Ruhr und Cholera wissen wir heute, daß es zwar nicht eine echte Generalisation ist, die den Prozeß einleitet, wohl aber, daß Infektion mit den Erregern nicht einfach lokal haftet und sich ausbreitet, sondern daß dazu eine Resorption von Leibessubstanzen mit anschließender *Sensibilisierung*, wenn auch oft nur im Sinne des unspezifischen Selbstschutzes (Promunität, S. 69), Voraussetzung ist und die Krankheit erst in einem biphasischen Prozeß zum Ausbruch gebracht wird, indem erst die sensibilisierte Schleimhaut reagiert. Das beweist vor allem die experimentelle Tatsache, daß die örtliche Einbringung von Ruhr- oder Cholerabazillen in den Darm unvorbehandelter Tiere in den meisten Fällen gänzlich reaktionslos vertragen wird, während sie nach entsprechender Vorbereitung zur äußerst akuten Krankheitsreaktion führt. Und auch für manche akute Formen der Appendicitis wird heute ein derartiger Mechanismus in Betracht· gezogen (s. S. 67), sei es nurmehr eine *spezifische Hyperergie*, sei es eine *unspezifische Pathergie*.

Durch diese pathergisch-hyperergische Allgemeinreaktion ist die Sonderstellung dieser Krankheitsgruppe bedingt.

Ihre *Haupteigenschaften* sind also:

*Eintrittspforte* peroral-permukös.

*Inkubationszeiten* durchwegs unregelmäßig, nicht normiert (falsche Inkubationszeit, s. S. 79), meist nur kurz: Stunden bis 1–2 Tage, seltener aber auch länger, vielleicht als Folge einer vorausgehenden latenten Infektion mit Verzögerung des zweiten Teils der biphasischen Krankheitsauslösung.

*Generalisation* nur ausnahmsweise vorhanden, aber meist die charakteristische initiale pathergisch-hyperergische Allgemeinreaktion.

*Organmanifestation* immer an schon normalerweise bakteriell besiedelten Schleimhäuten, teils an deren lymphatisch-tonsilläre Organe gebunden, teils flächenhaft die ganzen Schleimhäute befallend. Dabei wirkt in den betreffenden Fällen (Scharlach, Diphtherie, Shiga-Ruhr) eine Exotoxineinwirkung auf die Schleimhäute mit. Aus diesen Veränderungen heraus entsteht für die Klinik das *führende Symptom*, bei den Rachenkrankheiten der Belag der Tonsillen oder der ganzen Rachenschleimhaut, bei den Darmkrankheiten der Durchfall, der durch seine seröse Beschaffenheit bei der Cholera, seine schleimige oder eitrige oder blutige bei der Ruhr entsprechende indirekte Rückschlüsse auf den Darmschleimhautbefund erlaubt. Zu dem Lokalbefund treten bei einem Teil dieser Krankheiten die *exotoxisch bedingten Fernwirkungen* hinzu. Charakteristisch für alle diese Krankheiten ist ferner ihre große Tendenz, ein „*zweites Kranksein*" nach sich zu ziehen (vgl. folgenden Abschnitt).

*Empfänglichkeit* individuell sehr verschieden, besonders vom Lebensalter beeinflußt.

*Krankheitsimmunität* gibt es bei keiner Krankheit dieser Gruppe, sondern nur bei den exotoxisch komplizierten eine *antitoxische Immunität*, die nicht vor Wiedererkrankung schützt, sondern eine solche nur leichter verlaufen läßt, die im allgemeinen aber nicht sehr lange vorzuhalten pflegt (über die Scharlachimmunität s. unten!). Zweiterkrankungen kommen daher bei allen diesen Krankheiten vor. Auch *Rückfälle* nach 1–3 wöchiger Frist sind nicht allzu selten.

*Übergang in Sepsis* kommt im Prinzip bei allen vor, freilich bei Diphtherie sehr selten, bei Cholera ist dies fraglich, bei Ruhr unbekannt.

Die *Erreger* sind durchwegs Bakterien und stehen normalen Symbionten der menschlichen Mund- und Darmschleimhäute nahe.

**Angina simplex.** Der pathogenetische Vorgang wurde im Vorangehenden im einzelnen dargestellt. Als Hinweis auf die Möglichkeit echter Generalisation in Ausnahmefällen sei hier eine Einzelbeobachtung von v. GUTFELD und MAYER angeführt:

Bei einem Patienten mit perniziöser Anämie war eine Bluttransfusion gemacht worden. $1^1/_2$ Stunden nach dieser trat Schüttelfrost auf, und der Patient starb nach 6 Tagen unter dem Bild einer Sepsis. Daraufhin wurde beim Blutspender eine Blutaussaat gemacht, die hämolysierende Streptokokken ergab. 2 Tage nach dieser erkrankte der Spender unter dem Bild einer akuten Tonsillitis.

Die Empfänglichkeit für Anginen ist ausgesprochen individuell, nimmt aber allgemein mit zunehmendem Lebensalter ab.

Die *postanginöse Sepsis*, bei der auffallenderweise als Erreger der Streptococcus putrificus überwiegt, ist gefürchtet.

Bezüglich der *bakteriologischen Befunde* sei hier nur so viel gesagt, daß die Streptokokkenanginen bei weitem überwiegen, aber auch Staphylokokken-, ja selten auch Influenzabazillenanginen vorzukommen scheinen (s. bei HÖRING 1933). Die hämolysierenden Streptokokken wechseln in ihren Eigenschaften (Stärke des Hämolysierungsvermögens, Morphologie der Kolonien in der Kultur und der Einzelkeime im mikroskopischen Bild, Gruppenzugehörigkeit in antigener Hinsicht u. a.) nicht nur von Fall zu Fall, sondern oft auch beim gleichen Patienten von Tag zu Tag. Dabei ist ein deutlicher Parallelismus zwischen diesem Wechsel der Erscheinungsform und dem klinischen Bild festzustellen.

**Scharlach.** In seiner Pathogenese sind die zwei getrennten Prozesse auseinanderzuhalten: die lokale Symbiosestörung im Rachen, d. h. die Scharlachangina und die Exotoxinwirkung, deren wichtigstes Symptom das Scharlachexanthem ist.

Die *Inkubation* ist meist nur 2–3 Tage, kann aber bis zu 8 Tage dauern.

Die *Angina* sowie ein Teil der typischen Scharlachkomplikationen, voran Lymphadenitis purulenta und Otitis media, sind unmittelbarer Ausdruck bzw. Folgeerscheinung der streptomykotischen Symbiosestörung. Auch haben beim Scharlach die Streptokokken die Fähigkeit aller lokalen Symbionten, gelegentlich zur *Sepsis* zu führen. Das eigentliche Scharlachsyndrom aber, das *Exanthem*, und beim schweren Scharlach die *Intoxikation*, wird durch das Exotoxin hervorgerufen. Das

Scharlachexanthem unterscheidet sich pathogenetisch von anderen typischen Exanthemen bei Infektionskrankheiten dadurch, daß es nicht den lebenden Erreger enthält, sondern nur toxisch durch Fernwirkung hervorgerufen ist; doch kennen wir bei anderen toxischen Prozessen ebenfalls ohne Erreger zustande kommende Exantheme (Arzneimittel-, Serumexanthem). Übrigens wird in Einzelbeobachtungen davon berichtet, daß bei schweren Scharlachexanthemen aus diesen hämolysierende Streptokokken gezüchtet worden seien (LIEBMANN), wobei also eine echte zyklische Generalisation vorgelegen haben muß. Die Intoxikation bei der Scarlatina gravis kann in wenigen Stunden zum Tode führen und verläuft auch klinisch wie eine schwere Vergiftung. – Die Scharlachnephritis dagegen kann nicht toxisch erklärt werden, sondern gehört, wie die *Nephritis* nach gewöhnlicher Angina zu den Vorgängen des zweiten Krankseins, von denen unten die Rede sein wird, ebenso das *Scharlachrheumatoid.*

Der Scharlach ist in seiner doppelten Pathogenese als lokale Tonsillenerkrankung und allgemeine Toxinvergiftung der Diphtherie sehr ähnlich, bei der, wie schon DICK, FRIEDEMANN u. a. betonten, ebenfalls der lokale Prozeß und die Intoxikation unabhängig nebeneinander herlaufen.

Auch bezüglich der *Krankheitsimmunität* sind diese beiden Komponenten des Scharlachs auseinander zu halten: gegen den exotoxischen Teil, d. h. das Exanthem, entsteht Immunität, die auch im allgemeinen – später wohl ergänzt durch die endogene Reifung – lebenslänglich anhält, während, wie häufige Beobachtungen während Scharlachepidemien zeigen, Scharlachimmune sich am Scharlachkranken mit einer gewöhnlichen Angina ohne Exanthem anstecken, ja sogar den Scharlach auf diese Weise weiter verbreiten können. Der lokale Prozeß auf den Tonsillen hinterläßt also keine oder nur eine kurzdauernde Immunität. *Scharlachrückfälle* mit erneuter Angina und Exanthem nach 2–3 Wochen kommen vor, wenn auch selten.

Als *Scharlacherreger* darf wie bei der Angina simplex in der weitaus überwiegenden Zahl der Fälle der hämolysierende Streptokokkus bezeichnet werden; doch kommen ausnahmsweise offenbar scharlachähnliche Symptomenkomplexe mit Exanthem auch bei Staphylococcus aureus haemolyticus Infektionen vor (DOHMEN). H. SCHMID meint deshalb, daß „es vielleicht heute nicht mehr richtig ist, von Scharlach als einer Erkrankung sui generis zu sprechen, sondern von einem Krankheitsbild bzw. Symptomenkomplex ‚Scharlach', der zwar in der Regel als Folge einer Infektion mit hämolytischen Streptokokken auftritt, aber auch bei Infektionen mit anderen Bakterien gelegentlich auftreten kann."

Wie schon oben erwähnt, kann dieser Symptomenkomplex teilweise, d. h. ohne die Symbiosekrankheit Angina, auch in Verbindung mit anders lokalisierten Kokkenprozessen auftreten, so besonders als *Wundscharlach,* ferner als Puerperalscharlach, als Komplikation bei bestehender Otitis media oder bei Brandwunden. Pathogenetisch sehen wir bei all diesen Sonderfällen deutlich, wie sich der lokale Eiterungsprozeß und die Exotoxinvergiftung summieren.

Gegen die Auffassung des Scharlachstreptokokkentoxins als echtes Exotoxin bzw. überhaupt gegen die ganze mit diesem zusammenhängende pathogenetische Auffassung des Scharlach wurde nun geltend gemacht, daß der Scharlach einschließlich des Exanthems als anaphylaktische Reaktion aufgefaßt werden könne und dadurch die Annahme eines Exotoxins überflüssig werde; dabei wird besonders als Beweis auf die auffallende Erscheinung der Bluteosinophilie trotz der Linksverschiebung hingewiesen, die ja tatsächlich ein anaphylaktisches Symptom sein kann. Diese Hypothese bringt aber in die Fragen der Scharlachepidemiologie, Serumtherapie usw. mehr Verwirrung als Klarheit; ist doch vor allem das *Schultz-Charltonsche Auslöschphänomen*, aber auch die Heilserumwirkung nur unter dem Gesichtspunkt der gegen ein Toxin gerichteten spezifischen Antitoxinwirkung verständlich.

Immerhin ist vielleicht das letzte Wort in dieser Frage noch nicht gesprochen. Es fällt auf, daß die Krankheitsimmunität gegen das Scharlachexanthem zuverlässig und meist lebenslänglich ist, eine Eigenschaft, die anderen antitoxischen Immunitäten (Tetanus, Botulismus, auch Diphtherie) nicht zukommt. Es ist ferner kein anderes echtes Exotoxin bekannt, das ein Exanthem hervorruft; im Gegenteil, für die anderen Exanthemkrankheiten spielen Exotoxine keinerlei Rolle. Trotz dieser Einwände ist zur Zeit die Gleichsetzung der Pathogenese von Scharlach und Diphtherie die beste Erklärung. – Von zahlreichen Autoren wird beim Scharlach als eigentlicher Erreger ein *Virus* angenommen, bzw. die Kombination eines solchen mit den Streptokokken (etwa wie bei Grippe). Als Beweis wird gerne dafür die lebenslängliche Immunität gegen das Exanthem angeführt, die man ja sonst nur bei Viruskrankheiten findet. Sichere experimentelle Beweise für die Virustheorie liegen nicht vor. Sie muß nach allem heute als unwahrscheinlich bezeichnet werden. Eine sichere Unterscheidung des Scharlachstreptococcus von anderen hömolysierenden Streptokokken ist nicht möglich. Man ging früher meist von der Voraussetzung aus, daß ein spezifischer Erreger in der künstlichen Reinkultur konstante Eigenschaften haben müsse. Nachdem es aber dem Ehepaar DICK gelungen war, das Scharlachtoxin aus Streptokokken zu gewinnen, zeigte sich, daß frisch gezüchtete Streptokokken vom Scharlachkranken zuerst meist gute Toxinbildner sind, diese Eigenschaft in der künstlichen Kultur aber rasch verlieren. Inzwischen hat man ähnliche Beispiele von Inkonstanz an anderen spezifischen Erregern in größerer Zahl kennengelernt, so bei den E-Ruhr- und Keuchhustenbazillen und so hat sich auch der „Scharlachstreptococcus" trotz seines eigenartigen Verhaltens heute im allgemeinen durchgesetzt. Übrigens schwankt das Toxinbildungsvermögen bei allen toxinbildenden Bakterien stark, und geringe Mengen von Scharlachtoxin werden auch bei solchen hämolysierenden Streptokokken oft gefunden, die von scharlachfreien Menschen stammen.

Das in Kulturfiltraten enthaltene Exotoxin ruft beim Scharlachempfänglichen ein typisches Exanthem hervor, intrakutan gegeben nur lokal, in großer Menge auch allgemein. Auf dieser Eigenschaft beruht die Testung auf Scharlachempfänglichkeit, die sog. *Dicksche Probe*. Das Toxin hat weiter die wichtigste Eigenschaft aller echten Toxine, im Tierkörper ein wirksames Antitoxin entstehen zu lassen (s. auch SZIRMAI).

**Diphtherie.** Nach der vorausgegangenen Darstellung der Pathogenese des Scharlachs kann diejenige der Diphtherie kurz behandelt werden, da sie ihr sehr ähnlich ist.

Bezüglich der *Inkubationszeit* verhält sich die Diphtherie wie der Scharlach, d. h. sie ist sehr wechselnd, wenige Stunden bis zu 5 und mehr Tagen.

Ihrem Charakter als Lokalinfektion entsprechend, hat die Diphtherie kein Stadium der Generalisation; es ist zum mindesten bisher nicht gelungen, ein solches mit einiger Regelmäßigkeit nachzuweisen. GINS hat allerdings auf Grund tierexperimenteller Untersuchungen den Verdacht auf eine echte Allgemeininfektion, vielleicht schon vor Beginn der klinischen Erkrankung, also während der Inkubation, ausgesprochen, und es ist nicht ganz von der Hand zu weisen, daß ein solches auch beim

Menschen, vielleicht nur in den schweren Fällen, vorkommt. Dafür würde auch sprechen, daß man bei Autopsien auffallend häufig Diphtheriebazillen in den Organen antrifft.

Die Mannigfaltigkeit des klinischen Bildes der Diphtherie ist durch die verschieden starke Ausbildung und Mischung ihrer drei pathogenetischen Hauptbestandteile bedingt, der lokalen Symbiosestörung, der Allgemeinsymptome der Infektion bzw. der hyperergischen Allgemeinreaktion und der Intoxikation. Auf die Symbiosestörung ist außer der Angina das häufige Übergreifen auf weite Schleimhautbezirke von Mundhöhle, Rachen, Kehlkopf und Trachea bis in die Bronchen hinein zu beziehen. Ist der örtliche Halsprozeß intensiv, so pflegt die Allgemeinreaktion eher weniger stark zu sein (kein hohes Fieber, gute Prognose abgesehen von den Gefahren durch die Stenosierung der Atemwege). Dagegen pflegt bei den mit starker Allgemeinreaktion und schlechter Prognose verlaufenden Formen der membranöse Lokalbefund viel geringer, dafür freilich die perifokale Ödembildung (Stokesscher Kragen) viel stärker zu sein. Man spricht dabei von toxischer, hypertoxischer oder gar toxisch-septischer Diphtherie, obgleich von Sepsis schon gar nicht die Rede sein kann und der Zusammenhang dieser Verlaufsart mit Eigenschaften des Diphtherietoxins oder der Toxinproduktion der Diphtheriebazillen sehr fraglich und bisher unbewiesen ist. Die Schwere des Zustandsbilds zeigt primär vielmehr in seiner klinischen Symptomatologie nur die hohe Intensität der hyperergischen Allgemeinreaktion, die dem Bilde des protrahierten anaphylaktischen Schocks (Vagotonie, Bluteindickung, Verschiebung des Kalium-Calcium-Spiegels usw.) bis in Einzelheiten gleichen kann. Auch das Versagen der Serumbehandlung bei dieser Verlaufsform spricht nicht für Toxinvergiftung, sondern viel eher dafür, daß ihre Begründung nicht im Erreger, sondern in der Reaktionsart des Wirts zu suchen ist, also in erhöhter Neigung zum Zustand der Sensibilisierung und zur Reaktion mit der zentral regulierten Überempfindlichkeitsreaktion. Trotzdem entzieht sich vorläufig die rasche Änderung des Genius epidemicus der Diphtherie, der in den neunziger Jahren (gleichzeitig mit der Einführung des Behringschen Heilserums!) plötzlich zu viel leichterem Verlauf mit Vorwiegen der Kehlkopfdiphtherie und in den letzten 15 Jahren wieder zu den schweren „toxischen" Formen umschlug, einer wirklich befriedigenden Erklärung. Der neuerdings vermutete Zusammenhang mit den neuerdings entdeckten verschiedenen Typen der Diphtheriebazillen (mitis – intermedius – gravis) ist rein hypothetisch und pathogenetisch gesehen, also nicht einmal wahrscheinlich. – Auf das Toxin beziehen wir die Herz- und Nervenschäden. Ob es dabei direkt an Herz und Nerven angreift oder ob nicht doch auch diese Schäden von einer Vergiftung des Zentralnervensystems her ausgelöst werden, ist noch nicht entschieden, wenn auch vieles gegen den zentralen Angriffspunkt spricht (FRIEDEMANN und ELKELES). Überwiegend wird die Hypothese einer direkten Bindung des Toxins an das Sarkolemm der Herzmuskelfasern bzw. die Myelinscheiden der Nerven (BEER) vertreten, wo es zur Bildung eines Toxin-Sarkolemm-, bzw. -Lipoid-Komplexes komme, der, oft erst später und langsam, vielleicht durch Abwehrfermente des Körpers, abgebaut werde. Im Herzmuskel komme es so zu den histologischen Veränderungen, bei denen man toxisch-degenerative und entzündliche unterscheiden kann, wenn sie auch selten rein ausgeprägt in dieser oder in jener Form, vielmehr meist gemischt in Erscheinung treten; in den Nerven (im peripheren Neuron) sieht man Markscheidenzerfall bei Zurücktreten entzündlicher Erscheinungen, manchmal auch bis in die weiße Substanz des Rückenmarks hineinreichend; auch der Liquor cerebrospinalis zeigt oft starke Eiweißvermehrung. Die Tatsache des oft erst so späten Manifestwerdens dieser Toxinwirkungen scheint auf den ersten Blick dem reinen Vergiftungsmechanismus zu widersprechen; jedoch lassen sich auch im Meerschweinchen durch Gaben geeigneter kleiner Toxinmengen (eventuell als Toxoid- oder als Antitoxingemisch mit Toxinspitze) Spätlähmungen mit hoher Regelmäßigkeit erzeugen (RAMON und Mitarbeiter). Die Toxinvergiftung wirkt sich unter solchen Bedingungen histologisch erst langsam aus, was übrigens sehr für ihren letzten Endes doch immer neuralen Angriffspunkt spricht, da solche „Inkubationen" ja nach SPERANSKY ein Charakteristikum aller neuralen Prozesse sind.

Die *Krankheitsimmunität* nach Diphtherie ist besonders im Kindesalter unzuverlässig: Wiedererkrankungen sind häufig, auch Rückfälle um die 2. oder 3. Woche kommen vor (ZISCHINSKY). Damit steht die Diphtherieimmunität mit den anderen rein antitoxischen Immunitäten in Übereinstimmung. Es wird zuweilen angenommen, daß außer der antitoxischen auch noch eine allmählich auftretende zelluläre Immunität, besonders der Rachenschleimhaut, also eine lokale Resistenzsteigerung (Reifung) mitspielt. Aus diesen Faktoren erklärt sich jedenfalls, daß gegen Ende des zweiten Lebensjahrzehnts die Mehrzahl der Menschen diphtherieunempfänglich geworden ist, sei es durch Überstehen einer Erkrankung, sei es durch stille Feiung und serologische bzw. zelluläre Reifung. Damit hat sich dann das Gleichgewicht von Wirt und Keim endgültig stabilisiert: der Diphtheriebazillus ist vom Erwachsenen, dessen Mandeln sich in Rückbildung befinden, gewissermaßen domestiziert und damit normaler Symbiont geworden; eine Anpassung mit Erhaltung der beiderseitigen Interessen hat stattgefunden.

*Diphtheriebazillensepsis* ist eine große Seltenheit (KASCHEL).

Der Diphtheriebazillus gehört zu der Familie der Corynebakterien und ist ein gram-positiver, polkörperchenbildender, oft keulenförmiger Bazillus, der aerob wächst. Angehörige dieser Familie finden sich praktisch bei jedem gesunden Menschen, besonders in Nase und Darm. Beim Diphtheriekranken sind neben den echten stets mehr oder weniger zahlreiche Pseudodiphtheriebazillen nachweisbar. Ein Zusammenhang zwischen beiden ist nicht von der Hand zu weisen. – Unter gesunden Menschen finden sich zahlreiche Ausscheider von Diphtheriebazillen.

Das Vorkommen von Nasen-, anderer Schleimhaut-, Puerperal- und *Wunddiphtherie* zeigt, daß der Diphtheriebazillus als Oberflächensymbiont sehr anpassungsfähig ist. Sogar Diphtheriebazillenmeningitis ist beobachtet (KALBFLEISCH und KRETSCHMER). Im tieferen Gewebe ist er aber, wohl wegen seiner hohen Sauerstoffansprüche, nur gering lebensfähig und unterliegt rasch tiefgreifenden morphologischen Veränderungen, die als regressiv gedeutet werden.

Wie im Dick-Test beim Scharlach läßt sich die Diphtherieempfänglichkeit durch Prüfung der Hautreaktion auf Diphtherietoxin (*Schick-Probe*) feststellen.

**Appendicitis.** Unter dem Gesichtspunkt der Infektionslehre betrachtet, bietet die Appendicitis, wie im Vorangegangenen ausgeführt, zahlreiche Analogien zur Angina, wenn sie auch weniger als diese den klinischen Eindruck einer Allgemeininfektion zu machen pflegt. Sicher ist, daß auch sie in ihrer Genese stark von konstitutionellen und von Faktoren des Lebensalters abhängt, dies so stark, daß Zweifel darüber bestehen, ob man den gefundenen Keimen überhaupt irgendeine ätiologische Rolle beizumessen hat. Es handelt sich dabei gewöhnlich nicht um die Colibakterien, die die normale Darmflora beherrschen, sondern um die zur Familie der Streptokokken gehörenden Enterokokken (vgl. S. 158), die meist, wenn sie aus stark entzündlich veränderten Wurmfortsätzen stammen, auf der Blutplatte ein mehr oder weniger starkes Hämolysierungsvermögen aufweisen und dann oft als hämolytische Streptokokken bezeichnet werden. Es sei hier im übrigen auf die Ausführungen im einleitenden Teil dieses Abschnitts verwiesen, wo auch schon erwähnt wurde, daß für manche Formen der appendicitischen Entzündung, besonders die hämorrhagischen, vielleicht ein unspezifisch-parallergischer Sensibilisierungsprozeß, vermutlich parenteral ausgelöst, angeschuldigt werden kann. Trifft dies zu, so wäre damit auch die Appendicitis mindestens zum Teil als Ganzheitsreaktion des Organismus gekennzeichnet.

**Cholera.** Choleriforme Diarrhöen trifft man nicht nur bei der asiatischen Cholera, sondern auch als besonders schwere ,,unspezifische Darmkatarrhe'' (Cholera nostras), wenn auch selten in so ausgeprägtem Maße. Unerklärlich erschien lange aber auch, daß man bei der asiatischen Cholera schwerste Verläufe innerhalb ihrer Epidemien erlebt, ohne daß eine noch so genaue bakteriologische Untersuchung die sonst meist massenhaft vorhandenen Vibrionen aufdeckt, und umgekehrt, daß die Anwesenheit solcher bei völlig Gesunden dann gar keine Seltenheit zu sein pflegt. Auch die Tatsache, daß es im Tierversuch bei peroraler Infektion nicht gelingt, ein choleraähnliches Krankheitsbild zu erzeugen, es sei denn, der Darm sei zuvor in bestimmter Weise geschädigt, und daß sog. Choleratoxin peroral anstandslos vertragen wird, ließ viele an der Bedeutung des Choleravibrio zweifeln. Alle diese Feststellungen wurden schlagartig geklärt durch die Entdeckung von SANARELLI. Auf die Ausführungen darüber sowie über die Cholerapathogenese auf S. 67 kann hier verwiesen werden. Aus ihnen wird auch verständlich, daß es auch ohne spezifische Erreger zu choleriformen Zuständen kommen kann. Das klinische Bild der Cholera mit den schweren Kollapsen, Muskelkrämpfen, tetanisch-urämischen Zeichen erklärt sich ohne weiteres aus dem hochgradigen Flüssigkeitsverlust infolge der enormen serösen Exsudation in den Darm.

Die *Inkubation* beträgt nur 1–2 Tage.

Der ,,Choleraanfall'' dauert stets nur kurze Zeit, und nach ihm tritt bei der Mehrzahl der Überlebenden eine auffallend rasche Genesung ein (,,Reaktionsstadium''). Die ganze Krankheit ist also nur eine *enterale Überempfindlichkeitsreaktion*, keine eigentliche enterale Organmanifestation.

*Krankheitsimmunität* hinterläßt die Cholera nicht. Wiedererkrankungen schon nach Jahresfrist sind nicht selten, auch *Rückfälle* bei Rekonvaleszenten.

Ob es eine wirkliche Cholerabazillen*sepsis* gibt, ist ungeklärt; man kann das sog. Choleratyphoid, das in einem kleinen Teil der Fälle sich an den „Anfall" anschließt, vielleicht so auffassen. Bazillämie ist aber nur bei Moribunden bekannt.

Ob es ein echtes *Exotoxin* gibt, ist noch strittig. Das sog. Choleratoxin besteht zum mindesten überwiegend aus bazillären Leibessubstanzen. – Der *Vibrio cholerae* KOCH ist ein gramnegativer, sehr beweglicher Keim mit ziemlich hoher Resistenz, die ihn befähigt, sich lange auch in freier Umwelt zu halten, wie das auch für die meisten seiner apathogenen Verwandten gilt, die mehr selbständig wie als Parasiten angetroffen werden.

**Bazillenruhr.** Colitiden mit Ruhrstühlen sind ein vieldeutiges Symptom ganz verschiedener Ätiologien, für das Ruhrbazillen keine unerläßliche Voraussetzung sind (luische, urämische, Hg-Colitis usw.; über Amöbenruhr s. S. 184). Wie bei der Cholera ist auch im Verlauf von Ruhrepidemien ein hoher Anteil Ruhrkranker bazillennegativ, und im Tierversuch zeigt sich der Dickdarm bei enteraler Ruhrbazilleninfektion völlig refraktär. Wir wissen heute, daß die Vorstellung, daß lebende Ruhrbazillen Magen und Dünndarm passieren, sich irgendwo im Dickdarm ansiedeln, hier vom Darmlumen aus die Schleimhäute angreifen und sich über sie ausbreiten, nicht richtig ist. Das Wesentliche ist vielmehr, daß die Ruhr zunächst eine „Ausscheidungskrankheit" ist.

Der Dickdarm ist ein sekretorisches Ausscheidungsorgan für vielerlei Stoffe (Stoffwechselabbau- und exogen toxische Stoffe, z. B. Hg). Die ganze Coli-Typhus-Ruhr-Gruppe besitzt nun antigene Stoffe (Leibessubstanzen, sog. Endotoxine), die sogar chemisch heute weitgehend bekannt sind (BOIVIN), die einen ausgeprägten Enterotropismus besitzen; dazu kommen die Ruhrbazillen-spezifischen Leibessubstanzen. Bei der peroralen Infektion mit Ruhrbazillen werden nun solche aus zerfallenden Bazillen freiwerdenden Stoffe in den oberen Darmabschnitten resorbiert und dadurch wird in einem ersten Akt die Dickdarmschleimhaut auf dem Blutweg sensibilisiert, so daß sie bei Berührung mit lebenden Bazillen vom Darmlumen aus nun mit einer schweren, sofort gleichmäßig weite Schleimhautteile betreffenden, membranösen Entzündung reagiert, im Sinne einer Symbiosekrankheit. Die beiden Bestandteile des pathogenetischen Vorgangs, Ausscheidungs- und Symbiosekrankheit, sind also wohl erkennbar. Dabei ist festzuhalten, daß die Bakterienleibessubstanzen vom Darm aus völlig schadlos sind und nur vom Kreislauf her, und zwar primär an den Darmgefäßen, nicht am Darmepithel selbst (RICKER, LETTERER), angreifen und so den Boden für den Angriff der Darmflora auf die Schleimhaut vorbereiten bzw. diese in eine Lage versetzen, die es ihr nicht mehr gestattet, ihrer Aufgabe, der Aufrechterhaltung einer schadlosen Darmsymbiose, gerecht zu werden.

Der Prozeß ist genetisch wie morphologisch dem Diphtheriekrup sehr ähnlich. Er braucht – wie das Shwartzman-Sanarelli-Phänomen bei der Cholera – wahrscheinlich nicht in allen seinen Phasen streng spezifisch zu sein, sondern kann auch in Abwesenheit lebender Ruhrbazillen parallergisch durch wirtsfremde Coli- u. a. Bazillen ausgelöst werden, besonders wohl in seinem zweiten Akt. Dadurch ist der hohe Anteil bakteriologisch negativer Ruhrfälle teilweise zu erklären, sowie wohl auch die Tatsache, daß es im Rahmen jeder Ruhrepidemie viele leichte Darmerkrankungen ohne typische Ruhrstühle zu geben pflegt (HÖRING und MAI). Ist die Schleimhaut erst einmal geschädigt, dann wird der lokale Prozeß auch noch durch die sekundäre Ansiedlung vieler anderer pathologischer Darmflorakeime (B. proteus, pyocyaneus, Strepto- und Staphylokokken usw.) vermehrt.

Was die zahlreichen Ruhrbazillentypen angeht, so ist der pathogenetische Mechanismus im Prinzip bei allen derselbe, wobei nur zu berücksichtigen ist, daß die E-Ruhr (Pseudodysenterie-Bacillus Typ E Kruse-Sonne) häufig auch bei nicht typischen Ruhrdurchfällen, besonders der Säuglingsdiarrhöe, gefunden wird, während sich schwere Epidemien meist durch einen höheren Anteil von Shiga-Kruse-Befunden auszeichnen. Bei fast allen Epidemien findet man mehrere Typen gleichzeitig. Der Shiga-Kruse-Bazillus produziert ein echtes Exotoxin, das für den Darmprozeß keine Bedeutung hat, jedoch als Nervengift auf die Schwere des Gesamtzustands einwirkt und an der Genese gewisser Nachkrankheiten, besonders wohl der Neuritiden, beteiligt sein dürfte.

Die *Inkubation* beträgt 2–3, manchmal auch bis zu 7 Tagen. In sie fällt die Zeit der Sensibilisierung.

Der *Organprozeß* kann jeden Schweregrad und beliebige Dauer haben, da es nicht zum Erwerb irgendeiner *Krankheitsimmunität* kommt. Daher sind auch *Rückfälle* und Zweiterkrankungen schon nach kurzer Zeit nichts Ungewöhnliches. Wohl aber kommt es zum Erwerb einer gewissen erhöhten lokalen Widerstandsfähigkeit der Dickdarmschleimhaut (*lokale Immunität* von BESREDKA), die Wiedererkrankungen meist leichter verlaufen läßt.

Groß ist die Zahl der *Nachkrankheiten* nach Ruhr.

Eine *Ruhrbazillensepsis* ist nicht bekannt.

Der *Ruhrbazillus* macht sich in der Kultur meist schon durch seinen Geruch bemerkbar, den oft auch Ruhrstühle, gelegentlich aber auch solche von anderen Colitiskranken haben, wo die Untersuchung nur atypische Coli-, aber keine Ruhrbazillen zeigt (z. B. bei Colitis gravis ulcerosa). Während die anderen Typen eine gute Konstanz zeigen, wobei sich ihre Zahl fast von Jahr zu Jahr vermehrt (ich selbst habe zweimal Stämme an KRUSE zur Untersuchung geschickt, die er als „neue Typen" bezeichnete; sie stammten nicht von klinisch Ruhrkranken), geht der E-Ruhrbazillus bei Konservierung im Labor in typischen Coli über.

## Anhang: Nachkrankheiten, Zweites Kranksein, Gelenkrheumatismus und Herdinfektion, Spätfolgen.

Im Anschluß an die Lokalinfektionskrankheiten mit hyperergischer Allgemeinreaktion sei eine Gruppe von Krankheiten oder Symptomenbildern besprochen, deren pathogenetisches Verhältnis zur Infektion problematisch ist und deren Gemeinsames etwa in folgenden Punkten zum Ausdruck kommt:

Gleiche oder sehr ähnliche und klinisch-symptomatisch nicht abtrennbare Symptomenbilder entstehen auch auf sicher nicht infektiöser Grundlage, vor allem im Rahmen echter Anaphylaxie und bei ärztlichen Artefakten an Mensch und Tier (Serumkrankheit, Hyperimmunisierung von Pferden zwecks Serumgewinnung, MASUGI-Nephritis durch Niereneiweiß-spezifisches Antiserum).

Der diesen Symptomenbildern zugrunde liegende anatomische Prozeß spielt sich ganz vorwiegend am mesenchymalen Apparat ab, den wir allgemein als den Träger der unspezifischen hyperergischen Reaktionen besonders im Sekundärstadium der zyklischen Infektionskrankheiten kennenlernten; dabei geht dessen Reaktion hier oft graduell und in ihrer Hartnäckigkeit weit über das hinaus, was man im Rahmen der eigentlichen Infektionskrankheiten zu sehen gewohnt ist.

Der infektiöse, symbiotische Prozeß ist an anderer Stelle lokalisiert als die Organerscheinungen bei diesen Symptomenbildern, es handelt sich also um Fernsymptome.

Diese treten entweder erst nach Abheilung des infektiösen Prozesses auf oder mindestens erst, nachdem dieser schon längere Zeit bestanden hat und meist in mehr oder weniger vollständige klinische Latenz eingetreten ist.

Nur ein Bruchteil der von gleichgearteten infektiösen Prozessen befallenen Menschen erkrankt an solchen Symptomenbildern; eine besondere Disposition ist daher für ihre Entstehung Voraussetzung.

Wenn also auch die Bezeichnung dieser „Krankheiten" als Infektionskrankheiten oder auch nur als infektiöse Prozesse im Einzelfall oft nur hypothetisch bleibt, so kann eine klinische Infektionslehre doch nicht an ihnen achtlos vorübergehen, schon deshalb nicht, weil sich gerade bei ihnen die engen Zusammenhänge von Infektionsfragen mit fast dem ganzen Bereich der inneren Medizin zeigen. Im Rahmen der Infektionslehre werden aber diese Krankheiten nur von der Seite des Infekts her zu analysieren sein, die freilich in den meisten Darstellungen recht kurz wegkommt, da von der bakteriologischen Infektionslehre nur selten zu diesen Dingen Stellung genommen wird. Und doch wird wohl allerseits anerkannt, daß es letzten Endes die Infektionslehre sein müßte, die das entscheidende Wort zu sprechen hätte.

Ehe wir in die Besprechung dieser Symptomenbilder eintreten, seien zur Abgrenzung einige ähnliche genannt, die aber pathogenetisch deutlich von ihnen unterscheidbar sind und deshalb nicht zu ihnen, sondern zu den entsprechenden Infektionskrankheiten selbst unmittelbar gehören. So dürfen die Folgen der exotoxischen Vergiftung, die manche Infektionskrankheit begleitet, nicht mit den hier gemeinten Bildern zusammengebracht werden. z. B. die Myokardschäden und Neuritiden (Lähmungen) nach Diphtherie, auch wenn sie rein zeitlich genommen als „Nachkrankheiten" in Erscheinung treten. Ihre Genese ist bekannt und experimentell reproduzierbar. Auch manche postdysenterische Neuritiden nach Shigaruhr gehören hierher, obwohl es schon hier im Einzelfall oft unmöglich ist, zu entscheiden, ob es sich um eine rein toxische Neuritis handelt. – Nicht zu den hier gemeinten Bildern gehören auch akute und chronische Arthritiden, die während des Sekundärstadiums einer Infektionskrankheit auftreten, was insbesondere bei den chronischen Infektionskrankheiten nichts Seltenes ist, so die Arthritiden bei Tuberkulose, Lepra, Syphilis und Frambösie, bei Tuberkulose als Poncetsches Rheumatoid be-

kannt und auch bei den anderen chronischen Infektionskrankheiten etwas
durchaus nicht Seltenes; sie sind nur ein Bestandteil 'der hyperergischen Reaktion des Generalisationsstadiums. Auch die meisten Arthritiden der durch
ihr langes Verharren in der Hyperergie ausgezeichneten Brucellosen (besonders
bei Bangscher Krankheit) gehören hierher. Der Nachweis der Erreger in solchen sekundären Manifestationen gelingt nur sehr schwer (vgl. S. 98), wenn
sie auch in spärlicher Zahl anwesend zu sein pflegen. Ebensowenig dürfen
tertiäre Gelenkmanifestationen mit den Symptomenbildern dieses Abschnitts
verwechselt werden, in denen die Erreger mehr oder weniger reichlich vorhanden sind; solche sind die eigentliche Gelenktuberkulose und -lues, aber
auch die gonorrhoische Arthritis, die als echte Organmanifestation nach einer
zyklischen Generalisation auftritt (s. S. 152) und in deren Exsudat der Erreger ja meist ohne große Schwierigkeit nachzuweisen ist. – Schon durch die
mangelhafte Unterscheidung aller dieser toxischen oder zyklischen Symptome
von den hier in Rede stehenden Symptomenbildern, die nach der hier aus-
geführten Infektionslehre ganz klar auf der Hand liegt, ist viel Unklarheit
entstanden!

Nach klinischen und pathogenetischen Gesichtspunkten können wir
bei den hier in Frage stehenden Symptomenbildern folgende Gruppen
unterscheiden, deren Grenzen gegeneinander freilich im Einzelfall rein
klinisch oft schwer oder gar nicht zu ziehen sind:

1. Als **Nachkrankheiten** hat man eine Menge von Symptomen bezeichnet, die im Anschluß an das Überstehen einer akuten Infektionskrankheit etwa in der 2.–4. Woche auftreten (WALTHER): eine kurzfristige, 1–3 tägige, plötzliche Temperaturzacke, das sog. *Nachfieber*, oder
an dessen Stelle auch nur ebensolange Tachykardien, Urticaria- oder
Anfälle von Quinckeschem Ödem, auch Migräne oder sonstige vaso-
spastische, z. B. anginoide, ferner echte Asthmaanfälle, plötzlich aus
voller Gesundheit auftretende Blutdrucksenkungen oder gar Kreislauf-
kollapse, vielleicht sogar selten bis zum tödlichen Ausgang; diese Symptome sind bei näherer Untersuchung oft von Leukozytenkrisen (kritischen
Leukopenien), starker Senkungsverlangsamung und Abstürzen im Serum
vorhandener Agglutinintiter begleitet, auch Eosinophilie kommt vor.
Weiter gehören hierher auch die nach akuten Infektionskrankheiten auftretenden *Rheumatoide*, die stets ohne Herzbeteiligung und mit normaler,
eher verlangsamter Blutsenkung verlaufen, auch stets sich salizyl-
refraktär verhalten, schließlich manche postinfektiösen *Neuritiden*.
Allen diesen Symptomen ist die *absolut gute Prognose* quoad sanationem
gemeinsam, wenn die letztgenannten sich manchmal auch länger hin-
ziehen können.

Zu erwähnen ist hier als Besonderheit der Bazillenruhr die sog. *Reitersche
Trias*, die außer mit heftigen Gelenkschwellungen mit Conjunctivitis und
unspezifischer Urethritis einhergeht, also nicht mesenchymalen, sondern epi-
thelialen Zeichen. Es ist daran zu denken, daß hierbei die Folgen einer hämatogenen Epithelschädigung vorliegen, entsprechend derjenigen, wie sie am Darmepithel abläuft, hier aber wegen des durch die Anwesenheit der Darmflora ausgelösten Entzündungsreizes schneller manifest wird. – Inwieweit auch das
schwer deutbare Symptom *Muskelrheumatismus* anaphylaktisch ausgelöst
werden kann, ist am Tierversuch nicht nachprüfbar und bleibe deshalb hier
dahingestellt.

In großer Häufigkeit treten diese Nachkrankheiten *vor allem nach
Bazillenruhr*, recht oft auch *nach Scharlach* auf, schon wesentlich selte-

ner nach anderen Kokkenkrankheiten wie gewöhnlicher Angina, Erysipel, Pneumonie und epidemischer Meningitis sowie nach anderen Krankheiten der Coli-Typhus-Ruhr-Gruppe wie den typhösen Erkrankungen, weiter nach solchen, die durch Kokkeninfektionen sekundär infiziert zu sein pflegen wie Pocken, Fleckfieber u. a.

Wesentlich für ihre Genese ist, daß *der infektiöse Prozeß* bei ihnen allen zur Zeit ihrer Entstehung *bereits vorüber* ist: sie fallen in die Rekonvaleszenz, die krankheitsspezifischen Symbionten in ihrer pathogenen Form sind nicht mehr vorhanden.

Alle diese Symptome sind uns experimentell bekannt vom Anaphylaxieversuch am Tier oder von der Serumkrankheit des Menschen (auch Neuritiden nach Serumgaben kommen vor, besonders die Armplexusneuritis nach Tetanusserum!). Das wird noch durch die Blutbefunde (s. oben) unterstrichen, die auch zu den anaphylaktischen Symptomen gehören. Der *Modellversuch* für alle diese Symptome ist also der *Anaphylaxieversuch*, von dem wir auch wissen, daß er ohne infektiösen Prozeß zustande kommt, und zwar auf Grund einer Antigen-Antikörper-Bindung.

Eine solche muß also auch in der Klinik dieser Symptomenbilder angenommen werden. Vielleicht kommt sie so zustande, daß um die 2. bis 4. Woche nach Krankheitsbeginn und nach Verschwinden des Erregers noch Reste von dessen antigenen Stoffen ungebunden vorhanden sind und nun erst eine überschüssige Abstoßung von Antikörpern als Folge der übers Ziel schießenden Gegenregulation stattfindet (WALTHER). Vielleicht spielt auch hier eine endogen-zentralnervöse Steuerung eine Rolle: laufen doch die meisten Regulationen des Organismus in Wellenrhythmen ab, und so ist es denkbar, daß nach Überwindung der ersten hyperergischen Phase während der Krankheit und Erreichung einer ersten hyp- oder gar anergischen die zentrale Steuerung rhythmisch noch einmal auf eine Hyperergie geringeren Ausmaßes zurückschwingt, die, wenn der Erreger noch lebend vorhanden ist, um diese Zeit die Rückfallsneigung auslöst, wenn er schon verschwunden, aber doch wenigstens eine nochmalige· hyperergische Antikörperabstoßung, die zu den Nachkrankheiten führt. Bei der „*Organwahl*" dieser Symptome kann man am Kranken oft beobachten, daß im Vorleben des Individuums schon aufgetretene gleiche oder ähnliche Symptome aus anderen Anlässen zu verzeichnen, also „Bahnungen" vorhanden sind oder, z. B. von Rheumatoiden, die besonders stark in Anspruch genommenen Gelenke befallen werden (konstitutionelle und dispositionelle Einflüsse).

Für diese Symptome ist, wie schon gesagt, die völlige Ausheilung charakteristisch. *Therapeutisch* bewähren sich höchstens die antianaphylaktischen Mittel wie Calcium, Adrenalin u. ä.

Als *Erreger*, die zu solchen Nachkrankheiten führen, haben wir oben schon vor allem die den Normalsymbionten nahestehenden Kokken aus der Streptokokkengruppe und Stäbchen aus der Coligruppe genannt; doch können gelegentlich wohl auch Rickettsien und Viren in Frage kommen.

2. Der Ausdruck „Zweites Kranksein" wird beim Scharlach für eine Anzahl von typischen Komplikationen gebraucht, von denen wir

einen Teil als Folgen der Ausbreitung des unmittelbaren hämolysierenden Streptokokkeninfekts schon beim Scharlach besprochen haben (Otitis media, Lymphadenitis purulenta), deren wichtigste aber die Scharlach-*nephritis* ist. In gleicher Abhängigkeit tritt nicht selten, besonders beim Kind, eine akute Glomerulonephritis auch nach gewöhnlicher Angina auf.

Akute Nephritis kann freilich auch ohne nachweisbare akute Vorkrankheit auftreten. Ob sie auch als Folge einer Fokalinfektion vorkommt, ist durchaus fraglich. So gut wie nie tritt sie zugleich mit einer Polyarthritis auf. Im allgemeinen ist die Vorkrankheit bei ihr akut im Sinne der Angina oder wenigstens eines starken Katarrhs im Rachengebiet. Außer dieser typischen post-anginös-scarlatinösen Nephritis gibt es noch eine Reihe diffuser Nephritiden anderer Genese, so besonders die *Feldnephritis*, deren Genese bisher unbekannt ist, wenn auch erwogen wird, daß sie die Organmanifestation einer eigenen zyklischen Infektionskrankheit entsprechend der Nephritis bei Weilscher Krankheit und Gelbfieber darstelle; letztere beiden sind aber durch einen starken nephrotischen Einschlag gekennzeichnet und kommen so eher einer „toxischen Nephritis" wie der Sublimatniere nahe.

Kennzeichnend für die hier in Frage stehende Form der Nephritis ist der primär ganz vorwiegende Befall des *mesenchymalen* Nierenanteils, der Glomeruli, bzw. des Gefäßapparats. Der eigentliche Sitz der Störung wird heute von vielen Autoren als *zentralnervöser* Art betrachtet.

Der zeitliche Abstand vom *Infekt* ist gewöhnlich kaum mehr als 14 Tage. Dieser ist aber bereits klinisch *überwunden*, seine Fortdauer im Abheilungsstadium wohl noch möglich, prinzipiell aber wohl nicht als chronischer Infekt anzusehen (wie bei der Fokalinfektion!).

Die *Prognose* quoad sanationem ist dubiös, eine medikamentöse Therapie unbekannt.

Als *Modellversuch* darf heute wohl die sog. Masugi-Nephritis angesehen werden, die auch ohne Anwesenheit eines Infektionsherdes zustande kommt durch einen serologischen Angriff auf das organspezifische Niereneiweiß. Ob allerdings bei der postanginös-scarlatinösen Nephritis auch ein solcher Mechanismus eine Rolle spielt oder nicht doch mehr ein zentralnervöser Vorgang, wissen wir nicht, ebensowenig, ob bei ihr eine Antigen-Antikörper-Reaktion vorliegt.

Da als *Erreger* der Vorkrankheit nur der hämolysierende Streptokokkus in Frage zu kommen scheint, muß man eine gewisse „Spezifität" dieses Keims zugeben, allerdings nur in dem Sinne, daß er die Voraussetzungen schafft für die Nephritis als Spät- und Fernsymptom.

3. Ganz gleich wie bei der Nephritis liegen die Verhältnisse bezüglich der infektiösen Vorkrankheit auch bei der Polyarthritis rheumatica acuta. Klinisch ist sie gegenüber den Rheumatoiden gekennzeichnet durch die große Neigung zur Endocarditis verrucosa, die starke Senkungs-beschleunigung und ihr Ansprechen auf Salizyltherapie. Ihr pathogenetisch nahe verwandt ist eine zentralnervöse Krankheit, die ebenfalls fast immer mit Endocarditis verrucosa einhergeht, die *Chorea minor*. Die Prognose der Arthritis ist hier im allgemeinen um so besser, je akuter sie einsetzt, die der Endocarditis ist die einer Defektheilung, die dann nur noch von den hämodynamischen Verhältnissen abhängt. Die Prognose auch bei zunächst stattfindender Heilung ist aber getrübt durch die Gefahr von Wiedererkrankungen und eines Chronischwerdens, d. h. der Erwerb

eines hyp- oder gar anergischen Stadiums findet oft nicht oder nur vorübergehend und schwach statt, eine „Krankheitsimmunität" wird am ehesten noch bei den ganz akuten Verlaufsformen mit hohem Fieber und stärkster Gelenkschwellung und -rötung erworben, es besteht eine ausgesprochene Neigung zum Verharren in einer labilen Gleichgewichtslage, wie wir sie dann deutlich beim sekundär-chronischen Gelenkrheumatismus vorfinden.

Wie gesagt, ist für den akuten Gelenkrheumatismus auch die *akute Vorkrankheit* in Form einer Angina simplex oder auch einer Scharlachangina – auch nach dieser kommt echte Polyarthritis rheumatica acuta vor – charakteristisch, die bei seinem Beginn bereits abgeschlossen zu sein pflegt (vgl. oben).

Je akuter die Polyarthritis, um so eher wird es gelingen, den Vorinfekt nachzuweisen. Ob die akute Polyarthritis bei chronischer Fokalinfektion oder besser: als Folge einer solchen vorkommt, ist wiederum durchaus unbewiesen. Zuzugeben ist, daß die Vorkrankheit fehlt oder nicht nachweisbar sein kann.

Das *histologische* Substrat des Gelenkrheumatismus und seiner Komplikationen (Endo-, Myo-, Pericarditis) ist das rheumatische Knötchen von Aschoff. Mit dieser Knötchenbildung erhält der Gelenkrheumatismus Beziehung zu den anderen Infektionskrankheiten mit spezifischen Granulomen, vor allem Typhus und Tuberkulose, also zyklischen Infektionskrankheiten. Die Fähigkeit zur Granulombildung muß immer erst im Lauf des Individualdaseins erworben werden, da der Mensch primär unspezifisch reagiert. Es ist daher als Voraussetzung für die Entstehung des akuten Gelenkrheumatismus und seiner Folgen eine vorausgegangene Sensibilisierung mit einem Infektionsstoff, d. h. der Erwerb einer Allergie, anzunehmen (Roessle). Diese fällt beim Gelenkrheumatismus sicher in die Zeit vor Beginn der Erkrankung, da der Wirt erst durch sie für die rheumatische Krankheit überhaupt empfänglich wird; bei den anderen „Knötchenkrankheiten" wird die Allergie im Verlauf des 1. und 2. Stadiums, der Inkubation und der Generalisation, die wir beim Gelenkrheumatismus nicht kennen, ausgebildet. Während die Granulome der chronisch-zyklischen Infektionskrankheit nur mit Narbenbildung heilen, kann das rheumatische wie auch das Typhusknötchen wieder rückgebildet werden.

Bei dieser spezifischen Granulombildung ist Vorhandensein einer *Antigen-Antikörper-Bindung*, in einer Form, wie wir sie auch bei Typhus und Tuberkulose annehmen, zwar wahrscheinlich, wenn auch nicht im gleichen Maße theoretisch unabweisbar wie bei den „Nachkrankheiten" mit ihren für eine solche typischen Symptomen. Das etwa in Frage kommende Antigen ist jedoch unbekannt, und es ist bisher in *keinem Modellversuch* gelungen, am Tier Prozesse mit typischen rheumatischen Knötchen zu erzeugen. Es bleibt abzuwarten, ob die mit den unten erwähnten L-Kulturen übertragbare, „infektiöse Polyarthritis der Ratten" dieser Forderung gerecht wird.

Pathogenetisch sehr wichtig ist die Tatsache, daß es auf dem Boden der rheumatischen verrukösen Endocarditis nicht allzu selten zu einem

*Übergang in Sepsis*, und zwar in die Lentaform mit Streptococcus viridans als Erreger und Entwicklung einer ulcerösen Endocarditis kommt, wobei dann vorher eventuell vorhanden gewesene Gelenkerscheinungen regelmäßig sich bessern und zurückgehen als Ausdruck des Übergangs zu Hyp- bis Anergie, die ja auch die Voraussetzung für die Entwicklung einer Sepsis sind.

Als *Erreger* dieser Nachkrankheit – wenn wir die Polyarthritis rheumatica acuta so auffassen – kommt in erster Linie derjenige der einzigen sicher ihr zugehörigen Vorkrankheit, der Streptococcus haemolyticus, in Frage. Auch hier wäre er freilich nur insofern spezifisch, als er die Voraussetzungen schaffen würde für das Spät- und Fernsymptom der Polyarthritis. In den rheumatischen Herden gelingt es nicht, weder ihn selbst noch etwa virulenzgeminderte Abkömmlinge von ihm, als welche vergrünende Streptokokken heute ja wohl von niemand mehr, auch nicht von den schärfsten Gegnern der Bakterienvariabilität, bestritten werden, nachzuweisen. In diesem Sinne wäre auch der Übergang in Lentasepsis der posttertiären Ansiedlung des krankheitsspezifischen Erregers als Sepsiskeim ohne weiteres gleichzusetzen; das vollends, wenn man – wie gar nicht selten – sieht, wie ein Viridans-Streptokokkus bei steigendem Fieber, also gewöhnlich gegen den Exitus hin, von einer Untersuchung zur anderen wieder deutlicher ein Hämolysierungsvermögen gewinnt, welches post oxitum bei Entnahme des Materials direkt von den Herzklappen dann oft ganz ausgesprochen ist (HÖRING 1935).

Nicht selten findet man bei Autopsien von an Polyarthritis und ihren Folgen Gestorbenen einzelne abgekapselte verkäste tuberkulöse Herde. Gibt es als auslösende Vorkrankheit der Polyarthritis rheumatica acuta tuberkulöse Erkrankungen latenter oder manifester Art? Die Frage ist unentschieden. Doch sprechen immer wieder mancherlei Indizien für diese Möglichkeit und damit für den *Tuberkelbazillus* als Erreger. Kein Zweifel, daß er nächst der Streptokokkengruppe, als Ganzes genommen, der nächst häufigste Keim ist, mit dem der Mensch ein Leben lang in einer labilen zwischen Hyper- und Hypergie schwankenden symbiontischen Gleichgewichtslage lebt. Von ihm aus betrachtet wäre das rheumatische Knötchen eine Allomorphose (GRÄFF), eine Erscheinung, die prinzipiell von dem abweicht, was für ihn spezifisch ist, oder mindestens ein parallergisches (RÖSSLE) Produkt. Das letzte Wort ist in dieser Frage noch keineswegs gesprochen, besonders wenn man bedenkt, daß der Befund tuberkulöser Bazillämien bei Polyarthritikern des akuten Stadiums immer einmal wieder erhoben wird (BERGER).

Von pathologisch-anatomischer Seite aus wird nun aber immer wieder mit starken Gründen ein *bisher unbekanntes spezifisches Virus* für die Infektionskrankheit Polyarthritis rheumatica, den „Rheumatismus infectiosus specificus" (GRÄFF) postuliert (ASCHOFF).

Vielleicht führen uns Züchtungsergebnisse aus rheumatischen Exsudaten des Menschen, vor allem aber Forschungen über die Erreger einer übertragbaren Rattenpolyarthritis näher an die Lösung des Problems; beide weisen nämlich darauf hin, daß eine neue Klasse von Mikroorganismen, in der Größenordnung wie Viren, jedoch auf toten Nährböden gedeihend, die sog. *L-Kulturen*, als Erreger in Frage kommen könnten (FINDLAY, MACKENZIE, MACCALLUM and KLIENEBERGER). Abschließendes läßt sich darüber jedoch bis jetzt noch nicht sagen. Auch ein Zusammenwirken solcher Infektionsstoffe mit Streptokokken kommt in Frage (wie bei Grippe!).

4. Die Herd- oder Fokalinfektion ist *klinisch-symptomatisch* gesehen, von den hier in Frage stehenden Symptomenbildern das am allerwenigsten scharf umschriebene. Auch bestehen schon klinisch im einzelnen viele Zweifel, ob dies oder jenes Krankheitsbild als Folge einer Fokalinfektion aufgefaßt werden darf oder nicht (z. B. Magenulcus!). Als häufigste hierher gerechnete Erscheinungen wären etwa folgende

anzuführen: subakute und chronische Gelenkentzündungen, einschl. Bechterewscher Krankheit, chronische Myo- und Endocarditiden, Neuritiden, vor allem Ischias, Muskelrheumatismen, Herdnephritiden, verschiedene Augenentzündungen u. a.

Als *Focus-verdächtig* werden hauptsächlich angesehen: als *primärer Focus* in den meisten Fällen Kopfherde (SLAUCK), vor allem chronische Tonsillitiden und Zahnherde, auch Sinusitiden und Otitis media chronica; als solche kommen aber auch in Frage eine chronische Appendicitis, alte osteomyelitische Herde und Verletzungs-, besonders Schußnarben, infizierte Bronchiektasen. Seltener primäre, meist eher *Sekundärherde* sind chronische Entzündungen an Gallenblase und im Darm-Mesenterial-Bereich, Nierenbecken, Prostata, Adnexe, also eine bunte Menge!

Die Zahl der auf Auslösung von Fernwirkungen verdächtigen Lokalbefunde erweitert sich noch, wenn man mit v. NEERGAARD auch chronische oder rezidivierende Katarrhe der Schleimhäute von Mundhöhle und oberen Luftwegen (Frankesche Seitenstrangangina, rezidivierende „grippöse" Katarrhe usw.) mit rheumatischen u. a. Erscheinungen in ursächlichen Zusammenhang bringt (Katarrhrheumatismus). Eine solche Annahme ist aber theoretisch mindestens ebensogut begründet wie die ganze Lehre von der Herdinfektion (auch hier liegt eine chronische Symbiosestörung vor), und klinisch ist das Zusammentreffen von solchen Katarrhen mit Fernsymptomen ebensogut nachweisbar, und die therapeutischen Erfolge stehen auch bei dieser Theorie hinter denen der „Herdsanierung" nicht zurück!

Nach dem heutigen Sprachgebrauch pflegt man von Fokalinfektion nur dann zu sprechen, wenn *ein chronischer, den Beginn der Fernsymptome überdauernder Focus* vorliegt. Vom Standpunkt der Infektionslehre gesehen, liegt hierin ein wesentlicher Gegensatz zu all den unter 1. bis 3. besprochenen Symptomenbildern; denn während es sich bei diesen nach heutigem Wissen nur um Nach- und Fernsymptome handelt, ist hier noch eine Symbiosestörung vorhanden, ja es ist jeweils pathogenetisch zu bedenken, inwieweit es sich bei den Symptomenbildern überhaupt um Fernsymptome und nicht um echte Organfixationen der Erreger selbst handelt.

Auch prognostisch und therapeutisch ist dies grundlegend wichtig; denn nur bei noch „aktivem" Focus mit „bakterieller (oder der angeblich „toxischen") Streuung" hat das chirurgische Vorgehen gegen diesen, die Herdsanierung, Berechtigung und Erfolgsaussicht. Eine „spezifisch" wirksame medikamentöse Therapie besitzen wir ja nicht, so daß wir außer der Herdsanierung auf die physikalischen Methoden angewiesen sind.

*Übergang in Sepsis*, vor allem die Lentaform, dürfte auch hierbei vorkommen. Wieweit aber die Fokalinfektion – im Gegensatz zur Endocarditis rheumatica – wirklich als typischer Anlaß für die Lentasepsis gelten kann, bleibe dahingestellt. Die Sanierung kommt naturgemäß bei Sepsis mit ulzeröser Endocarditis – und die gehört zur Lenta! – immer zu spät und ist daher höchstens bei gleichzeitiger Penicillinbehandlung sinnvoll.

*Histologisch* fehlt hier das Aschoff-Knötchen und findet sich im Beginn nur die fibrinoide Verquellung des Bindegewebes, besonders der

Sehnenansätze (KLINGE) als Hauptzeichen, die sich aber auch bei anderen hyperergischen Gewebsprozessen immer nachweisen läßt. – In einem Teil der Fälle sind nun nicht nur im Focus, sondern auch im klinisch erkrankten Erfolgsorgan die Erreger, fast immer Kokken, histologisch und sogar *bakteriologisch-kulturell* nachweisbar, letzteres allerdings meist nur mit besonderer (anaerober) Technik. Für den sog. *Infekt- oder Kokkenrheumatismus* darf man diesen Tatbestand als gegeben annehmen, ebenso für Herdnephritiden, weniger dagegen für Muskelrheumatismen und Neuritiden.

Solche bakteriellen Streuungen mit den gleichen Folgen (Gelenkentzündungen, Muskelrheumatismus, Herdnephritis, vielleicht auch Neuritis) können naturgemäß auch gelegentlich von akuten Entzündungsherden (Angina, Appendicitis, Pneumonie, Meningitis u. a.) ausgehen. Infolge mangelnden Nachschubs verlaufen die Fernsymptome dann aber kurzfristig und haben den Charakter eines *postinfektiösen Rheumatismus* usw. Sie gehören damit nicht zu dem, was unter Fokalinfektion verstanden wird.

Zur Erklärung der *Organwahl* hat die Forschung verschiedene experimentelle Wege beschritten, die hier als *Modellversuche* betrachtet werden können:

Bei der Hyperimmunisierung von Pferden mit abgetöteten Bakterien zwecks Heilserumgewinnung kommen schwerste derartige Veränderungen an fast allen Gelenken und am Endokard (verrukös!) zugleich zustande (BIELING). Sie zeigen histologisch aber keine Aschoff-Knötchen (GRÄFF). Da die Art der zur Immunisierung benützten Bakterien dabei keine Rolle spielt, hat BIELING sagen können: Im Prinzip ist jeder Keim in der Lage, einen Gelenkrheumatismus hervorzurufen. Dieses Wort darf aber nicht auf die Polyarthritis rheumatica mit Aschoff-Knötchen bezogen werden! Dagegen zeigt dieser Modellversuch, daß die Erzeugung solcher Veränderungen ohne die Anwesenheit lebender Keime möglich ist, im Sinne nicht einer Fokalinfektion, sondern einer „Fokaltoxikose" (SLAUCK). Die Organwahl trifft dabei also das reagierende Mesenchym.

Der anatomische Modellversuch für alle hyperergischen Prozesse ist das ARTHUS-Phänomen: nach Vorbehandlung mit einem Allergen, das an sich von der Haut reizlos vertragen wird, reagiert diese bei erneuter Berührung mit demselben so stark, daß nun schwerste hyperergische Entzündung, ja Nekrose auftritt. Diese Reaktion ist nun aber nichts für die Haut Spezifisches, sondern da sich jede spezifische Hyperergie auf den ganzen Organismus bezieht, geschieht prinzipiell dasselbe, wo immer die Reinjektion gemacht wird. Durch intraartikuläre Reinjektion hat KLINGE mit beliebigem artfremdem Serum „rheumatische" Arthritiden erzeugen können und glaubt auf diese Weise den genetischen Mechanismus der Fernsymptome auch der Herdinfektion geklärt zu haben, wobei man annehmen muß, daß die Organwahl dadurch zustande kommt, daß sich beim Menschen das Allergen am meisten an durch starke Beanspruchung, thermische oder sonstige gefäßwirksame Reize getroffenen Stellen anreichert und hier zur hyperergisch-rheumatischen Gewebsreaktion führt.

Die tierexperimentelle Erforschung der Herdinfektion unter der Voraussetzung einer bestehenden Keimstreuung wurde hauptsächlich von BILLINGS und ROSENOW durchgearbeitet. Sie züchteten mit spezieller Methodik die Streptokokken aus dem Focus und spritzten die Primärkulturen – mit Unterkulturen ist der Erfolg bald vorbei – Kaninchen, die dann in erhöhtem Anteil histologisch und auch klinisch faßbare entzündliche Veränderungen am gleichen Organ bekamen, unter dessen Störungen der Patient gelitten hatte. Sie bezeichneten diese wechselnde, hoch spezialisierte Organotropie ihrer Streptokokken als „elektive Lokalisation". Sorgfältige Nachuntersuchungen haben diese Befunde prinzipiell bestätigt (GRUMBACH u a.) oder dahingehend erweitert, daß sich diese Eigenschaft sogar u. U. in Form von „organotropen Aggressinen" von den lebenden Keimen abtrennen läßt (HÖRING und ARJONA, HÖRING, DIGHENOPOULOS und SCHMID).

Was zur Fokalinfektion gerechnet wird, sind teils ausgedehnte, den ganzen Körper in Mitleidenschaft ziehende Leiden, z. B. die primär-chronische Polyarthritis, teils belanglose Kleinigkeiten wie ein leichter Muskelrheumatismus, der sich meist histologisch überhaupt nicht fassen läßt. Viele Träger zahlreicher Foci bleiben völlig gesund und beschwerde-frei. Bestimmend ist also sicher das konstitutionelle Moment des Kran-ken, vom Standpunkt der Symbiosestörung gesehen, die Frage, wie er sich den Erreger anzupassen versteht: es ist das Nicht-fertig-Werden mit dieser Aufgabe, was den chronischen Verlauf veranlaßt, und wie bei den zyklischen Infektionskrankheiten wird versucht, über eine hyperergische Allgemeinreaktion und eine anschließende Organfixation zur Krank-heitsimmunität zu gelangen. Der Versuch bleibt aber stecken und kann nicht zu Ende geführt werden, entweder im Stadium der hyperergischen Allgemeinreaktion – dann haben wir die ausgedehnten Manifestationen, in denen Keime gewöhnlich nicht auffindbar sind infolge der starken mesenchymalen Abwehr, als gewissermaßen ein Steckenbleiben in einem frustranen zyklischen Sekundärstadium – oder im Stadium der Hyp-ergie mit umschriebener und keimhaltiger Organmanifestation, also ein steckengebliebenes Tertiärstadium. Diese ganzen Verläufe zeigen wenig Typisches wie auch bei den chronisch-zyklischen Infektionskrankheiten die verschiedensten Verläufe und Lokalisationen vorkommen im Gegen-satz zu den viel typischeren Verläufen bei akuten, von wirtsfremden Keimen hervorgerufenen zyklischen Infektionskrankheiten.

Mit einer solchen Betrachtung der Herdinfektionsfrage lassen sich auch die Tatsachen der oben angeführten Modellversuche gut in Ein-klang bringen. Doch sei nicht verschwiegen, daß die ganze Theorie der Fokalinfektion noch immer überwiegend auf klinischer Empirie gründet und ihr wissenschaftlich noch viel Hypothetisches, um nicht gerade zu sagen: Unwissenschaftliches anhaftet!

Als *Erreger* steht „die streptomykotische Symbiose" (VEIL) für alle Fokal-infektionskrankheiten ganz im Vordergrund der Diskussion, und was wir auch sonst über die Labilität des Symbioseverhältnisses des Menschen zu dieser Keimgruppe wissen, spricht auch dafür, daß sie am ehesten für so variable menschliche Reaktionen verantwortlich zu machen ist. Dabei gehen den Wechselfällen der menschlichen Reaktionsweise Variabilitätserscheinungen der Streptokokken parallel: Depressionen und Steigerungen ihrer Virulenz oder kulturelle Eigenschaftsänderungen, vom hämolysierenden über die „pleo-morphen" bis zum blanden Viridans-Streptokokkus (und vielleicht noch weiter?). Inwieweit andere Keime, in erster Linie andere Symbionten der menschlichen Mundhöhle aerober und anaerober Art (Mikrokokken, Fusiforme und Spirillen) in Frage kommen, ist ungeklärt. Auch an den Tuberkelbazillus als den nächst häufigen Dauersymbionten nicht der Schleimhäute, wohl aber latenter Gewebsherde, knüpfen sich immer wieder unbewiesene Theorien hier wie bei der akuten Polyarthritis (vgl. dort). Und schließlich kämen bei ab-dominellen Foci auch Abkömmlinge der Darmschleimhaut- und -lumen-bewohner in Betracht.

5. Konnte schon bei der Fokalinfektion das klassische Spezifitäts-gesetz von R. KOCH, daß jeder Infektionskrankheit ihr spezifischer Er-

reger zugehöre und umgekehrt einem spezifischen Erreger ein umrissenes Krankheitsbild nicht mehr in Anwendung gebracht werden, so kommt das noch weniger in Frage für eine große Menge von Spätfolgen nach Infektionskrankheiten aller Art, die nur noch in einem losen Zusammenhang mit diesen stehen, dessen primär-ursächliche Bedeutung in vielen Fällen aber heute lebhaft diskutiert wird, und zwar wiederum auf dem Wege einer chronischen Hyperergisierung spezifischer, parallergischer oder pathergischer Art (vgl. S. 66). So werden vorausgegangene Infekte als primum movens in Betracht gezogen bei Krankheitsbildern wie der Endarteriitis obliterans Winiwarter-Bürger, der Colitis ulcerosa gravis, auch dem Ulcus ventriculi, der Atheromatose der Gefäße usw. Empirisch-klinisch klarer liegt der Zusammenhang bei der Amyloid-, auch bei der luischen Lipoidnephrose, vielleicht auch bei manchen Leberzirrhosen. Wiederum und erst recht ist die Schuld an der Wendung des Schicksals in solche Bahnen nur noch entfernt beim Erreger, sie ist beim Wirtsorganismus bzw. seiner Konstitution zu suchen: gesetzmäßiges Geschehen löst sich auf in schicksalhaftes. Die gegenüber der Norm geänderte und übermäßig starke Reaktion (All- bzw. Hyperergie) führt hier zur Wandlung nicht nur der Reaktionsstärke, sondern auch der Reaktionsform (Allomorphose). Die Entscheidung liegt ausschließlich im Gebiet des Individuellen.

Als dessen Träger erkennen wir heute mehr und mehr das Nervensystem mit seinen Regulationen auf Grund angeborener und erworbener bzw. gebahnter Reflexe. Und daß auch gerade für bestimmte infektiöse Prozesse der Anstoß ausschließlich von diesem ausgehen kann, wobei der „spezifische Prozeß" und sein Erreger zum sekundären Merkmal werden, geht eindrucksvoll aus den Tierexperimenten SPERANSKYS und seiner Schule hervor. Sie erhielten nämlich als Ergebnis von an vielen Hunderten von Hunden vorgenommenen typischen operativen Eingriffen am Zentralnervensystem (besonders in Form der „Glasringoperation", Einlegen eines Glasrings um die Medulla oblongata unter sterilen Kautelen und Einheilenlassen desselben) bei ihren Versuchstieren in erheblichem Prozentsatz nach längeren Latenzzeiten typische „Infektions"prozesse, die sie in ihrer Gesamtheit als Neurodystrophie bezeichnen: isolierte oder multiple geschwürige Prozesse an der Haut und an Schleimhäuten, besonders des Mundes (Stomatitis) bis zum typischen Bild der Noma (S. 181), chronische schwere Paradentose, Ulcus ventriculi, Colitiden bis zur schweren ulzerösen Colitis, Lungeninfiltrate bis zur ausgebildeten Hepatisation u. a. Schon rein äußerlich gesehen ist die Art der genannten Befunde überraschend verwandt den Krankheiten, die wir hier in den letzten beiden Abschnitten als Ausdruck der bakteriellen Symbiosestörung im engeren Sinne, besonders auf den Schleimhäuten, besprochen haben, und bestehen auch manche Beziehungen zu den Nachkrankheiten und Spätfolgen dieser Symbiosestörungen. Die Aufdeckung solcher neuralen Beziehungen zu den Infektionskrankheiten wird daher sicher für die ganze klinische Infektionslehre von steigender Wichtigkeit.

## 2. Lokale Infektionskrankheiten und -prozesse der obligat bakteriell besiedelten Schleimhäute.

Mund-, Darm- und Vaginalschleimhaut sind die Teilhaber der normalen Symbiosen und haben als solche eine bemerkenswerte *Resistenz nicht nur gegen ihre Symbionten, sondern auch gegen fremde Eindringlinge.* Besonders die Mundhöhlenschleimhaut, die fortgesetzter exogener Infektion ausgesetzt ist, zeigt bekanntlich eine Heilungstendenz und -geschwindigkeit, die sogar die der Haut bei weitem übertrifft. Der Darm ist durch seine anatomische Lage und den vorgeschalteten Säureschutz des Magens exogener Infektion viel weniger ausgesetzt, kann dafür aber durch das Verweilen des Chylus in ihm, bzw. Resorption aus diesem leichter toxisch angegriffen werden (s. Enteritis infectiosa!).

Die hohe Resistenz dieser Schleimhäute kann nun nicht nur bei hyperergischer Allgemeinreaktion verlorengehen (s. die Krankheiten des vorhergehenden Abschnitts), sondern auch nur lokal, dies vor allem durch nicht-infektiöse Schädigungen (Allgemeinkrankheiten, Gifte, Ernährungsschäden), oft freilich auch durch uns nicht bekannte Umstände. Die exogene Infektion tritt jedenfalls infolge der hohen Resistenz dieser Schleimhäute bei diesen Lokalinfektionen ganz in den Hintergrund. Sicher ist ein sehr wesentlicher Faktor beim Zustandekommen solcher lokaler Symbiosekrankheiten die *Trophik des Schleimhautgewebes,* die zentraler Innervation unterliegt. So konnte auch im Rahmen seiner neurodystrophischen Prozesse SPERANSKY gerade die wichtigsten Krankheitsbilder dieser Gruppe vom Zentralnervensystem aus reproduzieren (s. S. 179). In dieser Hinsicht finden wir ähnliche Verhältnisse auch bei den infektiösen Prozessen der Haut, die ja auch eine obligat besiedelte Oberflächenschicht ist (Pyodermie und Furunkulose als Ernährungs-, Ulcus cruris, tropicum usw. als trophische Schäden).

Die endogen-trophischen Schäden zeigen übrigens durchwegs mit mehr oder weniger großer Regelmäßigkeit die Plaut-Vincent-Flora, die sich ja auch in spärlicher Zahl oft auf normaler Schleimhaut in Buchten und Taschen findet. Überhaupt handelt es sich bei den *Erregern* dieser Krankheiten, soweit nicht Zoonosen vorliegen, nur um wirts- und vor allem auch ortseigene Normalsymbionten, also keine „spezifischen Erreger". Das gilt auch für die protozoischen Krankheiten. Mund- und Darmschleimhaut sind an die Symbiose mit mancherlei Protozoen (vor allem: Amoeba buccalis, coli und histolytica) angepaßt; auch daraus können Störungen hervorgehen. – Wie bei der Haut finden wir beim Darm zusätzlich höhere Parasiten aus der Klasse der Würmer und Arthropoden. Sie sind meist nicht von so großer gesundheitlicher Bedeutung für den Wirt wie die zyklischen Helminthiasen (s. S. 91), sondern eigentlich mehr nur „Ektoparasiten" (Darmlumenbewohner!).

### a) Mundhöhle.

**Plaut-Vincentsche Angina.** Die mit Fusospirillose einhergehende Geschwürsbildung findet sich am häufigsten und meist isoliert an der Stelle der Mundhöhle, deren Trophik offenbar am labilsten ist: auf einer Tonsille. Auch tritt der exogene Faktor dabei noch stärker hervor, indem mäßig starke epidemische Häufungen dieser Krankheit in geschlossenen Menschengruppen bekannt sind, die allerdings gewöhnlich unter irgendwelchen besonderen, hygienisch zweifelhaften Umständen leben. Übergreifen des Prozesses auf die Umgebung der befallenen Tonsille und andere Stellen der Mundschleimhaut sind bekannt. Eine Allgemeinstörung wird nur fühlbar, wenn es zu regionärer Halsdrüsenbeteiligung infolge Sekundärinfektion kommt.

**Stomatitis ulcerosa.** Auch diese Krankheit kommt gehäuft unter ähnlichen Umständen (in Kasernen, Lagern u. ä.) vor und zeigt multiple Nekrosen am Zahnfleischrand, oft mit starker sekundärer Beeinträchtigung des Allgemeinzustands und Fieber. Fast regelmäßig findet sich die Fusospirillose. In 2–4 Wochen pflegt sie wieder abzuklingen.

**Noma** (Hospitalbrand). Hier verläuft der nekrotisierende Prozeß sehr viel akuter als bei den beiden vorigen Krankheiten, meist an der Wangenschleimhaut beginnend. Vorbedingung sind stark schwächende Allgemeinschäden, besonders auch in Zusammenwirken mit Infektionskrankheiten, vor allem Masern, Kalaazar u. a. Der Prozeß kann zum Tode führen oder mit starken Entstellungen ausheilen. Fusospirillose ist fast regelmäßig nachweisbar.

**Symptomatische Stomatitiden.** Bei Leukämien, Agranulozytosen, Urämien, Schwermetallvergiftungen u. a. kann es zu mehr oder weniger schweren Stomatitiden subakuten bis chronischen Verlaufs kommen, deren Prognose vom Grundleiden abhängt und die sich symptomatologisch ganz ähnlich wie die vorgenannten Krankheiten darstellen. Nicht selten findet man auch bei ihnen die Fusospirillose, aber auch oft hämolysierende Streptokokken, Diphtheriebazillen und andere Vertreter der Mundflora in wechselnden Zustandsformen.

**Paradentose.** Von ausgesprochen chronischem Verlauf ist der so bezeichnete, vorwiegend das Zahnbett betreffende und weithin mit der Zivilisation (Domestikation) zunehmende Gebißverfall. Zweifellos stehen bei ihm als ursächlich neurodystrophische Faktoren ganz im Vordergrund (vgl. S. 179). In den befallenen Bereichen zeigen sich wechselnde bakteriologische Befunde, unter denen die Fusospirillose eine bedeutende Rolle spielt.

**Soor.** (Oidiomykose). Auch bei den Mykosen der Mundhöhle, deren häufigste der Soor ist, spielen trophische Einflüsse die maßgebende Rolle. Der Soor ist eine Komplikation schwerer akuter oder chronisch-kachektisierender Krankheiten von stets nur lokaler Bedeutung und durch hygienische Maßnahmen vermeid- und heilbar. Eine gesunde Mundschleimhaut ist gegen Pilzinfektion immer resistent. Unter hygienisch ungünstigen, besonders tropischen Verhältnissen kommen auch noch eine Reihe anderer Schleimhaut-, besonders *Blastomykosen* vor.

## b) Darmkanal.

**Enteritis acuta.** Vor allem Ernährungs-, aber auch thermische u. a., ja besonders gerade nervöse Schäden führen oft zum Bild des akuten

(Brech-)Durchfalls mit und ohne Fieber. Auf der Grundlage solcher nicht infektiöser Einflüsse, zuweilen aber auch durch massive Zufuhr an sich apathogener Keime (z. B. wirtsfremder, meist atypischer Colibazillen, sog. Dyspepsie-Coli bei Säuglingen) kommt es zur Symbiosestörung mit quantitativer und qualitativer Veränderung der normalen Darmflora, vor allem auch zu einer Standortveränderung derselben, d. h. zur aszendierenden Infektion des normalerweise keimarmen, bis -freien Dünndarmlumens. Aus dieser Konstellation resultiert das Krankheitsbild der akuten Durchfälle, auf der Grundlage einer echten Entzündung der Dünndarmschleimhaut.

**Enteritis chronica.** Meist aus wiederholten akuten Enteritiden, aber auch aus chronischen Dysfunktionen oder Überbeanspruchungen von Kauakt, Magen- und Zwölffingerdarmverdauung heraus entsteht die chronische Dünndarminsuffizienz mit Schleimhautentzündung und oft -atrophie. Auch bei ihr findet sich regelmäßig eine pathologische Besiedlung normalerweise keimfreier oder -armer Dünndarmteile, meist auch mit morphologisch veränderter Flora.

**Enteritis infectiosa.** Bei den sog. Fleischvergifterinfektionen wird im Stuhl einer von den zahlreichen Typen der Paratyphus B- und C-Gruppe gefunden, die bei Haustieren im Darm als Normalsymbionten vorkommen (Zoonosen!). Die lokale Symbiosestörung ist bei ihnen pathogenetisch weniger wichtig als die durch die Bakterien oft schon vor dem Genuß der infizierten Nahrungsmittel bewirkte Zersetzung derselben. Die Durchfälle werden also hauptsächlich durch die giftigen Produkte der Nahrungsmittelzersetzung, weniger durch eine bakterielle Einwirkung auf die Darmschleimhaut erzeugt. Im Dünndarm kommt es meist rasch zum Zerfall der Bakterien, der noch zusätzlich entzündungserregend wirken mag, durch den aber auch die Symbiose mit den Keimen dieser Infektionen rasch beendet wird. Sie dauert meist nur wenige Tage. Durch die giftigen Zerfallssubstanzen, die also keine echten Toxine sind – solche sind bei den Paratyphusbazillen nicht bekannt –, kommt es zum führenden Symptom des Durchfalls und zu Allgemeinsymptomen, wie sie von jeder lokalen Entzündung stärkeren Grades hervorgerufen werden können: kurzes hohes Fieber, belegte Zunge, Linksverschiebung, oft Herpes. Es kommt weder zur Bakteriämie noch zum Erwerb einer Krankheitsimmunität.

Paratyphus C- (suipestifer) Sepsis ist beschrieben.

Die *Paratyphus B- und C-Bazillen* sind bewegliche gasbildende Angehörige der Coligruppe, die vom Bacterium coli hauptsächlich durch den Mangel von Indolbildung und ihr Verhalten gegenüber Milchzucker unterschieden sind. Da es jedoch häufig atypische Colistämme gibt, die ihnen in diesen Eigenschaften völlig gleichen, so ist ihre Erkennung mit Sicherheit nur durch Agglutinationsproben möglich, also nicht morphologisch-kulturell, sondern nur funktionell. Ausschließlich durch diese agglutinatorischen Eigenschaften werden auch die zahlreichen Typen dieser beiden Gruppen voneinander unterschieden, von denen das Bacterium enteritidis Breslau und der Paratyphus B Gärtner-Bazillus die wichtigsten sind.

Es ist eine merkwürdige Tatsache, daß ein anderer von den Genannten kaum verschiedener Keim dieser Gruppe, der echte Paratyphus B Schottmüller-

Bazillus in einem ganz anderen Symbioseverhältnis zum Menschen steht, indem er eine zyklische Infektionskrankheit, den Paratyphus B abdominalis, hervorruft (S. 122). Paratyphus B und Enteritis paratyphosa sind im Prinzip völlig verschiedene Krankheitsbilder, wenn auch Übergänge vorkommen. Ihre bakteriologische Trennung wurde zuerst in der sog. Kieler Lehre (SCHITTEN-HELM und BITTER) durchgeführt. Ihre Verschiedenheit zeigt, daß es zum mindesten vom Standpunkt des Klinikers aus ganz falsch wäre, dieVerwandtschaft zweier Erreger im botanischen System zur Grundlage der nosologischen Systematik zu nehmen. Die Erklärung für diese Verschiedenheit ist wohl darin zu suchen, daß die Enteritiskeime keine Symbionten des Menschen sind, sondern bei Tieren und in Nahrungsmitteln gedeihen, während der Paratyphus B ‚Schottmüller-Bazillus sich nur kurze Zeit in der freien Außenwelt halten kann und meist unmittelbar von Mensch zu Mensch oder wenigstens mit nur ganz kurzer Zwischenschaltung von Trinkwasser oder dgl. übertragen wird, also ein echtes Symbioseverhältnis mit dem Menschen besitzt.

**Botulismus.** Seine Pathogenese ist derjenigen der infektiösen Enteritiden verwandt. Nur handelt es sich hier nicht nur vorwiegend, sondern ausschließlich um eine Toxinvergiftung, zu deren Zustandekommen die Anwesenheit des Bazillus botulinus überhaupt nicht notwendig ist. Dieser produziert vielmehr sein Gift schon in den Nahrungsmitteln vor ihrem Verbrauch durch den Menschen und mit ihnen wird es vom Menschen aufgenommen. Im Gegensatz zu den infektiösen Enteritiden handelt es sich um ein echtes Exotoxin, das eine starke Organotropie zum Zentralnervensystem besitzt und hier vor allem an die Augenmuskelkerne gebunden wird.

Der *Bacillus botulinus* (vgl. S. 12) gehört zu den anaeroben grampositiven Stäbchen und ist den anaeroben Wundkeimen nahe verwandt. Wie diese ist er ein Exotoxinbildner. Im Menschen selbst kommt es nicht zur Vermehrung des Keims und daher auch nicht zu einem Symbioseverhältnis. Der Botulismus ist daher auch gar keine Infektionskrankheit, sondern nur eine Vergiftung mit einem von Bakterien erzeugten Gift. Er ist dadurch pathogenetisch eher etwa dem Schlangenbiß vergleichbar, wenn er auch durch die Organotropie des Toxins Ähnlichkeit mit dem Tetanus besitzt.

**Colitis acuta.** Schon bei der Besprechung der Bazillenruhr wurde auf das Vorkommen vieler unspezifischer Colitiden und ihre Pathogenese eingegangen, dort hauptsächlich unter dem Gesichtspunkt, daß bei vielen von ihnen wie bei der Ruhr ein Sensibilisierungsprozeß vorausgeht, der den Dickdarm dann zu einer hyperergischen Reaktion veranlaßt. Einfache, sog. katarrhalische Colitiden ohne eine solche sind nun bei ätiologischen Bedingungen wie bei der akuten Enteritis mit oder ohne gleichzeitiges Bestehen einer solchen eine recht banale Erkrankung. Sie führen zu einer flüchtigen Dysbakterie (s. S. 158). Das gilt auch für so ausgesprochen nervöse und primär nicht entzündliche Zustände, wie es die echte, anfallsweise auftretende „Colitis membranacea“ (besser: Colica mucosa) ist.

**Colitis chronica.** Solche akuten Zustände können in ein chronisches Stadium übergehen und durch die Symbiosestörung allmählich zu schweren geschwürigen Zerstörungen der Dickdarmschleimhaut führen. Freilich wird sich unter solchen Umständen gewöhnlich auch eine Sensibilisierung mit entsprechender hyperergischer Reaktion auf die eigenen Symbionten einstellen, was schließlich zu dem bedrohlichen Leiden der *Colitis gravis ulcerosa* führen muß, das klinisch und pathogenetisch der Bazillenruhr nahekommt.

**Symptomatische Colitiden.** Aus den gleichen Grundleiden heraus, wie sie bei den symptomatischen Stomatitiden (S. 181) erwähnt wurden, kommt es auch zum Versagen der symbiontischen Funktionen der Dickdarmschleimhaut mit den entsprechenden Floraveränderungen unter dem klinischen Bild einer chronischen Ruhr (vgl. auch S. 183).

**Amöbenruhr.** Als Normalsymbiont wird die Entamoeba histolytica in ihrer Minutaform im Darm von gesunden Menschen in allen geographischen Breiten nicht selten angetroffen. Sie verbreitet sich durch die aus dieser Form entstehenden Zysten als Umweltsdauerformen. Nur bei vorausgehender Schädigung des Dickdarms, wie sie sich im warmen Klima sehr viel leichter als im kühlen ergibt, erlangt sie eine Aggressivität gegen menschliches Gewebe, wobei sie in die vegetative, Erythrozyten phagozytierende Form übergeht. Diese ist nicht mehr imstande, Zysten zu bilden, also nicht mehr vermehrungsfähig. Das Pathogenwerden bedeutet also auch für diese Erreger eine Gefahr bzw. eine Erkrankung (vgl. S. 25)! – Die vegetative Form sondert ein gewebeauflösendes Ferment ab, mit Hilfe dessen sie das Gewebe in oft langen Gängen durchsetzt oder sog. Abszesse bildet. Die entzündliche Reaktion des Gewebes ist dabei ganz geringfügig oder erst durch Sekundärinfektion mit Begleitbakterien in Gang gebracht (WESTPHAL). Davon rührt der chronische Verlauf und die merkwürdige Beschaffenheit des sog. Amöbeneiters her, der in strengem Sinne kein Eiter, sondern erweichtes Gewebe, untermischt mit ungeronnenem Blut, ist. Dabei kann die Amöbe in Portalgefäße einbrechen und so zunächst in die Leber gelangen, wo sie in gleicher Weise eine Amöben-„Hepatitis" bis zur ausgedehnten „Abszeß"bildung hervorruft; sie kann aber auch noch weiter verschleppt werden und dabei hämatogen in die Lungen und ins Gehirn geraten und hier zu „Abszessen" führen. Ja, wenn sie ulzerierte Oberflächen findet, so kann sie auch vom Enddarm per continuitatem diese in ihrer Gewebsform besiedeln und so zur sog. Amöbencystitis und Amoebiasis cutanea führen, die immer nur Sekundärinfektionen mit Amöben sind. Außerhalb des Darms findet man aber nie Minutaformen und Zysten.
Die Ruhramöbe ist also ein strenger Lokalinfektionserreger, der aber gern hämatogene Metastasen setzt und sich auf geeignetem Boden flächenhaft ausbreitet. Aus diesen ihren pathogenetischen Eigenschaften erklärt sich das so ungeheuer vielgestaltige und in gar keiner Weise irgendwie normierte Krankheitsbild der Amöbiasis, von der die „Ruhr" nur eine Erscheinungsform ist, die besonders auffällt. Auf nähere Einzelheiten desselben kann hier nicht eingegangen werden.

**Balantidiosis.** Es handelt sich hier um eine Zoonose, die vom Schwein auf den Menschen, besonders Kinder, übertragen werden kann, überall, wo Schweine gehalten werden, vorkommt und mit ähnlichen, aber meist leichteren Symptomen wie die Amöbencolitis verläuft.

**Darmwürmer** (Bandwürmer, Egel, Peitschen- und Fadenwurm). Sie treten mit dem Wirt nur in geringe Wechselwirkung, insoweit sie Saugnäpfe besitzen, die aber nur zum Festhalten, nicht zur Ernährung dienen. Nur durch Wegnahme wichtiger Bestandteile des Darminhalts, besonders von Vitaminen, werden sie gefährlich, was vor allem zu schweren Anämien (Bothriocephalus) beim Wirt führen kann. Seltener werden sie zu mechanischen Hindernissen für die Darmpassage oder führen zu Haut- und Schleimhautreizung (Oxyuriasis!). Weder besitzen sie Toxine, noch kommen antigene Substanzen von ihnen zur Resorption, so daß auch Eosinophilie nicht zum Bild der reinen Darmwürmer gehört (im Gegensatz zu den zyklischen Wurmkrankheiten, s. S. 91). – Auch die *Myiasis intestinalis*, eine Arthropodeninvasionskrankheit, ist bis auf übermäßig starke Invasionen ziemlich belanglos.

### c) Vulva und Vagina.

Die normale *Vulva* zeigt eine Mischflora, vorwiegend aus Kokken, zum Teil auch aus Darmkeimen zusammengesetzt, und ist gegen exogene Einflüsse sehr widerstandsfähig.

**Symptomatische Colpitiden.** Die Symbiose der *Vagina*, die normalerweise eine Ein-Keim-Flora mit Döderleinschen Milchsäurebazillen ist, ist sehr konstant, die Schleimhaut fast ebenso widerstandsfähig gegen Infektionen wie die der Mundhöhle, so daß ebensowenig wie dort über eigene spezifische Infektionskrankheiten oder -prozesse zu berichten ist. Unter abnormen anatomischen Verhältnissen (Prolaps, Geschwülste usw.) ändert sich auch die Flora, meist in Richtung auf ein Hervortreten pyogener Kokken, und damit geht eine Schleimhautentzündung Hand in Hand. Bezeichnend ist weiter, daß man wie in Mund und Darm bei entsprechenden Allgemeinleiden wie Urämie, Agranulozytose usw. schwere nekrotisierende Colpitis, oft mit Fusospirillose, kennt. Sehr selten kommt auch Scheidendiphtherie beim Menschen vor. Nur leichte Reizzustände pflegt die harmlose *Trichomonadencolpitis* (-Fluor) auszulösen.

## 3. Lokale Infektionskrankheiten und -prozesse der Haut einschließlich Wundinfektion.

Auch die Haut ist wie Mundhöhle, Darm und Vagina obligat bakteriell besiedelt und kann daher zunächst in ähnlicher Weise an Symbiosekrankheiten engeren Sinnes erkranken. Ihre Normalsymbionten sind vor allem Staphylokokken, die sich dauernd auf ihr finden, weiter auch Streptokokken, höhere Pilze und andere Umweltskeime. Sie ist zwar durch verschiedene Einrichtungen, die geschlossene Epithelschicht mit ihrer Selbstreinigung, den Hauttalg, ihren Säuremantel, gegen das Eindringen von Keimen geschützt; jedoch sind durch ihren im Vergleich zu den Schleimhäuten komplizierteren Bau auch mehr loci minoris resistentiae gegeben, so besonders in den Ausführungsgängen der Schweiß- und Talgdrüsen und diesen selbst, wo sich bei örtlichen Anomalien oder allgemeiner Disposition (endokrine, Ernährungs- u. a. Schäden) Infektionen festsetzen können.

Eine besonders große praktische Bedeutung haben die so häufigen, kaum sichtbaren, kleineren und größeren bis zu den größten *Verletzungen der Hautdecke*, die den Boden abgeben für mancherlei Infektion, besonders die klinische Wundinfektion. Dabei spielen neben den wirts- und ortseigenen Hautkeimen (Staphylo- und Streptokokken in ihren pyo-

genen Arten) die *Schmutzkeime* (S. 12) als wirtsfremd eine besondere
Rolle. Die Infektion gelangt dann alsbald ins Unterhautgewebe und
führt in diesem mesenchymalen Anteil des Hautorgans zur Reaktion.

Wie an den Schleimhäuten kann es weiterhin bei ungünstigen hygienischen Verhältnissen, wobei feuchtwarmes Klima eine große Bedeutung
hat, zu ausgesprochen *trophischen Lokalstörungen*, besonders an den
Extremitäten, auch am Penis, kommen, die mit nekrotisierender Geschwürsbildung, meist verbunden mit Fusospirillose, verlaufen. Im
heißen Klima sind auch noch mehr als im gemäßigten die Voraussetzungen zum Eindringen von Pilzen in die Haut gegeben, deren es eine große
Anzahl als Erreger von Hautleiden gibt (*Mykosen*). Eine kleine Zahl
mehr geschwulstartiger als entzündlicher örtlicher Hautleiden gilt heute
als durch nicht näher bekannte Vira übertragen. Die vielfältigen Beziehungen der Dermatologie zur Infektionslehre können hier nur gestreift werden.

Entsprechend ihrer starken Exposition ist die Haut ferner wirtsfremden Keimen in vermehrtem Maß ausgesetzt, so daß wir an ihr eine
erkleckliche Zahl von *Zoonosen* finden. In loserem Symbioseverhältnis
mit ihr stehen schließlich die *Ektoparasiten* des Menschen, die aber
immerhin zum Teil, wie z. B. die Krätze, auch der sog. Hautmaulwurf,
dessen Erreger Larven tierischer Würmer sein können (Zoonose!), noch
in fast engerer Wechselwirkung mit dem Menschen stehen können als
die „Ektoparasiten" des Darms (vgl. S. 13).

So haben wir also an der Haut neben den Symbiosestörungen mit
wirts- und ortseigenen Keimen (wie bei den obligat bakteriell besiedelten
Schleimhäuten) in vermehrtem Maße mit wirtsfremden zu rechnen.

Zu erwähnen ist noch, daß Haut- einschl. Wundlokalinfektionen teils
auf dem Weg über eine Durchbrechung der regionalen Drüsenfilter, teils
auf thrombophlebitischem Weg (direkter Einbruch in die Blutbahn)
leicht *in Sepsis übergehen* können und so der Großteil der akuten Sepsisfälle („Blutvergiftung") von hier ausgeht.

**Pyodermien** (Impetigo, Furunkulose, Sycosis, Schweißdrüsenabszeß,
Acnepusteln). Bei diesen Staphylokokkeninfektionen, die größtenteils
von den Haarbälgen bzw. Talgdrüsen ausgehen, sind dispositionelle Faktoren von bedeutendem Einfluß (z. B. Diabetes mellitus). Die größere
Anfälligkeit des Kindesalters weist wohl trotz seiner durchschnittlich
größeren Infektionsexposition auf eine gewisse Ausreifung der zellulären
Resistenz (= lokale Immunität).

**Erysipel.** Eintrittspforte sind immer kleine Hautverletzungen, besonders im Gesicht (Rhagaden). Streptokokken neigen immer zur
kontinuierlichen Ausbreitung im Gewebe bzw. in dessen Lymphspalten.
Daß bei der Labilität des individuellen Symbioseverhältnisses zu ihnen
das Erysipel oft auch als zyklische Allgemeininfektion verläuft, ist auf
S. 153 besprochen.

**(Klinische) Wundinfektion.** Die gewöhnliche Eiterung ist meist von
Staphylokokken hervorgerufen. Gelangen diese in die Tiefe bei geringem

Oberflächendefekt, so kommt es zur Abszeßbildung (Panaritium, Spritzenabszeß usw.). Die Streptokokkeninfektion neigt mehr zur Ausbreitung: Lymphangitis, -adenitis, -drüsenabszeß oder Phlegmone.

Von Streptokokkenwundinfektionen aus kann es beim Scharlachempfänglichen, wenn es sich um toxinbildende Stämme handelt, zum *Wundscharlach* (S. 163) kommen, der meist gutartig verläuft. Sekundäre Wundinfektion mit Diphtheriebazillen führt zur *Wunddiphtherie*, für die dasselbe gilt.

Zu Komplikationen führen die banalen Eiterinfektionen durch *vorübergehende Bakteriämien*, die besonders unter mechanischer Einwirkung von außen (u. a. auch von ärztlichen Eingriffen, wie Palpation, Verbandwechsel, Operation) zustande kommen. Diese können, vor allem bei den Staphylokokkeninfektionen, Anlaß zur Metastasierung geben. So entstehen fernliegende Abszesse, besonders häufig paranephritisch und osteomyelitisch, auch in den serösen Höhlen der Brust (Pleuraempyem) und der Gelenke (Gelenkempyem). Die Herstellung einer fortdauernden Kommunikation zwischen Infektionsherd und Blutbahn führt zur *Sepsis*.

Die *Staphylokokken* und *Streptokokken* sind Angehörige der großen Familie der Coccaceae und gehören zu deren grampositiven Vertretern. Außerhalb des Menschen kommen beide in fast unzähligen Spielarten vor.

Die Spielarten der Staphylokokken, die der traubenförmigen Lagerung im mikroskopischen Bild ihren Namen verdanken, sind für uns nur durch ihr Verhalten in der künstlichen Kultur unterscheidbar: ihre Kolonien zeigen eine Eigenfarbe, wobei es alle Übergänge vom Porzellanweiß über das Goldgelb bis zum Zitronengelb gibt. Auf der Blutagarplatte können sie durch Hämolysierungsvermögen einen hellen Hof um die in 24 Stunden gewachsene Kolonie herum bilden oder nicht. Die Größe des einzelnen Coccus unterliegt ebenfalls großen Schwankungen. Von weiteren Eigenschaften, mit denen man die verschiedenen, stets durch Übergangsformen miteinander verbundenen Spielarten voneinander abtrennen kann, kann für klinische Zwecke abgesehen werden. Im akuten „heißen" Eiterherd findet man fast stets die gelb wachsende, hämolysierende und mikroskopisch gleichmäßig feinkörnig erscheinende Spielart, die man als Staphylococcus pyogenes aureus haemolyticus bezeichnet. Je weniger der Herkunftsort klinisch einem solchen Eiterherd gleicht, um so mehr pflegen sich die Eigenschaften des betreffenden Staphylococcus von dieser Spielart zu unterscheiden, und auf der gesunden Haut, also am Übergang zur Umwelt findet man meist nur die weiße nicht hämolysierende Form, den Staphylococcus albus, der auch in der freien Natur der häufigste Vertreter ist.

Die Spielarten der Streptokokken, die im Gewebe (in der künstlichen Kultur oft nicht!), unter dem Mikroskop betrachtet, in Ketten hintereinander zu liegen pflegen, unterscheiden wir ebenfalls nach ihrem Verhalten in der künstlichen Kultur, besonders auf der Schottmüllerschen Blutagarplatte, wo sie farblose, kleine Kolonien bilden, und ein verschieden starkes Vermögen besitzen, das dem Agar zugesetzte Blut zu zersetzen. Sie bewirken das teils durch Bildung eines hellen Hofes wie bei den Staphylokokken (Hämolyse), teils durch Verwandlung des Hämoglobins in bräunliches Methämoglobin, das dann infolge optischer Kontrastwirkung auf der roten Blutplatte als ein grüner Hof um die Kolonie herum erscheint (Vergrünung), teils lassen sie den Blutfarbstoff unverändert (anhämolytische Streptokokken). Zwischen diesen drei Stufen der Blutzersetzung gibt es alle Übergänge. Im akuten Entzündungsherd findet man die Streptokokken in der Form des Streptococcus pyogenes haemolyticus.

Bei den anaeroben Wundinfektionen kommt zu der lokalen Infektionswirkung eine Allgemeinwirkung durch Resorption echter Exotoxine hinzu, zu deren Absonderung die anaeroben Wundkeime befähigt sind. Diese führt zu schweren Vergiftungserscheinungen des Wirts, und gleichzeitig schreitet der lokale nekrotisierende Prozeß, wenn nicht rechtzeitig bekämpft, mit unheimlicher Schnelligkeit weiter, indem die Keime sich im Muskel- und Bindegewebe bzw. in den Lymphbahnen sehr rasch verbreiten. Auch der Übergang in *echte Sepsis* kommt vor, und terminale Bakteriämie ist die Regel. Meist handelt es sich um Mischinfektionen mit mehreren anaeroben, oft dazu auch noch aeroben Keimen.

Unter den anaeroben Bazillen, die zumeist sporenbildende grampositive Stäbchen sind und nur bei Abwesenheit von Sauerstoff gedeihen, ist der **Fränkelsche Gasbazillus** am weitesten verbreitet. Er findet sich auch oft im Darm des Menschen.

**Der Tetanus** wird meist, als Infektionskrankheit für sich, aus der großen Zahl der Wundinfektionen herausgenommen. Unter dem Gesichtspunkt der Symbiose ist er jedoch auch nur eine derartige lokale Infektion, bei der es nur nie zu einer wesentlichen Ausbreitung der lokalen Symbiose kommt; diese erstreckt sich aber gern bei nur kleiner Anzahl von Keimen und klinisch nur ganz geringfügig, über lange Zeit (Spättetanus!). In bezug auf die Giftbildung verhält sich der Tetanusbazillus wie die anderen anaeroben Wundkeime, d. h. er bildet ein echtes Exotoxin. Die Tetanuskrankheit unterscheidet sich jedoch pathogenetisch durch die strenge Neurotropie des Toxins. Es wird im peripheren Nerv zum Zentralnervensystem fortgeleitet. Von hier, besonders von der motorischen Vorderhornzelle aus, entsteht die technische Übererregbarkeit der Muskeln. Zum Teil gelangt das Toxin auch ins Blut und wird daraus von den muskulären Nervenendigungen des Körpers absorbiert. Das hat zur Folge, daß tetanische Symptome sich manchmal, besonders bei kleineren Gewebsverletzungen, zuerst nicht wie gewöhnlich in der verletzten Extremität, sondern in der den motorischen Kernen zunächst gelegenen Kau- und Nackenmuskulatur einstellen können, da das ins Blut gelangte Gift auf deren Nervenbahnen zuerst das Erfolgsorgan erreicht. Der Tetanus ist eine motorische Erkrankung des Nervensystems, weil das in die sensiblen Nerven gelangende Toxin auf seiner Wanderung in den Spinalganglien eine Sperre erreicht, über die hinaus es nicht ins Zentralnervensystem gelangen kann. Allerdings muß man die Reflexsteigerung und auch die manchmal auftretenden Schmerzen als Ausdruck eines Übergreifens der Vergiftung auf sensible Teile des Rückenmarks ansehen. Die Schwere der Krankheit geht der Menge des ausgeschütteten Toxins parallel.

Die Anwendung des Begriffs einer Inkubation auf den Tetanus ist unrichtig. Die Dauer von der Infektion bis zum Beginn der klinischen Erscheinungen ist nur eine Frage des Gifttransports und hat mit der Infektion bzw. den lebenden Keimen gar nichts zu tun. Eine echte Krankheitsimmunität wird nicht hinterlassen, sondern nur eine meist bald wieder abklingende Giftimmunität.

Der **Tetanusbazillus** ist ein anaerober Sporenbildner (Tennisschlägerform). Die Stärke des Giftbildungsvermögens ist bei den einzelnen Stämmen sehr verschieden, und nicht selten fehlt es ganz.

**Ulcus molle.** Auch bei ihm handelt es sich um eine eitrige Wundinfektion mit einem offenbar sehr anspruchsvollen und deshalb fast nur durch den intensiven Kontakt des Coitus übertragbaren Keim; doch kommen extragenitale weiche Schanker vor. Der Keim dringt leicht vom Rand des Geschwürs aus im Unterhautgewebe weiter vor, daher die unterminierten Ränder und die Neigung zur serpiginösen Ausbreitung. Durch Vordringen in der Lymphbahn kommt es zur Bubonenbildung. Mischinfektion mit Eiterkokken ist häufig. Die (falsche) Inkubationszeit beträgt nur 2–3 Tage. Immunität wird nicht hinterlassen.

Der *Streptobazillus Unna-Ducrey* ist auch auf Nährböden recht anspruchsvoll. Es ist nicht sicher, ob er mitunter, besonders bei Frauen, nicht auch ohne Krankheitszeichen als harmloser Symbiont vorkommt („Bazillenträger"). Er ist den hämoglobinophilen Stäbchen (Influenzabazillen) nahe verwandt.

**Ekthyma.** Diese Geschwürsart, besonders unter den ungünstigen hygienischen Kriegsumständen bei Soldaten teils im feuchtheißen Kleinklima ungewechselter Beinkleider, teils in warmen Zonen gehäuft beobachtet, hat seinen Sitz fast nur an den Extremitäten und gehört offenbar zu den neurodystrophischen Hautstörungen, deren es auch andere Formen oft in zosterähnlicher Anordnung gibt (nach Nervendurchtrennungen, bei Syringomyelie, multiple neurotische Gangrän = Ekthyma gangraenosum, früher auch hysterische Geschwüre genannt). Das Ekthyma ist durch seinen torpiden Verlauf gekennzeichnet. Man findet in ihm meist nur blande Angehörige der Kokkenfamilie.

**Ulcus tropicum.** Im tropischen Klima sieht man, besonders bei fehlernährten Negern und ebenfalls nur an den Extremitäten, tiefergreifende, nicht borkig belegte, sondern lebhaft sezernierende Geschwüre, in denen sich fast regelmäßig die Plaut-Vincent-Flora findet und die auch äußerst behandlungsresistent sind.

**Ulcus gangraenosum penis.** Zu den neurodystrophischen Prozessen gehört wohl auch dieses rasch zu verstümmelnden Substanzverlusten führende Geschwür, das auch vorzugsweise in warmen Ländern und bei schlechter Hygiene auftritt und meist die Fusospirillose zeigt. Es ist genetisch der Noma gleich geordnet.

**Mykosen.** Allgemeines (vgl. S. 90): Mykosen der Haut, und von ihr vordringend in tiefere Gewebe, ja Organe, sind weitgehend auch mit schlechten hygienischen Umständen, klimatischen Einflüssen (Hautmazeration im Tropenklima!) und neurodystrophischen Störungen verbunden. Die entzündliche Reaktion ist meist nur gering: im histologischen Bild sieht man oft fast nur mäßige Fremdkörperreaktion (Riesenzellen!), das Blutbild ist unverändert. Nur ausnahmsweise (s. Trichophytie S. 106) wird eine Hautallergie erworben oder gar Krankheitsimmunität. Auch die Morphologie der Pilze zeigt ungeheure Variabilität, und man findet nicht selten als Erreger eines typischen Bildes ganz verschiedene Arten. Sehr oft sind Pilze auch Sekundärinfektionserreger. Übergang in Sepsis kommt gelegentlich vor.

Zur Einteilung geht man am besten von der Tiefe ihres Eindringens in Haut und Körperinneres aus:

Mykosen der Hautanhangsgebilde: Favus, Mikrosporie, Trichosporie an den Haaren.

Oberflächliche Haut-, vorwiegend nur das Epiderm befallende Mykosen: Erythrasma, Pityriasis versicolor und die tropische Tinea flava, Epidermophytie (Eczema marginatum, tropische Epidermophytia eczematosa und Tinea imbricata = tropischer bzw. Schuppenringwurm), Trichophytia superficialis und Herpes tonsurans. Über die Trichophytia profunda s. S. 106!

Tiefe Hautmykosen: die verschiedenen Formen der Blastomykosen, vor allem Gilchristsche oder Chicago-Krankheit, ägyptische Blastomycosis glutaealis fistulosa (Kartulis), kalifornisches kokzidiales Granulom (Wernicke-Posada), europäische Blastomykose (Busse-Buschke) und brasilianische Blastomykose (Parakokzidiose) (Lutz). Bei den beiden letzteren ist hämatogener Befall von inneren Organen, besonders Lunge und Gehirn, sowie echte Sepsis nichts Seltenes.

Unterhaut- und Gewebsmykosen: Sporotrichose (charakteristische Ausbreitung auf dem Lymphweg), Dermatitis verrucosa und die sog. Mycetome: Maduramykose und Aktinomykose. Vor allem die letzte dringt, oft unter Fistelbildung, per continuitatem tief in Gewebe und Organe ein, kann auch zu endocarditischer Sepsis (Dell'Acqua) führen.

**Orientbeule.** Ihre Pathogenese enthält noch mancherlei Unklarheiten. Mit Wahrscheinlichkeit handelt es sich um eine Zoonose (Reservoir: wildlebende kleine Nager?), die durch Mücken (Phlebotomen?) von diesen auf den Menschen übertragen wird, obwohl auch Schmierinfektion vorkommt. Bei ihm macht sie, obwohl eine Lokalinfektion, histologisch gesehen, eine spezifische Granulationsgeschwulst mit Neigung zur Ulzeration von chronischem Verlauf, erzeugt auch eine gruppenspezifische Hautallergie und hinterläßt eine gewisse Krankheitsimmunität, verhält sich also immunologisch weitgehend wie eine zyklische Krankheit, wobei ihr Erreger (Leishmania tropica) auch von dem der Kalaazar nicht zu unterscheiden ist. Die Pathogenese, Lokalinfektion mit Allgemeinsensibilisierung und intrazellulärem Parasitismus, erinnert an die der anderen seltenen lokalen Granulationsgeschwülste (Sklerom, venerisches Granulom).

**Molluscum contagiosum, Verrucae, Hautpapillome.** Fest steht von diesen nicht entzündlichen, sondern eher geschwulstartigen Dermatosen lokaler Art, daß sie durch zellfreie Filtrate übertragbar sind. Ohne sonst etwas über ihre Erreger zu wissen, stellt man sie daher vorläufig zu den Viruskrankheiten. Ihre genauere Pathogenese ist noch unbekannt. Ihre Kontagiosität ist gering, wenn auch wohl sichergestellt.

**Erysipeloid.** Die Wundinfektion mit dem Erreger des Schweinerotlaufs, der beim Tier (Schwein, Maus, Wild, Geflügel, Fische) auch bei Fütterungsinfektion gewöhnlich eine schwere septische Erkrankung macht, erzeugt beim Menschen eine leichte sich subkutan ausbreitende Lokalinfektion der Haut, die nach 1–2 Wochen wieder zum Stillstand kommt. Nur vereinzelt ist auch beim Menschen endocarditische Sepsis festgestellt (Demnitz).

Vom Tier gezüchtet, wächst das *Bacterium rhusiopathiae* intra vitam in seiner S-, von den Herzklappen postmortal abgestrichen in der R-Form. Es gehört einer bei Tieren weit verbreiteten Bakterienfamilie (schlanke grampositive Bazillen) an.

**Milzbrand.** Die besonders von Tierkadavern stammende Infektion führt beim Menschen zu einer karbunkelähnlichen Lokalinfektion der Haut (Pustula maligna), meist mit regionärer Lymphangitis und -adenitis und oft, besonders beim Sitz an Lippen oder Hals, mit Übergang in Sepsis, wobei es prämortal meist auch noch zu metastatischer Meningitis kommt. Regelmäßig ist das bei Lungen- (Hadernkrankheit) und Darmmilzbrand der Fall (Inhalations- bzw. perorale Infektion).

Der *Bacillus anthracis*, obwohl der älteste als Erreger erkannte Keim (R. KOCH), bietet noch heute durch seinen Antigenaufbau, seine in weiten Grenzen wechselnde Virulenz und die Immunitätsverhältnisse viele Rätsel: morphologisch und kulturell ist er identisch mit ganz banalen, ubiquitären und harmlosen Erdkeimen und auch dem als Darmsymbiont weitverbreiteten Bac. mesentericus, zeigt jedoch Schleimkapselbildung. Diese enthält kein echtes Toxin, wohl aber aggressinartig wirkende, gewebsauflösende Fermente. Dementsprechend entsteht weder eine Krankheits-, noch eine wirkliche antitoxische Immunität, sondern nur eine rasch wieder abklingende, vielleicht bakterizide sowie wohl eine „lokale Immunität" der Haut (BESREDKA), auf deren Grundlage auch die für Tiere gebräuchlichen Impfstoffe aufbauen.

**Rotz.** Auch die meist vom Pferd stammende Rotzinfektion führt beim Menschen zunächst zu einer kleinen Hautpustel eitriger Art mit regionärer Drüsenschwellung, die aber schon nach wenigen Tagen in Sepsis überzugehen pflegt. Der seltene Lungenrotz tut dies regelmäßig. Infolge der starken Dermatotropie des Erregers kommt es dabei zu zahlreichen Hautmetastasen. Nur der beim Menschen sehr seltene chronische Rotz verläuft als zyklische Infektionskrankheit mit Entwicklung einer Hautallergie (Mallein-Probe); er zeigt dann oft Gelenkbeteiligung (Hyperergie!); Immunität gibt es auch dabei nur im Sinn der Infektionsimmunität wie bei den chronisch-zyklischen Infektionskrankheiten.

Gegen den *Bacillus mallei* bildet der Mensch für die Diagnostik wichtige Serumantikörper, auch beim Fehlen der Hyperergie des septischen Verlaufs.

**Pest.** Diese meist durch den Stich des Rattenflohs von Ratten auf den Menschen übergehende Zoonose ist auch in den meisten Fällen primär eine lokale Hautinfektion mit regionärer Drüsenschwellung (Bubonen), und bei den günstig verlaufenden Fällen geht sie nicht darüber hinaus. Die Eintrittspforte kann dabei kaum merkbar bleiben (Bubonenpest) oder deutlich hervortreten (Hautpest, Pestkarbunkel). Kommt es zur metastatischen Lungeninfektion, so kann sich nun die Krankheit durch Tröpfcheninfektion weiter verbreiten, wobei diese Inhalationsinfektion immer als tödliche Sepsis verläuft (Lungenpest). Die Gewebsreaktion entspricht immer einer hämorrhagisch-eitrigen Entzündung. Die Inkubation ist wie bei allen Lokalinfektionen kurz (1–2 Tage); Krankheitsimmunität gibt es nicht.

Der *Pestbazillus*, zu der Familie der Pasteurellen gehörig, bildet kein Exotoxin.

**Ektoparasiten** (Insekten, Milben, Zecken). Da sie pathogenetisch nichts Besonderes bieten, seien sie hier nur der Vollständigkeit halber summarisch erwähnt.

## 4. Lokale Infektionskrankheiten und -prozesse der nur gering bakteriell besiedelten Schleimhäute.

Die nur gering besiedelten Schleimhäute stehen anatomisch am Übergang besiedelter zu unbesiedelten Flächen. So sind sie der dauernden „Infektion" ausgesetzt und dafür normalerweise mit einer bemerkenswerten Fähigkeit der Selbstreinigung begabt (Flemingsche Lysozyme, vgl. S. 29). Diese kann nun begreiflicherweise unter schädlichen Einwirkungen versagen. Das ergibt das Bild der *Katarrhe*, für die ursächlich von jeher Erkältungen, also eine unspezifische Einwirkung, in den Vordergrund gestellt werden. Dabei greift dann die Flora der benachbarten besiedelten Schleimhaut as- oder deszendierend über, kommt zur Ansiedlung und löst die entzündliche Reaktion im mesenchymalen Schleimhautanteil (Submucosa) aus. Das ereignet sich nicht nur mit den Normalsymbionten der benachbarten Schleimhäute, sondern besonders auch mit den diesen verwandten pathogenen Formen (s. Übersichtstabelle S. 24), zu denen neben den hämolysierenden Strepto-, den Pneumokokken, Diphtheriebazillen u. a. die für die Ansiedlung auf solchen sonst keimarmen Flächen besonders gut befähigte Form aus der Gruppe der gramnegativen Diplokokken, der Gonokokkus, gehört. Im weiteren Sinne sind das alles noch *Infektionen mit wirts- und ortseigenen Keimen.*

Eine seltene Art der Infektion solcher Schleimhäute besteht darin, daß bei bestimmten allgemeinen Empfänglichkeitsverhältnissen zwar wirtseigene, aber nicht zur Familie der Normalsymbionten der benachbarten, sondern einer entfernten Schleimhaut gehörende Symbionten zur Ansiedlung kommen und hier ein *meist chronisches* Krankheitsbild ergeben, wobei es auffallenderweise oft wie bei den chronisch-zyklischen Infektionskrankheiten zu intrazellulärem Parasitismus solcher Oberflächenkeime (aus der Coligruppe) in abgewandelter schleimkapselbildender Form kommt (Friedländer-Pneumonie, Ozäna, Sklerom, venerisches Granulom); dabei handelt es sich also gewissermaßen um *eine noch wirtseigene, aber ortsfremde Besiedlung.*

Schließlich spielen *wirtsfremde Infektionsstoffe* bei den mit der Umwelt in naher Berührung stehenden Schleimhäuten – ähnlich wie auf der Haut (s. dort) – in Form *lokal bleibender Vira* eine in ihren genauen Ausmaßen noch unbekannte Rolle (auf Conjunctiva und Nasenschleimhaut).

Es handelt sich dabei um Infektionsstoffe, die ultrafiltrabel, aber sonst noch ganz unbekannt sind und sich wohl von den Viren der zyklischen Infektionskrankheiten recht stark unterscheiden. Ihre Züchtung gelang bisher nicht, und so beschränkt sich vorläufig ihre Ähnlichkeit auf diese eine Eigenschaft. Was man unter Viren versteht, ist ja überhaupt noch etwas ganz Inhomogenes.

### a) Bindehaut.

**Eitrige Conjunctivitis** Als Erreger kommen neben Strepto-, besonders Pneumokokken Angehörige der Familie des Influenzabazillus (Koch-Weeks- und Morax-Axenfeld-Bazillen) vor, weiter besonders beim Neugeborenen Gonokokken. Auf der gesunden Bindehaut findet man fast

regelmäßig Vertreter der Gruppe der Corynebakterien, die sog. Xerosebazillen; entsprechend kennen wir klinisch auch die Augendiphtherie.
Man vermag klinisch diese einzelnen Formen der Symbiosestörung auf
der Bindehaut im allgemeinen auch wohl zu unterscheiden.

**Einschlußblennorrhöe** der Neugeborenen. Diese und die beiden folgenden Konjunktivitiden sind mit keimfreiem Sekret übertragbar und durch
die bei allen gleich aussehenden Einschlußkörperchen (vgl. S. 88)
diagnostizierbar, aber, wie man aus den Übertragungsversuchen weiß,
trotzdem ätiologisch verschieden.

**Schwimmbad-Konjunktivitis.** Endemisch bei Erwachsenen beobachtet.

**Trachom.** Die ubiquitäre, aber in primitiven Ländern bei Kindern oft
hoch endemische Körnerkrankheit hat ebenfalls ein lokal bleibendes
Virus (keine Serumveränderungen!) zum Erreger, in ihrem Verlauf hat
aber eitrige Sekundärinfektion große Bedeutung. Sie ist bekanntlich
nach dem akuten Initialstadium exquisit chronisch, heilt aber schließlich unter Vernarbung aus. Entsprechend sieht man histologisch lympho-
plasmozytäre Infiltration mit Einschmelzungsneigung im Zentrum der
sog. Follikel und Bindegewebsneubildung.

## b) Obere Luftwege.

**Catarrhus** as- und descendens. Bei vielen „Erkältungen" der oberen
Luftwege handelt es sich wohl nur um endogene Symbiosestörungen mit
Strepto- und Pneumokokken. Doch ist für manche Coryzaerkrankungen
die Übertragbarkeit mit bakterienfreiem Sekret erwiesen, so daß man,
vielleicht gerade für den ansteckenden Schnupfen, die Virusätiologie
heute annehmen darf. Tracheobronchitiden mit Influenzabazillen sieht
man in- und außerhalb von Grippeepidemien.
*Nasen- und Bronchialdiphtherie* haben, je mehr man auf sie achtet,
isoliert und zusammen mit Rachendiphtherie, recht große Bedeutung.

**Ozaena.** Bei diesem chronischen, trockenen und zu Schleimhaut-
atrophie führenden Nasenprozeß findet man regelmäßig den Kapsel-
bazillus (B. ozaenae), der zur weiteren Coligruppe zugehört.

**Sklerom.** Diese eigenartige Krankheit, die meist als Rhinosklerom beginnt, aber auch schon primär Rachen und Kehlkopf einbeziehen kann,
findet sich nur unter hygienisch dürftigen Verhältnissen. Ihre Ansteckungsfähigkeit ist gering; es wurde auch daran gedacht, daß sie eine
Zoonose (vom Schwein) sei. Die ganze Schleimhaut gerät in eine chronische granulomatöse Wucherung. Histologisch findet man ein der lepromatösen Lepra sehr ähnliches Bild mit großen histiozytären, sog.
Mikulicz-Zellen, die massenhaft die Erreger enthalten. Die Haut der
Kranken ist gegen Extrakte aus diesen hyperergisch (Roux-Mantoux-
sche Reaktion). Es handelt sich also um einen auf vorausgegangener
spezifischer Sensibilisierung beruhenden Lokalprozeß, der zu den zyklischen Infektionskrankheiten pathogenetische Beziehungen hat (vgl.
auch die Orientbeule). Auch der Sklerombazillus gehört zur weiteren
Coligruppe.

### c) Harnröhre.

**Unspezifische Urethritis.** Soweit diese nicht nur durch Änderung der Schleimhautbeschaffenheit zustande kommt und dabei praktisch steril ist (z. B. bei Reiterscher Trias, S. 171), kommen bei ihr Strepto- und Mikrokokken als Erreger in Frage.

**Gonorrhöe.** Sie ist im allgemeinen eine eitrige Lokalinfektion, histologisch ganz „unspezifisch". Das Symbioseverhältnis des Menschen zum Gonokokkus ist jedoch nicht ganz stabil, so daß sie bei einzelnen Individuen ausnahmsweise zur zyklischen Infektionskrankheit werden kann (wie bei den Pneumokokkenkrankheiten) (vgl. S. 151). Die Hinfälligkeit ihres Erregers bedingt ihre Übertragbarkeit nur durch den intensiven Kontakt des Coitus oder der Schmierinfektion beim Kind. Die Infektion neigt zur Aszension auf unbesiedelte Oberflächen (Epididymis, Adnexe), aber nicht auf lymphangitischem Weg. Übergang in Sepsis kommt vor. (Falsche) Inkubationszeit: 1–4 Tage, selten mehr. Keine Krankheitsimmunität.

Der *Gonococcus* gehört zur Gruppe der gramnegativen Mikrokokken und ist weder mikroskopisch noch kulturell von seinen „Vettern", dem Meningococcus und dem Micrococcus catarrhalis, sicher zu unterscheiden, wohl aber meistens durch Agglutination. Ihm und dem Meningococcus ist auch die intrazelluläre Lagerung auf der Höhe des Prozesses – später oft nicht mehr! – gemeinsam, die man auch beim M. catarrhalis zuweilen sieht.

**Venerisches Granulom.** Diese auch an primitive Unhygiene gebundene Geschlechtskrankheit ist pathogenetisch dem Sklerom sehr nahe verwandt, nur daß sie eben durch den Coitus übertragen wird. Histologisch und bezüglich Allergielage und intrazellulärem Parasitismus besteht Übereinstimmung. Primärsitz (überwiegend bei Frauen verbreitet) Vulva, bei Männern auch an der äußeren Penishaut. Im chronischen Verlauf kommt es nicht selten zu hyperergischer Gelenkbeteiligung. Der Erreger, Calymmatobacterium granulomatis, ist ebenfalls ein Kapselbakterium aus der weiteren Coligruppe.

### d) Cervix uteri.

Der Cervixkatarrh (Fluor flavus) und die spezifisch-gonorrhoische Erkrankung zeigen pathogenetisch der Urethra analoge Verhältnisse.

## 5. Lokale Infektionsprozesse der normalerweise sterilen Schleimhäute.

Die Besiedlung der beim Gesunden sterilen Schleimhäute erfolgt in den meisten Fällen auf Grund einer unspezifischen Schädigung, die immer vorausgegangen sein muß, durch retrograde Aszension von Symbionten der vorgelagerten besiedelten Schleimhaut. Es handelt sich dabei also durchwegs um *wirtseigene, aber ortsfremde Keime.* Spezifische Infektionskrankheiten finden sich daher auch nicht mehr bei diesen Krankheiten, sondern nur noch Infektionsprozesse, die aber, zusammengenommen, für die innere Medizin und auch einige andere Spezialfächer von größter Wichtigkeit sind. In ihren akuten Formen sind sie mitunter von starken Allgemeinsymptomen der Infektion begleitet, in den chronischen sind sie Anlaß vielfältiger Leidenszustände.

Ein anderer Infektionsweg muß noch in Betracht gezogen werden, besonders bei den Organen, zu deren Aufgaben das Abfangen gelegentlich, d. h. bei akzidenteller, zyklischer oder septischer Bakteriämie ins Blut geratener Keime gehört: Lungen, Leber und Nieren. Mitunter kommt es in ihnen oder ihren Ausführungswegen *metastatisch* zur Ansiedlung der ausgeschiedenen Keime. Doch tritt dieser Infektionsweg anteilsmäßig hinter der Aszension zurück.

Infolge der mangelhaften Schutzeinrichtungen der sterilen Schleimhäute bei eingetretener Infektion ist die Mehrzahl der Lokalerkrankungen nicht selten Anlaß zum *Übergang der Lokalinfektion in Sepsis.*

Hier können nur die häufigsten derartigen Lokalprozese berücksichtigt werden.

a) *Mittelohr und Nebenhöhlen.* Aszension von Strepto- und Pneumokokken bei Erkrankungen der Nase und des Rachens.

b) *Lungen.* Bronchopneumonien als lokale Infektionsprozesse entstehen nur bei unspezifischen Schädigungen hauptsächlich durch andere Infektionskrankheiten oder Kreislaufschäden, ferner durch grobe Aspirationen. Das unausgereifte Kindes- und das kreislaufgeschädigte Greisenalter sind deshalb bei weitem am meisten befallen, während die Pneumokokkeninfektion im mittleren Lebensalter, wenn sie überhaupt haftet, zum Bild einer zyklischen Infektionskrankheit, der krupösen Pneumonie, führt. Bei schwerer Lokalinfektion der Lunge kommt es zu Lungenabszeß oder -gangrän.

*Erreger* von Bronchopneumonien können alle Symbionten von Mund- und Rachenhöhle sein, oft in bunter Mischung, neben Strepto- und Pneumokokken Influenzabazillen, gramnegative Mikro- und Staphylokokken. Nicht ganz selten findet man auch Colibazillen, die vielleicht hämatogen hierher gelangt sind, wie man es auch etwa für Typhusbazillenbefunde im Auswurf annehmen muß. Hierher gehört auch die Friedländer-Bazillen-Pneumonie, deren Erreger ja den Colibazillen nahe verwandt ist.

c) *Magen.* Zu dessen Besiedlung kann es nur bei vorhandener Anazidität kommen, dann aber, besonders wenn außerdem eine pathologische Darmfunktion vorliegt, ist sie häufig, besonders mit Colibazillen. Solche, oft mit Hämolysierungsvermögen, trifft man daher auch häufig bei perniziöser Anämie im Magen an. Neben ihnen haben auch die Keime der Mundflora, besonders vergrünende Streptokokken, eine gewisse Bedeutung, ferner der Milchsäurebazillus Boas-Oppler bei Gärungszuständen im Magen, auch bei Karzinom.

d) *Gallenwege.* Ansiedlung von Keimen in ihnen ist Ausdruck von Cholangitis bzw. Cholecystitis. Es handelt sich oft um Colibazillen oder Enterokokken, doch sind gerade hier hämatogene Infektionen mit Staphylo- und Streptokokken nicht selten. Zu erwähnen ist auch die zu leichter Cholecystitis führende Lamblienbesiedlung der Gallenwege vom Dünndarm aus, wo die Lamblien meist ihre primäre Ansiedlung vornehmen, ohne hier große Erscheinungen hervorzurufen.

e) *Harnwege.* Im Kindesalter spielt hier die hämatogene Infektion eine bedeutende Rolle, im Erwachsenenalter, besonders bei Frauen, die aszendierende. Erreger können sein vor allem Colibazillen und weiße Staphylokokken, auch Bact. pyocyaneum und proteus vulgare, ferner posttyphös Typhus- und Paratyphusbazillen.

d) *Endometrium.* Infektionen kommen fast nur puerperal in Betracht und zwar mit sämtlichen Wundinfektionserregern, besonders häufig mit dem anaeroben Streptococcus putrificus Schottmüller, der leicht beim Eindringen ins Blut zu eitrigen Metastasen führt.

## 6. Lokale Infektionsprozesse der serösen Häute.

Die serösen Häute (Pleura, Perikard, Peritoneum, Synovia der Gelenke und Meningen) sind mit Ausnahme des kleinen Beckens der Frau, speziell der Adnexe, innerhalb geschlossener Körperhöhlen und damit so gelegen, daß eine aszendierende Besiedlung von benachbarten normalen oder pathologischen Floren aus nicht mehr in Frage kommt. Sie sind daher für eine Infektion nur zugänglich entweder infolge *Durchwanderung von Keimen* durchs mesenchymale Gewebe bei Ausbreitung solcher auf dem Lymphweg oder per continuitatem oder auf dem *hämatogenen Weg.* Hierbei können sie metastatisch infolge akzidenteller oder septischer, zuweilen aber auch tertiär bei zyklischer Generalisation befallen werden. Dadurch entsteht dann klinisch das Bild des Pleuraempyems, der eitrigen Pericarditis und Peritonitis und des Gelenkempyems, im Lumbalkanal das der eitrigen Meningitis. Die serösen Häute reagieren als Mesenchymabkömmlinge, die sie sind, aber auch häufig im Rahmen eines hyperergischen Allgemeininfektionsstadiums mit, ohne daß dabei der Erreger selbst in ihnen zur Ansiedlung kommen müßte; hier handelt es sich aber schon wieder um die phylogenetisch primitivere, zyklische Reaktion auf die Infektion, die im I. Abschnitt besprochen wurde.

Sind die serösen Höhlen erst einmal eitrig infiziert, dann können sie bei ihrer engen Verbindung mit Blut- und Lymphbahn leicht (sekundäre) *Sepsisherde* werden, von denen aus eine Sepsis (weiter) unterhalten wird.

Als Keime der Durchwanderungs- oder metastatischen Infektion der serösen Häute kommen vor allem die verschiedenen pyogenen Kokken in Betracht, unter ihnen wieder besonders der *Streptococcus putrificus* oft zusammen mit dem Bacillus symbiophiles Schottmüller. Jener wächst in den Primärkulturen meist streng anaerob, gewinnt aber gern in Subkulturen auch die Fähigkeit aeroben Wachstums. Dieses Verhalten hat dazu Anlaß gegeben, ihm bakteriologisch eine Sonderstellung zu versagen; klinisch ist sie jedoch wichtig, wie z. B. der große prognostische Unterschied zwischen einem Pleuraempyen mit fötid stinkendem Putrificuseiter und einem solchen mit aeroben Streptokokken deutlich zeigt. Seltener als die Kokken führen auch einmal Influenzabazillen, Angehörige der Coli-Typhus-Gruppe und andere Keime zu Infektionen der serösen Höhlen.

### Schrifttum.

BEER, A.: Über Klinik, Histologie und Theorie der diphtherischen Herzschädigung. Erg. inn. Med. u. Kinderh. 59, 339 (1940), und Die diphtherische Nervenschädigung, ebenda 60, 657 (1941). – BIELING, R.: Die Bedeutung allergischer Vorgänge für die Abwandlung des Verlaufs von Infektionskrankheiten und für die Entstehung chronischer Erkrankungen. Zbl. inn. Med. 56, 641 (1935). – DELL'ACQUA, G.: Über aktinomykotische Endocarditis. Klin.

Wschr. 1943, 100. – Demnitz, A.: Zoonosen. Festschr. Behring zum Gedächtnis. B. Schultz Verlag, Berlin 1940. – Dohmen, A.: Scarlatiniforme Exantheme bei Infektionen mit dem Staphylococcus aureus haemolyticus. Klin. Wschr. 1938, 1689. – Findlay, G. M., Mackenzie, F. O. MacCallum and E. Klieneberger: The aetiology of polyarthritis in the rat. Lancet, 1939, 7. – Friedemann, U. u. Elkeles: s. bei H. Schmid. – Gins, H. A., H. Hackenthal und N. Kamentzewa: Experimentelle Untersuchungen über die Generalisierung des Vaccinevirus beim Menschen und Versuchstier. Z. Hyg. 110, 145 (1929). – Gräff, S.: Rheumasymptom und rheumatische Erkrankung. Z. Rheumaforschg. 3, 461 (1940). – Ders.: Fokale Infektion. Wien. Klin. Wschr. 1942, 761. – Grumbach, A.: Die Lehre von der fokalen Infektion. Erg. Hyg. 15, 442 (1934). – v. Gutfeld, F. u. E. Mayer: Die Bewertung von Bakterienbefunden, das Eindringen und die Verteilung von Keimen. Zbl. Bakt. I Orig. 124, 122 (1932). – Höring, F. O.: Beobachtungen an der Mundflora im Verlauf infektiöser Erkrankungen, gleichzeitig ein Beitrag zur Frage der pathogenetischen Bedeutung der Streptokokken. Z. klin. Med. 123, 258 (1933). – Ders.: Die klinische Bewertung der Stuhlfloramorphologie. Klin. Wschr. 1936, 697. – Ders.: Die kausale Beziehung von Mund- und Darmfloraveränderungen zu Krankheitszuständen. Münch. Med. Wschr. 1937, 723. – Ders.: Das Gleichgewicht von Wirt und Keimen und seine Störungen im Krankheitsablauf. Erg. inn. Med. u. Kinderh. 48, 364 (1935). – Ders.: Zur Pathogenese der Invasionskrankheiten. Trop. hyg. Schriftenreihe, H. 9, 5 (1943). Hippokrates-Verlag Stuttgart. – Ders. u. H. Mai: Über Durchfallskrankheiten im polnischen Feldzug. Münch. Med. Wschr. 1940, 197. – Ders. u. E. Arjona: Über elektive Lokalisation von Bakterien. Z. exp. Med. 91, 549 (1933). – Ders., Ch. Dighenopoulos u. F. Schmid: Organotrope Aggressine. Klin. Wschr. 1939, 192. – Hofer, G.: Über die Funktion der Tonsillen. Arch. Ohrenheilk. 151, 223 (1942). – Kalbfleisch, E. u. L. Kretschmer: Über die Diphtheriebazillenmeningitis. Z. Bakt. I. Orig. 146, 200 (1940). – Kaschel, H.: Beitrag zur Diphtheriebazillensepsis. Z. Kinderh. 59, 437 (1938). – Klinge F.: Allergie und Ätiologie. Dtsch. Med. Wschr. 1936, 1529. – Krauspe, R.: Über „hämatogene" Mandelentzündungen. Virchows Arch. 285, 400 (1932). – Letterer, E.: Beiträge zur Pathogenese der Bacillenruhr. Virch. Arch. 312, 673 (1944). – Liebmann, G.: Miliaria scarlatinosa suppurativa. Med. Klin. 1937, 1368. – v. Neergaard, K.: Die Katarrhinfektion als chronische Allgemeinerkrankung. Dresden u. Leipzig, Th. Steinkopff 1939. – Ramon, s. bei H. Schmid. – Rössle R.: Die geweblichen Äußerungen der Allergie. Wien. Klin. Wschr. 1932, 609 u. 648. – Rosenow, E. C.: Herdinfektion und elektive Lokalisation. Verh. Dtsch. Ges.inn. Med. Wiesbaden 1930, 405. – Schmid, H.: Grundlagen der spezifischen Therapie. B. Schultz Verlag. Berlin 1940. – Slauck, A.: Anleitung zur klinischen Analyse des infektiösen Rheumatismus. Dresden u. Leipzig 1938. – Speransky, A. D.: Vgl. Schrifttumsangaben auf S. 54. – Szirmai, F.: Die Beweise für die echt primär-toxische Natur des Dick-Giftes. Klin. Wschr. 1942, 756. – Veil, W. H.: Der Rheumatismus und die streptomykotische Symbiose. F. Enke, Stuttgart 1939. – Walther, G.: Die Phase der Hyperergie in der Rekonvaleszenz nach Infektionskrankheiten, insbesondere nach Bacillenruhr. Arch. klin. Med. 191, 267 (1943). – Westphal, A.: Die Pathogenese der Amöbenruhr bei Mensch und Tier. Arch. Schiffs- u. Trop. Hyg. 42, 343 (1938). – Zischinsky, H.: Einige bemerkenswerte Fälle von Kehlkopfdiphtherie. Münch. Med. Wschr. 1942, 1036.

# C. Die Sepsis.

Der Begriff „Sepsis" wird in der Klinik oft als Krankheitsbezeichnung benützt, während er, wie schon auf S. 11 und S. 81 ff. dargestellt, eigentlich nicht diagnostisch, sondern nur als pathogenetischer Sammelbegriff für eine große Zahl ätiologisch und im Verlauf völlig verschiedener Dinge angewandt werden dürfte. Im Bestreben, ihn zu zergliedern, bzw. die in Frage kommenden Krankheitsbilder systematisch zu ordnen, sind von den einzelnen Autoren und Fachdisziplinen vielerlei Unterscheidungen und Nomenklaturen eingeführt worden, die von den verschiedensten Gesichtspunkten ausgehen und sich so gegenseitig überschneiden. Wir suchen heute allgemein, das nosologische System auf pathogenetischen Gesichtspunkten aufzubauen, und es ist deshalb das beste, Ausdrücke wie Septikämie, Pyämie, Septikopyämie, bakterielle und toxische Allgemeininfektion usw. beiseite zu lassen und von den theoretisch und praktisch-klinisch bewährten, von Schottmüller eingeführten, pathogenetisch orientierten Einteilungsprinzipien auszugehen, d. h. für alle hier in Frage kommenden Krankheitsbilder als Sammelbezeichnung nur das Wort Sepsis zu verwenden und für die Diagnostik zu ergänzen durch Hinzufügung der Verlaufsart (akut-chronisch), des Ausgangspunkts (Eintrittspforte oder Sepsisherd) und des Erregers (z. B. ,,akute Wundsepsis durch Staph. pyog. aur." oder ,,subakut verlaufende postappendizitische Enterokokkensepsis"), soweit es sich nicht auch hier um so typische Verläufe handelt, daß sie zu eigener diagnostischer Namengebung führten wie bei der Endocarditis lenta (Schottmüller) oder beim Rotz, bei Malaria tertiana und Trichinose, welch letztere Krankheiten pathogenetisch auch unter den Begriff der Sepsis fallen (s. unten). Wegen der vielen Meinungsunterschiede auf diesem Gebiet sei hier unter Hinweis auf die oben bereits zitierten früheren Abschnitte unser pathogenetischer Sepsisbegriff noch einmal umrissen bzw. aus dem grundlegenden, von Schottmüller geschaffenen abgeleitet.

Gegenüber der zyklischen Allgemein- und der Lokalinfektion ist Sepsis die dritte pathogenetische Möglichkeit eines Infektionsablaufs. Sie ist wohl auch eine Allgemeininfektion, d. h. eine solche, die mit einer Generalisation des Erregers auf dem Blutwege einhergeht; sie ist aber stets mit einer Lokalinfektion verbunden, die meist klinisch, immer aber pathologisch-anatomisch faßbar ist und ihr zeitlich vorausläuft. Die Schottmüllersche Sepsisdefinition lautet daher: ,,Sepsis liegt dann vor, wenn sich innerhalb des Körpers ein Herd gebildet hat (Lokalinfektion!), von dem aus konstant oder periodisch Bakterien in den Kreislauf gelangen (Allgemeininfektion!) derart, daß durch diese Invasion subjektive und objektive Krankheitserscheinungen ausgelöst werden." Schottmüller hat sich dabei zwar – seiner Zeit entsprechend – auf ,,eine mechanisch-kausale Betrachtungsweise" der Sepsis (Bingold) beschränkt, die, wie wir heute sehen, auch noch nicht vollständig zur Begriffsbestimmung ausreicht (er zählte deshalb z. B. den Typhus zur Sepsis, was irrtümlich ist); trotzdem ist diese seine Definition zunächst einmal ausreichend, um das Wesentliche des Infektionsgangs bei der Sepsis wiederzugeben (wenn auch nicht die Voraussetzung, unter der es nur dazu kommen kann!).

Schottmüller hat experimentell gezeigt, daß eine Bakterienvermehrung im strömenden Blut in nennenswertem Ausmaß nicht vorkommt. Schon aus diesem Grunde muß die Bakteriämie bei der Sepsis immer von irgendeinem Herd aus unterhalten werden.

Die Entstehung der Sepsis ist also folgendermaßen: an irgendeiner Stelle kommt es zum Eindringen der Keime in den Wirt (Eintrittspforte), und von hier aus bekommen diese Verbindung zur Blutbahn. Entweder kann nun diese Verbindung von Anfang an zu einem Dauerzustand werden, oder aber es bleibt zunächst bei einer vorübergehenden Bakteriämie, kommt aber irgendwo entfernt von der Eintrittspforte zur Neuansiedlung in der Form eines neuen lokalen Infektionsprozesses, und nun wird von diesem aus eine dauernde Verbindung mit der Blutbahn hergestellt. Im ersten Falle ist die Eintrittspforte zugleich der Sepsisherd, im zweiten Fall sind beide getrennt. Nun erfolgt konstante oder periodische Einschwemmung von Keimen ins Blut, und damit ist die Sepsis eingetreten. Sie hört nicht eher auf, als bis die Verbindung des Sepsisherdes mit der Blutbahn unterbrochen ist.

Alle Krankheitszustände, die diesen Bedingungen nicht genügen, dürfen auch nicht zur Sepsis gezählt werden, selbst wenn das klinische Bild demjenigen der Sepsis gleicht.

Die Sepsisdefinition von SCHOTTMÜLLER enthält nun aber noch keine Angabe darüber, unter welchen Voraussetzungen allein es zur Sepsis kommen kann, und war daher noch ungenau. Die Hauptvoraussetzung besteht darin, daß der zum Sepsiserreger werdende Keim zu seinem Wirt im Verhältnis eines Lokalinfektionserregers stehen, der Wirt ihm gegenüber also aus einer zyklischen Empfindlichkeit heraus und somit (mindestens hyp- oder meist) (positiv-) anergisch sein muß. Nur ein solcher Empfindlichkeitsgrad, wie er einer erworbenen tertiären Immunitätslage oder einer angeborenen Resistenz infolge „alten" Symbioseverhältnisses entspricht, kann einen Keim zum Sepsiserreger werden lassen. Ist das nämlich nicht der Fall, dann kann es ja nicht zur Entwicklung einer Lokalinfektion bzw. eines Sepsisherdes kommen und damit auch nicht zur Sepsis, sondern es kommt dann zu der allein bleibenden Möglichkeit einer zyklischen Allgemeininfektion. Das ist z. B. beim Typhusbazillus immer der Fall, wenn das infizierte Individuum noch typhusempfänglich ist; an Typhusbazillensepsis kann erst der Typhusimmune erkranken, der infolge seiner tertiären Immunitätslage irgendwo einen lokalen Infektionsherd mit Typhusbazillen als Erreger entwickeln kann.

Eine andere Voraussetzung für das Zustandekommen von Sepsis liegt augenscheinlich in der Beschaffenheit des Infektionsstoffs, der zu Sepsis führen soll. Er muß so grob-stofflich beschaffen sein, daß er bzw. seine Leibessubstanzen unmittelbar pyrogen wirken; denn es handelt sich beim septischen Fieber nicht um ein solches aus zentraler Ursache (vgl. S. 50) wie im Generalisationsstadium der zyklischen Allgemeininfektionen, sondern um ein Fieber aus „lokaler" Ursache, wenn diese hier auch nur darin besteht, daß der lokale Sepsisherd Stoffe, und zwar diesmal lebende Keime, ins Blut abgibt. Daß die septische Fieberreaktion nichts mit einer Empfindlichkeitsänderung des Wirts zu tun hat, geht ja schon daraus hervor, daß man den Vorgang der Sepsis experimentell leicht durch intravenöse Injektion lebender oder toter Bakterien erzeugen kann, was für den viel verwickelteren Vorgang der zyklischen Infektionskrankheit nicht der Fall ist. Mit der grob-stofflichen Beschaffenheit, die ein Sepsiserreger haben muß, hängt die Tatsache zusammen, daß Viren nie zu Sepsiserregern werden (wohl aber Protozoen und Würmer).

Muß nun also der an Sepsis erkrankende Wirt schon „immun" gegen den betreffenden Erreger sein, so geht daraus hervor, daß sich seine Empfindlichkeitslage gegen ihn im Sepsisverlauf nicht mehr wesentlich ändern wird. Vor allem hierdurch steht die septische Allgemeininfektion im scharfen Gegensatz zur zyklischen, die ja mit dem Übergang von Empfänglichkeit zu Unempfänglichkeit in innigem Zusammenhang steht. Bei dieser herrscht also die zyklische Gesetzmäßigkeit, bei der Sepsis tritt das zufällige Ereignis des mechanischen Einbruchs der Keime in die Blutbahn vom Herd aus in den Vordergrund. Vom phylogenetischen Gesichtspunkt aus betrachtet, sahen wir in der zyklischen Allgemeininfektion einen sinnvollen Anpassungsvorgang, der der Erhaltung beider Arten, Wirt und Keim, nützlich ist, während die Sepsis stets eine zufällige Entgleisung ohne die Möglichkeit eines Gewinns im Sinne der Schaffung einer neuen Gleichgewichtslage ist. So endet sie ja auch in der Mehrzahl der Fälle mit dem Tod von Wirt und Keim, und wo sie das nicht tut, ist bestenfalls die Ausgangslage wieder hergestellt, ohne zusätzlichen Gewinn. Ihr Verlauf ist daher auch nicht irgendwelchen Regeln im Sinne der Stadienlehre unterworfen, ja es läßt sich darüber streiten, ob man sie noch als Infektionskrankheit bezeichnen soll; denn sie ist weder ansteckend oder übertragbar im üblichen Sinne, noch läßt sich auf sie das Gesetz von der Spezifität der Erreger auch nur entfernt anwenden, da ja eine große Menge von Keimen Sepsiserreger werden können.

Verfolgen wir nun die Entwicklung der Sepsis in ihren einzelnen pathogenetischen Phasen, so haben wir zu unterscheiden: den Sepsisherd, die Verbindung von diesem zur Blutbahn, die Allgemeininfektion und schließlich deren Folgen. Diese einzelnen Stationen der Sepsis seien im folgenden kurz erläutert; bezüglich einer erschöpfenden Darstellung sei auf K. Bingold, „Die septischen Erkrankungen" verwiesen.

1. Der *Sepsisherd* wird in den meisten Fällen von einem gut umschriebenen, akuten entzündlichen Prozeß gebildet, der auch klinisch sich mehr oder weniger deutlich bemerkbar macht. Er kann aus der tertiären Organmanifestation einer zyklischen Infektionskrankheit hervorgehen, z. B. aus einem Typhusgeschwür im Darm bei der posttyphösen Typhusbazillensepsis, oder aus dem Herd einer Lokalinfektionskrankheit, z. B. aus den Tonsillen bei der postanginösen Sepsis oder aus der Prostata bei der Gonokokkensepsis, oder aus einem lokalen infektiösen Prozeß, z. B. der Wund- oder Puerperalsepsis. In all diesen Fällen wird die Sepsis von dem Ort aus unterhalten, von dem aus sie auch ihren Ausgang genommen hat, es handelt sich um primäre Sepsisherde. Nicht selten aber dringen die Keime von einem Entzündungsherd aus noch nicht „konstant oder periodisch" ins Blut ein, sondern nur akzidentell; diese flüchtige Bakteriämie, die noch keine Sepsis ist, führt aber zu einer Ansiedlung von Keimen an anderem Ort, z. B. an den Herzklappen, und nun kommt es von hier aus zu konstanter Keim-

einschwemmung ins Blut und damit zur Sepsis (sekundärer Sepsisherd). In entsprechender Weise kann es auch zu tertiären usw. Sepsisherden kommen.

Klinisch und therapeutisch wichtig ist, daß man sich bei jeder Sepsis über den anatomischen Sitz des Sepsisherdes klar zu werden sucht. Er kann theoretisch überall im Körper sitzen. Die häufigsten bzw. typische Sepsisherde sind folgende:

| | |
|---|---|
| Tonsillen | tonsillogene Sepsis |
| Zähne | odontogene Sepsis |
| Ohren | otogene Sepsis |
| Herzklappen | endocarditische Sepsis |
| Gallenwege | cholangitische Sepsis |
| Darm | enterogene Sepsis |
| Nieren und Harnwege | nephrogene-urogenitale Sepsis |
| Uterus | puerperale Sepsis |
| oberflächliche und tiefe Wunden | Wundsepsis. |

Der aktiv streuende (primäre oder sekundäre usw.) Herd braucht nicht immer ein akuter Entzündungsprozeß von klinisch greifbaren Ausmaßen zu sein. Er kann sich durch seine geringe Größe oder seine verborgene Lage (besonders im Bauchraum) der Faßbarkeit entziehen. Es kann sich auch um einen chronischen Prozeß, z. B. an der Gallenblase, in der Prostata usw. handeln, der aus nicht faßbaren Gründen die Verbindung zur Blutbahn erhält, was allerdings bei der akuten Sepsis nur in der Minderzahl der Fälle vorkommt. Immerhin kann auch bei ihr die Herdsuche klinisch sehr schwierig oder sogar erfolglos sein (sog. kryptogenetische Sepsis).

2. *Der Einbruch in die Blutbahn* vom Herd aus erlaubt folgende Unterscheidungen bei der Sepsis (s. auch BINGOLD 1941):

a) Die thrombophlebitische Sepsis geht von der unmittelbaren Verbindung eines Herdes mit einem venösen Gefäß aus. Meist ist sie kenntlich an starkem Keimgehalt des Bluts (20 und mehr im ccm) und klinisch an stark remittierenden Temperaturen mit Schüttelfrösten. Handelt es sich um eine Pylephlebitis (Pfortader!), dann ist die Keimzahl wegen des zwischengeschalteten Leberfilters oft nicht so hoch, Schüttelfröste sind seltener.

b) Bei lymphangitischer Sepsis stellt sich die Verbindung vom Herd über die zugehörigen Lymphgefäße, die regionalen Lymphdrüsen, nach deren Durchbrechung weiter über den Ductus thoracicus zur Blutbahn her. Der Keimgehalt des Bluts ist geringer (etwa 1–5 im ccm), das Fieber meist mehr von kontinuierlichem Typus.

c) Die endokarditische Sepsis zeigt den (sekundären) Herd an den Klappen, also bereits in unmittelbarer Berührung mit dem Blutstrom. Der Keimgehalt des Bluts pflegt hoch zu sein, das Fieber unregelmäßig und meist ohne Schüttelfröste.

d) Die von Hohlorganen und Ausführungsgängen (Infektionen unter Druck) ausgehende Sepsis läßt meist nur wenig Keime in die Lymphspalten durchtreten, von wo aus sie weiter ins Blut kommen. Der

Fieberverlauf hängt gewöhnlich mehr vom Lokalprozeß als von der Allgemeininfektion ab, kann aber auch mit schweren Schüttelfrösten bei reichlicherer Einschwemmung einhergehen.

3. *Die Allgemeininfektion*, d. h. die konstante oder periodische Bakteriämie, ist bei der Sepsis klinisch von ganz verschieden deutlichen Symptomen begleitet und kann bei der chronischen Sepsis fast latent bleiben. Deshalb kann als gemeinsames grundlegendes Zeichen für alle Sepsisformen allein ihr wiederholter Nachweis durch die klinisch-bakteriologische Blutuntersuchung angesehen werden. Dieser ist so wichtig, daß die wiederholte Züchtung des Keims aus dem Blut direkt als das führende Symptom jeder Sepsis bezeichnet werden darf. Die übrigen klinischen Symptome: Fieber mit Frost, Milztumor, septische Exantheme, Organsymptome durch septische Metastasen, Blutbild usw. sind ganz wechselnd und vieldeutig. Sie richten sich nach dem Herd, der akuten oder chronischen Verlaufsweise und der Art des Erregers, wie es im folgenden kurz besprochen ist.

## 1. Die akute Sepsis.

Je vollkommener die (positive) Anergie des Wirts gegen den in die Blutbahn eindringenden Keim, je höher seine angeborene oder erworbene Immunität, desto akuter gestaltet sich der Verlauf einer Sepsis. Trifft doch der Keim in einem solchen Wirt auf den höchsten Grad nicht nur der Abwehrbereitschaft, sondern auch seiner Befähigung, mit dem Erreger eine für beide Teile nützliche, harmlose Symbiose durchzuführen, wenn nur der Keim am richtigen Standort im Wirtskörper verbleibt. Selbst wenn er diesen verläßt und es zu einem lokalen Infektionsherd kommt, ist an sich an einem solchen eine gute Demarkations- und Heilungstendenz vorhanden. Und deshalb ist auch, wenn der unglückliche Zufall des Einbruchs in die Blutbahn erfolgt, die Abwehr des Wirts kräftig, ja heftig, ungeachtet der für den Fortbestand des Lebens daraus hervorgehenden Gefahr. Deshalb verläuft die „Blutvergiftung" (Wundsepsis) gerade beim sonst ganz gesunden, widerstandsfähigen, besonders beim jungen Erwachsenen so besonders gefährlich. Deshalb verlaufen die septischen Komplikationen im Anschluß an spezifische Infektionskrankheiten so heftig, weil hier eben erst ein starker Immunisierungsstoß vorausging, sei es nach einer zyklischen Infektionskrankheit, die eben erst in die neuerworbene tertiäre Immunitätslage hineingeführt hatte, sei es nach einer Lokalinfektionskrankheit, die die schon arteigen vorhandene, angeborene Resistenz durch den spezifischen Reiz erneut bestärkt hatte.

Die Schwere des Verlaufs ist also insoweit zunächst ganz unabhängig von der Erregerart, d. h. „unspezifisch", wie es ja im Prinzip jede auf irgendeiner Allergie beruhende Reaktion ist, und die akute septische Reaktion beruht auf Anergie (also auch einer Allergiestufe!). Nur die Auslösung der Reaktion ist spezifisch (vgl. S. 54 ff.). Der klinische Verlauf wird aber nun beeinflußt, einmal durch die Art und Weise, wie der Einbruch in die Blutbahn erfolgt (thrombophlebitisch, lymphangitisch usw., s. oben), sodann durch die sekundären Folgen der eingetretenen Allgemeininfektion (Metastasen usw.). Beide Dinge sind in gewissen Grenzen von der Erregerart abhängig, wenn auch viele Ausnahmen von den diesbezüglichen Regeln vorkommen: bezüglich der Einbruchsweise kann als Faustregel dienen, daß Staphylokokken meist eine thrombophlebitische, Streptokokken mehr eine lymphangitisch-endokarditische Sepsis machen, was auch damit zusammenhängt, daß Staphylokokken als Normalsymbionten der Haut meist ihre Eintrittspforte in deren Bereich, Streptokokken als Schleimhautbewohner mehr durch Schleimhäute haben. Und in bezug auf Metastasen gilt, daß Staphylokokken mehr zur Abszeßbildung im mesenchymalen Gewebe (Knochenmark, paranephritisch, pulmonal usw.), Streptokokken mehr dazu neigen, sich endothelial, also intravasal u. dgl. metastatisch anzusiedeln und dabei oft noch sekundäre, tertiäre usw. Herde zu setzen, besonders am Endokard, auch pleural, meningeal usw. Aber, wie gesagt, es gibt viele Ausnamen von diesen Regeln. Doch ist es dem Erfahrenen oft aus solchen Überlegungen heraus möglich, schon klinisch eine Vermutungsdiagnose bezüglich des vorliegenden Sepsiserregers zu stellen.

Die Metastasenbildung kann als der Versuch einer Abdrängung der Allgemeininfektion in Organe, also einer tertiären Organmanifestation wie bei den zyklischen Infektionskrankheiten angesehen werden, der aber vergeblich verläuft, weil vom Herd aus die Allgemeininfektion weiter unterhalten und nicht wie bei der zyklischen Infektionskrankheit durch Änderung der Empfindlichkeitslage beherrscht wird.

Die weitaus häufigsten Erreger von akuter Sepsis sind Angehörige der Bakterienfamilien, denen auch die Normalsymbionten des Menschen zugehören, gegen die er also hoch-,,immun" ist: der Familien der Kokken und der Coli-Typhus-Bazillen. Dazu treten Erreger der Schmutzinfektionen (Anaerobier-, auch höhere Pilze), z. B. B. funduliformis Buday u. a., weiter Erreger einiger Zoonosen (Milzbrand, Rotz, Pest) und als pathogenetisch besonders gelagerte Fälle Plasmodien und sogar Würmer.

### a) Akute Sepsis als Ausgang akuter zyklischer Infektionskrankheiten.
(Postzyklische Sepsis.)

Die wichtigsten sind:

Posttyphöse Typhusbazillensepsis, ebenso bei Paratyphus, besonders B: Herdbildung meist in den Gallenwegen, Einbruch pylephlebitisch, Metastasen oft im Knochenmark.

Postpneumonische Pneumokokkensepsis: Herdbildung in den Lungen, Einbruch thrombophlebitisch, manchmal Endocarditis.

Postmeningitische Meningokokkensepsis: selten, Herd im Lumbalkanal, Einbruch thrombophlebitisch (?), selten Metastasen in Gelenken u. a.

Posterysipelatöse Streptokokkensepsis: selten, Primärherd in der Subcutis, Einbruch lymphangitisch, meist Endocarditis (Sekundärherd).

Diesen postzyklischen Sepsisfällen bei Symbiosestörungen mit wirtseigenen Erregern (Anthroponosen) schließen sich zwei pathogenetisch entsprechend gelagerte Fälle bei Infektionen mit höheren Parasiten (Protozoenüberträgerkrankheit und Wurmzoonose) an:

*Malariakrankheiten:* Hier sei auf die Ausführungen S. 115 ff. verwiesen, aus denen auch hervorgeht, daß bei Tertiana und Quartana insofern ein einmaliger Ausnahmefall vorliegt, als die zyklische Organmanifestation hier im Organ „Blut" stattfindet, das dann auch zum („thrombophlebitischen") Sepsisherd wird, so daß hier der einzige Fall vorliegt, in dem eine Erregervermehrung tatsächlich im strömenden Blut stattfindet.

*Trichinose:* Das klinisch schwere Stadium der Trichinose beruht auf einem septischen Vorgang, weshalb wir sie erst hier besprechen. Dem geht freilich ein zyklischer, wenn auch nur abortiver voraus, klinisch das sog. Durchfallsstadium, das aber nicht in allen Fällen nachweisbar ist. Es dauert nach einer Inkubationszeit von 2 bis 3 Tagen, während dessen die aufgenommenen Trichinellen schlüpfen und zu Darmtrichinen heranreifen, nur weitere 2 bis 3 Tage; in diesen findet nach der Kopulation der erwachsenen Trichinen, die noch im Darmlumen stattfindet, der Durchbruch der befruchteten Weibchen durch die Darmwand statt, der zu Durchfällen von hyperergischem Charakter führen kann, und ihre Einwanderung (rudimentäre zyklische Generalisation) ins Gekröse. Weiter generalisieren sie gewöhnlich nicht. Aus Tierversuchen weiß man, daß, wenn frühere Trichineninvasionen vorausgegangen sind, eine echte Krankheitsimmunität insofern bestehen kann, als die Durchfälle dann besonders stark sind und zum Abgang der Trichinen führen können, so daß sie nicht mehr zum Einwandern in den Körper gelangen.

Erst nach einer weiteren Reifungszeit von 1 bis 2 Wochen beginnen dann die eingewanderten und festgesetzten Weibchen, die so zum Sepsisherd geworden sind, Keime, d. h. die lebend geborenen Trichinellen in die Blutbahn zu entsenden, und zwar über die mesenterialen Lymphgefäße (lymphangitische Sepsis), und nun erst entsteht klinisch bei genügend starker Infektion das hochfieberhafte Krankheitsbild. Diese Sepsis kommt nach 10–14 Tagen dadurch zum Stillstand, daß die Weibchen dann ihre Eiablage einstellen und absterben. Inzwischen haben die Trichinellen im ganzen Körper, besonders der Muskulatur „metastasiert", auch im Liquor, also „meningitisch" kann man sie meist nachweisen. – Neben diesem septischen Prozeß her verläuft eine Allergisierung des Kranken gegen das körperfremde Eiweiß der Trichinellen, die pathogenetisch mit der postzyklisch-tertiären Empfänglichkeitslage nichts zu tun hat, aus der sich aber die hochgradige Eosinophilie, katarrhalische Schleimhaut- und Gelenksymptome des akuten Stadiums erklären. Die Muskelschmerzen, Herzschädigungen und zentralnervösen Herdsymptome sind aber unmittelbare Folgen der septischen Metastasenbildung. Die histologische Reaktion bei der Trichinose ist, wie bei allen akut-septischen Metastasen, die einer unspezifischen Fremdkörperentzündung. Bei Massenbefall und Überstehen des akuten Stadiums kann es dadurch zu einem chronischen kachektisch-anämischen Stadium kommen. Wie bei allen Wurmkrankheiten geht auch bei der Trichinose die Schwere des Verlaufs ganz der Massivität der Infektion parallel: bei Erwerb nur eines Trichinenpaares kommt es zu unterschwelligen Verläufen, die sicher recht häufig sind, bei Massenbefall meist zu tödlichen.

### b) Akute Sepsis als Ausgang von Lokalinfektionskrankheiten.

Die wichtigsten sind:

Postanginöse Streptokokkensepsis: Herdbildung retrotonsillär, Einbruch thrombophlebitisch oder lymphangitisch (beides kommt vor), oft Metastasen in Lungen, Pleura, Nieren usw. (besonders, wenn es sich als Erreger um den Str. putrificus handelt, vgl. S. 157), oft auch Sekundärherd am Endokard.

Postskarlatinöse Streptokokkensepsis: Ablauf wie bei der postanginösen. Aerobe Streptokokken und lymphangitische Form überwiegen.

Postappendizitische Colibazillen- oder Enterokokkensepsis: selten, Herd in der Blinddarmgegend, Einbruch pylephlebitisch, meist typhusähnlicher Verlauf ohne Metastasen.

Postgonorrhoische Gonokokkensepsis: Herd meist in Prostata oder Samenblasen oder Uterusadnexen, Einbruch thrombophlebitisch, oft Sekundärherd an den Herzklappen.

Diesen Fällen schließen sich einige Zoonosen an:

Milzbrandbazillensepsis: Herd die Pustula maligna, Einbruch thrombophlebitisch, Metastasen in inneren Organen (Milz!) häufig.

Rotz: Sepsis ist der fast regelmäßige Ausgang der Infektion (vgl. S. 191). Herd die Primärpustel, Einbruch lymphangitisch, Metastasen besonders auf Haut und Schleimhäuten (Rotz-,,Exanthem").

Pest: Ausgang in Sepsis nur bei tödlichem Verlauf, der außerhalb schwerer Epidemien relativ selten ist! Herd gewöhnlich der Flohstich, Einbruch lymphangitisch über die Bubonen hinaus, Metastasen in der Lunge (,,Lungenpest"). Vgl. S. 191!

### c) Akute Sepsis bei akuten lokalen Infektionsprozessen.
#### (Bei akutem Herd.)

Hierher gehören all die Fälle, bei denen die Sepsis klinisch als Komplikation zu einem bestehenden, meist deutlich manifesten Infektionsprozeß hinzutritt, also vor allem die Wundsepsis, sei sie mit Eiterkokken oder mit Anaerobiern (Gasbrand!), die Puerperalsepsis, auch die Sepsis von Sekundärherden (also nicht der Eintrittspforte der Infektion) aus, z. B. von einem reaktivierten osteomyelitischen Herd oder einem Pleuraempyem aus, weiter die Sepsis bei Mittelohr- oder Nebenhöhlenentzündung infolge begleitender Sinusthrombose, die meisten Fälle von nephrogener und urogenitaler Sepsis bei eitriger Pyelitis bzw. Pyelonephritis und viele andere, auf die hier im einzelnen nicht eingegangen werden kann.

### d) Akute Sepsis bei chronischen lokalen Infektionsprozessen.
#### (Bei chronischem Herd.)

Der Herdprozeß tritt bei ihnen klinisch meist in den Hintergrund (kryptogenetisch!), die Erkennung ist daher oft schwieriger. Hierher gehören manche Fälle von tonsillogener Sepsis (ohne vorausgegangene deutliche Angina!), echte Sepsisfälle (nicht Fokalinfektionen!), die von Zahnwurzelabszessen ausgehen (odontogene S., vgl. S. 176), die meisten Fälle der Meningokokkensepsis (ohne vorausgehende Meningitis!), bei denen ein Herd im Rachenring anzunehmen ist, der aber meist latent bleibt, manche Fälle von Gonokokkensepsis (bei latenter Go!), die meisten Fälle, wo der Herd im Bauchraum sitzt, so bei akuter Sepsis von chronischer Cholecystitis aus oder bei vereiterten Mesenterialdrüsen, auch die seltenen Fälle von Sepsis mit gramnegativen Bazillen, die nicht zur Coligruppe gehören, wie Bac. pyocyaneus, farbstoffbildende Bakterien, die im Zweifelsfall ihren Sepsisherd immer in Darmnähe haben, also enterogen sind (vgl. HÖRING 1932), u. a. Vor allem aber gehört hierher die

*Miliartuberkulose:* Sie nimmt eine besondere Stellung unter den Sepsisarten ein, die mit der chronischen Verlaufsform der Symbiosestörungen mit dem Tuberkelbazillus in Zusammenhang stehen muß. Ihrer pathogenetischen Erklärung haftet noch immer viel Hypothetisches an.

Es steht zunächst fest, daß auch bei der Miliartuberkulose wie bei jeder Sepsis eine tertiäre Immunitätslage des Organismus im Sinne der hyp-ergischen Reaktion vorliegt; denn der Tuberkel ist ja die hyp-ergisch-tertiäre Reaktionsform des Gewebes auf den Tuberkelbazillus. Insoweit weicht die Pathogenese der tuberkulösen Sepsis (= Miliartuberkulose) nicht von den allgemeinen Sepsisgesetzen ab. Nun kann es aber scheinbar aus jedem Stadium der Tuberkulose heraus zur Miliartuberkulose kommen, wenn auch gerade eine tertiäre Organtuberkulose, bei der man es nach den Sepsisgesetzen erwarten müßte, es nur selten zur Miliartuberkulose kommen läßt (sog. Ausschließungsverhältnis von Organ- und Miliartuberkulose). Diese bricht vielmehr am häufigsten im Sekundärstadium aus. Immer ist dann aber irgendeine Umstellung der Empfindlichkeitslage notwendig, um die histologische Tuberkelbildung zu ermöglichen, und oft läßt sich auch klinisch der Grund dieser schockartigen Umstimmung in Form einer unspezifischen Schädigung (starker Besonnung, einer Reise mit Klimawechsel, einer vorausgehenden Krankheit, z. B. Masern u. a.) nachweisen. Sei es nun, daß die Streuung, die zur Miliartuberkulose führt, unmittelbar aus einem noch nicht abgeheilten Primärherd heraus stattfindet oder daß – wie meist – dieser schon abgeheilt war und die Miliartuberkulose aus der zyklischen, sekundären Generalisationsperiode heraus erwächst, immer geht also eine beschleunigte, ja überstürzte Durcheilung der noch nicht durchlaufenen zyklischen Empfindlichkeitsstufen bis zur hyp-ergisch-tertiären dem Ausbruch der Miliartuberkulose voraus: sonst käme es nicht zu der typischen Tuberkelbildung bei ihr.

Nur bei der sog. Calmetteschen *Prägranulämie*, auch Sepsis tuberculosa acutissima genannt, bleibt die Tuberkelbildung aus und ist die Gewebsreaktion exsudativ, also noch sekundär-hyperergisch. Dieses seltene Ereignis ist oft mit einem akuten Versagen des Knochenmarks im Sinne einer Panmyelophthise oder einer akuten Leukämie oder dgl. kombiniert. Auch hier liegt offenbar eine besondere Empfindlichkeitslage des Wirts (negative Anergie?) vor.

Der *Sepsisherd* ist bei der Miliartuberkulose in den meisten Fällen nicht einwandfrei festzustellen. Er wurde lange in dem hypothetischen Weigertschen Intimatuberkel vermutet, dessen Bedeutung als primärer Sepsisherd heute aber, selbst wenn einmal einschmelzende Gefäßwand-tuberkel gefunden werden, nicht mehr anerkannt werden kann. Klar liegt die Frage des Herdes nur bei den selteneren Fällen: der Miliartuberkulose bei noch aktivem Primärkomplex und der seltenen von großen Käseherden aus, wo etwa eine verkäste paratracheale Lymphdrüse in die Aorta durchbricht und ihren Inhalt fortlaufend entleert. Diese letztere Form verläuft gewöhnlich aber schon klinisch ganz anders als die akute Miliartuberkulose. Bei deren meisten Fällen findet man vielmehr keinen Herd, wohl aber einen abgeheilten, oft schon verkalkten Primärkomplex. Wie der *Einbruch in die Blutbahn* erfolgt, scheint hier unklar. Diese Fälle, meist Kinder oder Jugendliche, fallen in das sich bei der Tuberkulose oft über Jahre erstreckende Sekundärstadium, und in ihm finden, wie wir wissen, zyklische Generalisationen von Bazillen statt, deren Herkunft wir freilich nicht sicher kennen, aber doch wohl in dem Primärherd suchen müssen, auch wenn er histologisch schon geheilt scheint; wissen wir doch sicher, daß er dessen ungeachtet noch lebende Bazillen enthalten kann. Der Wirt läßt im Laufe des zyklischen Generalisationsstadiums die Bazillen gewissermaßen aktiv in seine Blutbahn ein, um so die Ganzheitsreaktion durchzuführen, wie wir es früher (S. 74) besprachen. Trifft nun die oben erwähnte schockartige Umstimmung der Empfindlichkeitslage in die Zeit einer solchen sekundären Ganzheitsreaktion und führt überstürzt eine Hypergie herbei, dann kommt es zur miliaren Tuberkelbildung als Antwort auf die im Blut gerade vorhandenen Tuberkelbazillen und zugleich auch zu deren Abfangung aus dem Blut durch die retikuloendothelialen System-Blutuferzellen. Damit hört dann auch schon wieder die Bazillämie auf, d. h. eine „konstante oder periodische" Einschwemmung im Sinne einer *echten septischen Allgemeininfektion* liegt eigentlich gar nicht vor; es handelt sich also fast mehr nur um eine akzidentelle Bakteriämie bei der Miliartuberkulose als um eine echte Sepsis!

So läßt sich auch die auffallende Tatsache verstehen, daß bei der Miliartuberkulose die einzelnen Tuberkel durchwegs fast genau das gleiche Alter zeigen: zu dem Zeitpunkt, wo sich der Körper auf die tuberkuläre Gewebsreaktion umstellt, werden die im Blut befindlichen Keime abgefangen, fixiert, und neue werden nicht mehr eingeschwemmt, da ein echter Sepsisherd und damit eine konstante oder periodische Bakteriämie fehlt.

Das besonders von HÜBSCHMANN hervorgehobene Ausschließungsverhältnis von Organ- und Miliartuberkulose ist wohl dadurch zu erklären, daß die bei tertiärer Empfindlichkeitslage vorhandene proliferative Gewebsreaktion infolge ihres hohen Keimbindungs- und Lokalisationsvermögens den Bazilleneinbruch in die Gefäße fast immer rechtzeitig verhindert, was bei dem exquisit chronischen Verlauf auch der lokalen tuberkulösen Prozesse verständlich erscheint. Bei raschem Verlauf, etwa einer Phthise mit starker Einschmelzungsneigung, sieht man ja demgegenüber an der Leiche häufig im ganzen Körper verstreute, verschieden alte Streutuberkel. Aber auch hier kommt es nicht zur Sepsis, weil die Einschwemmung ebenfalls weder konstant noch periodisch ist, was die Voraussetzung für eine Sepsis wäre.

Der Tod erfolgt in fast allen Fällen von Miliartuberkulose – mit Ausnahme der seltenen tertiären mit Käseeinbruch in die Blutbahn, wo die Kranken mehr an Kachexie oder an ihrem tuberkulösen Organleiden sterben – an tuberkulöser Meningitis, also an einer septischen Metastase. Der sonstige Streuungsprozeß mit allen übrigen Metastasen pflegt an sich kaum tödlich zu sein, vollends deshalb nicht, weil er ja meist nicht konstant ist. Bleibt die Meningitis aus, so wird der Kranke nach der Streuung, wenn diese überhaupt klinische Symptome hervorruft, bald wieder beschwerdefrei, und es resultiert das seltene Bild der *chronischen Miliartuberkulose* mit entsprechendem Lungenbefund, das gewöhnlich nur zufällig bei einer Durchleuchtung entdeckt wird, da diese Form subklinisch zu bleiben pflegt.

## 2. Die subakute und chronische Sepsis.

Entspricht die Empfindlichkeitslage des Organismus nicht einer vollen (positiven) Anergie (= angeborener Resistenz oder erworbener Immunität), sondern nur einer Hyp-ergie bzw. Teilimmunität, so ist die Reaktion des Wirts auf in die Blutbahn eingedrungene Keime weniger heftig und es kommt damit zum subakuten oder gar chronischen Verlauf einer Sepsis.

Was bedeutet diese Reaktionslage für die örtliche Gewebsreaktion am Ort des Sepsisherds oder eventueller Metastasen? Wir sahen oben, daß bei voller Anergie bzw. akuter Sepsis der lokale Infektionsherd mit guter Demarkation, geringer Einschmelzungsneigung und starker bindegewebiger Vernarbungstendenz einhergeht; von der hyperergischen Reaktion des Gewebes wissen wir, daß sie zu Exsudation, Einschmelzung und schlechter Abgrenzung neigt. Die hyp-ergische steht dazwischen: der Herd ist nur mäßig demarkiert. Einschmelzung wird nicht die Regel sein, aber vorkommen und die Vernarbungstendenz ist verlangsamt. Tritt Einschmelzung ein, so wird es sich nicht so sehr um „pus bonum et laudabile" als vielmehr solchen von nekrotisch-hämorrhagischer Beschaffenheit handeln. An der Eintrittspforte wird also unter Umständen der Einbruch in die Blutbahn durch solche Einschmelzung leicht vor sich gehen, jedoch wird im allgemeinen die Reaktionslage die Entstehung einer konstanten Verbindung mit der Blutbahn erschweren, da es sich ja um eine labile und rasch veränderliche Gewebsreaktion handelt. Die Metastasen hingegen werden sich entsprechend als chronische „heiße" Infiltrate oder als Einschmelzungsherd mit schlechter Heilungstendenz darstellen.

Soweit sind also Verlauf und Schwere einer subakuten Sepsis auch ganz unabhängig von der Erregerart.

Unter welchen Bedingungen aber ist der Verlust einer vollen Anergie am ehesten zu erwarten? Der Körper wird sich immer bemühen, unter dem Einfluß einer bestehenden Infektion als Immunisierungsanreiz eine solche labile Lage, wie es die hyp-ergische ist, rasch wieder zur anergischen zu überführen, wenn er dies kann. Immerhin kann eine unspezifische Schädigung der allgemeinen Resistenz dies erschweren, so daß Hypergie auch gegen einen Erreger eine Zeitlang währen kann, gegen den der Mensch sonst stabil resistent bzw. immun ist, z. B. gegen die Staphylokokken. Chronische Staph.-Sepsis ist aber im allgemeinen selten, nur unter besonderen Bedingungen häufig (s. Myositis tropica). Dort allerdings, wo schon angeboren-arteigen spezifisch ein labiles Symbioseverhältnis besteht, wie besonders bei den Streptokokken, da wird auch häufiger die Voraussetzung für die subakute Sepsis in bezug auf die Empfindlichkeitslage gegeben sein. Dazu kommt, daß, wie oben ausgeführt, die Streptokokken die besondere Neigung zur Bildung sekundärer intravasaler, besonders endokarditischer Herde besitzen, die für die chronische Sepsis dann ganz in den Vordergrund treten als der unangreifbare Sepsisherd, der sie vom klinisch-therapeutischen Gesichtspunkt aus sind.

Metastasenbildung wird auch bei der subakuten Sepsis im Sinne einer versuchten Organfixation der Allgemeininfektion einen Immunisierungsreiz abgeben, der sich vorübergehend günstig auswirken kann; da aber die Bakteriämie fortfährt, bleibt es beim Vorübergehenden. Man sieht in der Tat oft gerade nach Bildung neuer Metastasen vorübergehende Besserungen, deutlicher als bei der akuten Sepsis, und es ist oft bei der subakuten oder chronischen ein langwieriges Auf und Ab; aber nur die Beseitigung des bakterienstreuenden Herdes kann den Zustand der Sepsis beendigen.

Als Erreger subakut bis chronisch verlaufender Sepsis kommen wie bei der akuten hauptsächlich die Angehörigen der Kokkenfamilie, und zwar ganz besonders der Streptokokkengruppe in Frage, daneben aber selten auch Influenzabazillen und Aktinomycespilze sowie von den Zoonosen Brucellen, mit denen der Mensch ja immer in einem besonders labilen Symbioseverhältnis verharrt, wenn er sie akquiriert hat. Auch Parasiten aus dem Stamm der Würmer können chronische Sepsis, gelegentlich sogar mit Endocarditis hervorrufen.

**Chronische Staphylokokkensepsis:** In gemäßigten Zonen ausgesprochen seltenes Krankheitsbild. Herd klinisch meist nicht auffindbar, Bakteriämie wohl meist nur periodisch, Metastasen weniger wie bei akuter Staph.-Sepsis pulmonal usw. als hauptsächlich in der Muskulatur, gewöhnlich am Übergang des Muskels in die Sehne (gelenknahe). Verlauf mit langen Latenzen oft über Monate. Keine Endocarditis. Prognose nicht absolut ungünstig.

*Myositis tropica:* Im äquatorialen Afrika verbreitete Form der chronischen Staphylokokkensepsis, meist bei Eingeborenen, auch bei Weißen, wohl meist von den häufigen eitrigen Hautverletzungen bei der Arbeit im Busch ausgehend, aber ohne Lymphangitis. Bei Streuung gewöhnlich einzelne Schüttelfröste mit Bakteriämie. Metastasen: teils Infiltrate, teils rasch einschmelzende Abszesse in den großen Muskeln.

**Subakute und chronische Streptokokkensepsis (Endocarditis lenta):** Auf die besondere Labilität des Symbioseverhältnisses des Genus

Mensch zur Streptokokkenfamilie hinzuweisen, bestand schon wiederholt Veranlassung. Ihre Hauptvertreter beim Menschen sind der Str. haemolyticus, die große variable Gruppe der vergrünend wachsenden Str. (Milchsäure-Str., Str. pleomorphus usw.), denen in ihren kulturellen Eigenschaften sowohl der Pneumococcus als auch der Enterococcus (auch dessen Typ B nach Gundel, Typ A ist identisch mit den Milchsäure-Str.!) nahe stehen, schließlich der Str. viridans Schottmüller und der Str. anhaemolyticus. Der Mensch erkrankt nicht nur unter ganz verschiedenen klinischen Bildern, wenn eine Infektion mit einem Vertreter dieser Gruppe haftet (Pneumonie, Erysipel, Scharlach, Angina, Appendicitis, Eiterung, Lymphangitis usw.), sondern die Erkrankungsart verschiedener Menschen bei gleicher Str.-Infektion ist auch ganz verschieden, teils zyklisch (krupöse Pneumonie, Pneumokokkenperitonitis, zyklisch verlaufendes Erysipel), teils ausgesprochen hyperergischlokal (Scharlach, Angina, Appendicitis), teils rein lokal (Bronchopneumonie, Erysipel ohne Allgemeinerscheinungen, Eiterung usw.), und sogar im Verlauf des individuellen Lebens ändert sich die Reaktion teils mit dem Lebensalter, teils auf Grund spezifischer und unspezifischer Einflüsse. Zu dem allen kommt noch hinzu, daß diese labile Reaktionslage gegenüber der Str.-Familie häufig, wenn nicht ganz vorwiegend, auch die Veranlassung zu zweitem Kranksein und Herdinfektion mit rheumatischen Symptomen gibt auf Grund des langen Verharrens in der Hyperergie.

Diese Labilität des Menschen gegenüber den Streptokokken ist nun auch der Anlaß dazu, daß es relativ häufig zum Bild der blanden Str-Sepsis kommt. Ihre Voraussetzung ist, wie oben erörtert, die Hyp-ergie. Eine solche gegenüber Str. kann entweder arteigen bzw. entwicklungsbedingt oder erworben sein. Im ersten Fall brauchen keine Vorkrankheiten bestanden zu haben, die Sepsis lenta entsteht aus scheinbar voller Gesundheit. Häufiger ist jedoch, daß sich die Labilität zuvor schon klinisch bemerkbar gemacht hatte und infolge dieser Immunisierungsreize ein Auf und Ab der Empfindlichkeitslage gegenüber Str. vorausging, kenntlich besonders an vorausgegangenen rheumatischen Symptomen, sei es an Gelenken, sei es besonders am Endokard. Auf ein altes Vitium pfropft sich bekanntlich die Endocarditis lenta besonders gern auf. Nie aber entsteht diese direkt aus einer floriden Polyarthritis-Endocarditis rheumatica heraus; stets liegt dazwischen eine mehr oder weniger lange Latenz mit Verschwinden der Gelenk- und Stabilisierung der Klappensymptome, d. h. zuerst muß die Hyperergie in Hyp-ergie übergangen und damit eine Besserung der hyperergischen Erscheinungen eingetreten sein, ehe es aus einem „Rheumatismus" heraus zur Sepsis lenta kommen kann. Dieses Intervall ist klinisch und pathogenetisch außerordentlich kennzeichnend.

Die relative Häufigkeit einer subakuten Str.-Sepsis ist freilich zum Teil auch durch die große Neigung der Str. begründet, sich am Endokard anzusiedeln. Meistens wird nicht schon deren Eintrittspforte zum Sepsisherd, sondern wird der Befall des Endokards zunächst durch eine akzidentelle Bakteriämie eingeleitet, und das Endokard stellt so einen

sekundären Sepsisherd dar. Das gilt für die akute und die subakute
Str.-Sepsis. Für den subakuten Verlauf ist dann aber die ganz bestimmte
Empfindlichkeitslage die Hauptbedingung.

Typisch sind kleine Metastasen, Embolien besonders in Fingerbeeren
und an Zehen, weiter die embolische Herdnephritis. Es kommt dabei
entsprechend der Empfindlichkeitslage zu Infiltraten, aber nicht zu
Einschmelzungen.

Der Verlauf der subakuten oder chronischen Str.-Sepsis ist recht
wechselnd: nicht nur gibt es die ganze Skala vom fast noch akut zu
nennenden bis zum exquisit chronischen Ablauf, auch beim gleichen
Kranken kann sich das Bild ändern, eine fast latente von einer fieberhaften Phase abgelöst werden, auch umgekehrt.

Als Erreger einer subakuten Str.-Sepsis steht wohl im allgemeinen ein Keim
im Vordergrund, der in seinen kulturellen Eigenschaften demjenigen entspricht, den Schottmüller als den Erreger der Endocarditis lenta schlecht-
weg zuerst beschrieb: der Str.viridans, also einer von den vielen Typen der
Str. mit vergrünendem Wachstum auf der Blut-Agar-Platte. Jedoch sieht man
immer wieder als Erreger auch andere Str. nicht nur „pleomorphe", sondern
zuweilen auch solche mit schwächerem Hämolysierungsvermögen und nicht
ganz selten typische Enterokokken. Im allgemeinen entspricht der Str.-Typ
ungefähr der Verlaufsart des betreffenden Falles, d. h. bei rascherem Verlauf
findet man Str. mit Hämolyse, bei blanderem mehr solche des viridans- oder
anhaemolyticus-Typs. Ja, beim gleichen Fall kann sich der Str.-Typ entsprechend dem jeweiligen klinischen Befund ändern. Diese Parallelität gilt
freilich nur als Regel, im einzelnen findet man oft auch Abweichungen, die
sich bei genauerer Analyse des Verlaufs im betreffenden Fall aber meist einer
Erklärung zuführen lassen.

**Subakute septische Endokarditis mit anderen Erregern:** Daß das
Krankheitsbild der Endocarditis lenta an sich nichts für den Str. viridans, ja nicht einmal für Str. allgemein Charakteristisches ist, erhellt
daraus, daß in seltenen Fällen dasselbe Krankheitsbild auch einmal mit
ganz anderen Erregern einhergeht. Immer sind es solche, deren Symbioseverhältnis zum Menschen auch sonst als labil bekannt ist, so z. B.
Influenzabazillen oder Micrococcus catarrhalis, beides also Schleimhautbewohner mit gelegentlicher Pathogenität und nahen Beziehungen zu
typischen Krankheitserregern, ferner der Erreger der Bangschen Krankheit, für die das lange Verharren im hyper- bis hypergischen Stadium
ja auch klinisch kennzeichnend ist, auch Actinomycespilze und einige
andere in ganz seltenen Einzelfällen. Als besondere Rarität ist zu erwähnen, daß man, besonders auf den Philippinen, eine Endocarditis
chronica ulcerosa beobachtet hat, bei der sich als Erreger die sehr kleinen
Eier eines Darmegels, Heterophyes, auf den Herzklappen finden, der
selbst bei seinem Darmparasitismus nur geringe Darmwandreizung zu
machen pflegt.

**Filariasis und Schistosomiasis:** Eine chronische Sepsis liegt, wie bereits auf S. 105 besprochen, auch bei diesen beiden Helminthiasen vor,
bei denen die zyklisch in Lymphgefäße eingewanderten befruchteten
Weibchen oft jahrelang ihre Junglarven bzw. Eier in die Blutbahn ein-
bringen. Bei der Filariasis entstehen aber klinische Symptome nur von

den erwachsenen Würmern, also dem lokalen Sepsisherd aus (Organmanifestation, z. B. Elefantiasis), während die septische Komponente
des pathogenetischen Vorgangs (die Mikrofilarien im Blut) ohne klinische Folgen bleibt; bei der Bilharziose sind die schweren Blasen-, Darm-
oder Leberveränderungen allerdings Folgen der dort eindringenden
Eier, also der septischen Metastasen, an denen man dem chronischen
Verlauf entsprechend auch deutliche hypergische Gewebsreaktion histologisch erkennen kann.

### Schrifttum.

BINGOLD, K.: Die septischen Erkrankungen. Berlin und Wien, Urban u.
Schwarzenberg 1937. – Ders.: Voraussetzungen für eine Therapie bei den septischen Erkrankungen. Med. Klin. 1941, 785 u. 814. – HÖRING, F. O.: Die
Systematik uncharakteristischer Infektionen und deren Stellung im nosologischen System. Z. klin. Med. 121, 231 (1932). – SCHOTTMÜLLER, H. u. K. BIN-
GOLD: Die Sepsis. In Handb. d. inn. Med. von MOHR-STÄHELIN, 2. Aufl. Berlin, Jul. Springer, 1925.

# III. Prophylaxe und Therapie.

Ist es vornehmste Aufgabe des Arztes, in seinem Arbeitskreise vorbeugend und heilend zu wirken, so ist es höchste Pflicht der medizinischen Wissenschaft, die theoretischen Unterlagen dafür zu beschaffen. Die ärztliche Persönlichkeit im Verein mit einem gründlichen theoretischen Wissen wird im Einzelfall das richtige Handeln finden lassen.

Auch auf dem Gebiet der Infektionskrankheiten sind Prophylaxe und Therapie eine ärztliche Kunst, wenn vielleicht auch hier mehr als bei vielen anderen, besonders anderen inneren Leiden eine gewisse Schematisierung möglich, wenigstens aus didaktischen Gründen zu vertreten ist. Prophylaxe und Therapie sind aber auch hier nie allein vom Experiment ausgehend zu treiben. Der Arzt muß sich davor hüten, zu glauben, daß es bei jeder Infektionskrankheit ein Mittel gäbe, das die Frage der Therapie endgültig, eindeutig und einfach lösen könne, und daß, wenn dieses auch heute noch nicht für jede Infektionskrankheit gefunden sei, dies nur eine Frage der Zeit und des Forscherfleißes wäre. Eine solche Auffassung hatte unter dem Einfluß einer einseitig ätiologischen Betrachtung der Infektionslehre weite Kreise erfaßt. Setzte man voraus, daß das Eindringen des spezifischen Infektionsstoffs die eindeutige Ursache für den ganzen „Mechanismus" der Infektionskrankheit sei, so hatte die Therapie diesen Infektionsstoff nur wieder „abzutöten", um auch die Krankheit zu heilen. Daß eine solche Voraussetzung gerade für die Therapie unzutreffend ist, ist die wichtige Erkenntnis, die die Anwendung allgemein-biologischer Betrachtung auf die Infektionslehre vermittelt.

In der Geschichte der Medizin sieht man immer wieder, daß Voraussetzungen, die sich späterhin als nur teilweise richtig oder gar als falsch herausstellen, zu großen praktischen Erfolgen führen. Und so ist auch den prophylaktischen und therapeutischen Bestrebungen, die nur davon ausgingen, daß sie den Infektionsstoff vernichten wollten, der Erfolg nicht versagt geblieben; ja es sind unter dieser Vorstellung Großtaten der neueren medizinischen Wissenschaft vollbracht worden, die sich an die Namen von Koch, Pasteur, Behring, Ehrlich, Domagk, Fleming u. v. a. knüpfen und die unvergänglich sein werden.

Die Zeit hat gelehrt, daß die Erwartung, es müsse sich für jede Infektionskrankheit ein *spezifischer* Impfstoff, ein spezifisches Serum oder ein spezifisches Chemotherapeuticum finden lassen, das zur Ausmerzung der betreffenden Infektionskrankheit führe, getäuscht hat, und daraus entstand die Erkenntnis, daß auch die Voraussetzungen einer solchen Erwartung unrichtig sein mußten. Die experimentelle Forschung wandte sich daher zunächst der sog. unspezifischen Immunität zu (PFEIFFER, MUCH, WEICHARDT, WRIGHT). Aus solchen Anfängen heraus entstanden die wissenschaftlichen Unterlagen für den immer größer werdenden Schatz der „unspezifischen Therapie". Die „Umstimmungsmaßnahmen", zuerst in der Form der Reizkörpertherapie, wieder als wissenschaftlich begründete Heilmethode in die Klinik eingeführt zu haben, ist in erster Linie das Verdienst von SCHITTENHELM.

# A. Die prophylaktisch-therapeutischen Methoden.

## 1. Spezifische Behandlung.

Es ist hier nicht der Ort, um auf die Methoden der spezifischen Prophylaxe und Therapie im einzelnen einzugehen. Um neben den Erfolgen auch die Grenzen derselben übersichtlich aufzuzeigen, sollen im folgenden nur die spezifischen Methoden an der Hand der pathogenetischen Gruppen von Infektionskrankheiten, wie wir sie im vorausgehenden Teil besprochen haben, in bezug auf ihre Bewährung in der Praxis zusammengestellt werden. Viel Mühe ist auf die experimentelle Ausarbeitung und die klinische Erprobung aller in Betracht kommenden Methoden verwandt worden; der beste Maßstab für ihre Wirksamkeit ist jedoch nicht diese Mühe, sondern ihr Eingang in das allgemeine ärztliche Rüstzeug. In der folgenden Tabelle soll dieser einfach durch +-Zeichen angedeutet werden, wobei ich mir darüber klar bin, daß hier in Einzelheiten subjektive Wertung eine Rolle spielen muß. Eine solche ist aber bei keiner Beurteilung einer therapeutischen Methode zu vermeiden; denn auch in der Infektionslehre ist Therapie keine exakte Wissenschaft, sondern eine ärztliche Kunst.

Die drei Methoden der sog. experimentellen Therapie sind:

1. die aktive Immunisierung durch Einverleibung des Infektionsstoffes,
2. die passive Immunisierung durch Einverleibung eines spezifisch eingestellten menschlichen oder tierischen Serums,
3. die Chemotherapie mit spezifisch wirkenden chemischen Agentien.

[1] Calmette-Impfung. – Eine gewisse experimentelle Wirkung wird dem Promin, einem unserem Tibatin ähnlichen Präparat sowie einigen anderen Sulfonamidpräparaten, zugeschrieben.

[2] Brucellen-Impfung (beim Vieh), Salvarsan- und Sulfonamidwirkung sind sämtlich recht problematisch!

[3] Gegen Leptospirosen wurde besonders in Ostasien mit Erfolg geimpft. Die Serumerfolge sind nicht unangefochten; übrigens steht die Weilsche Krankheit, wie ausgeführt, durch ihre zuweilen eitrigen Organmanifestationen pathogenetisch der Krankheitsgruppe der Lobärpneumonie schon nahe.

[4] Die Serumprophylaxe der Masern ist eine aktive (!) Immunisierung unter Serumschutz. – Sulfonamidwirkung nur gegen Komplikationen wie Bronchopneumonie, usw.

[5] Sulfonamidwirkung nur gegen Eiterfieber.

[6] Aktive Immunisierung mit Grippevirus scheint aussichtsreich. – Sulfonamidwirkung nur gegen Komplikationen.

[7] Pneumokokkenimpfung hat sich bei endemischer Häufung von Pneumonien angeblich bewährt.

[8] Meningokokkenimpfung ist besonders in Amerika und Afrika mit gutem Erfolg angewandt worden.

[9] Angina (und Appendicitis), auch der Angina-Anteil von Scharlach und Diphtherie, sind spezifisch-therapeutisch nicht beeinflußbar!

[10] Sulfonamid- und Penicillinwirkung nur gegen Komplikationen.

[11] Die viel umstrittene Ruhrimpfung ist ein immer noch ungelöstes Problem ,vielleicht mit lokalen Stämmen der Endemiegegend besser lösbar.

[12] Impfung besonders bei Haustieren.

**Tabelle 7.**
**Übersicht über die wichtigsten Erfolge der experimentellen
Therapie in der Klinik.**

| Krankheit | Aktive Immunisierung mit Erreger oder Toxin (prophylaktisch!) | Passive Immunisierung (Serumtherapie) | Chemotherapie | | |
| --- | --- | --- | --- | --- | --- |
| | | | Metall-, Anilin-Präp. usw. | Sulfonamide | Penicill. |
| Zyklische Infekt.-Kr. | | | | | |
| Tuberkulose[1] | ! | — | + | (+?) | — |
| Syphilis | — | — | ++ | — | + |
| Lymphogranul. inguin. | — | — | + | + | — |
| Trypanosomiase | — | — | ++ | — | — |
| Leishmaniose | — | — | ++ | — | — |
| Brucellose[2] | (+) | — | (+) | (+?) | — |
| Rückfallfieber | — | — | +++ | — | — |
| Malaria | — | — | +++ | — | — |
| Typhöse Krankheiten | ++ | — | — | — | — |
| Fleckfieber | ++ | — | — | — | — |
| Leptospirosen[3] | (+) | + | — | (+?) | + |
| Masern[4] | ++ | — | — | (+) | (+) |
| Pocken[5] | +++ | — | — | (+) | (+) |
| Tollwut | ++ | — | — | — | — |
| Grippe[6] | + | — | — | (+) | (+) |
| Keuchhusten | + | — | — | — | — |
| Gelbfieber | ++ | — | — | — | — |
| Lobärpneumonie[7] | (+) | + | — | +++ | ++ |
| epidemische Genickstarre[8] | (+) | + | — | +++ | ++ |
| Erysipel | — | (+) | — | + | ++ |
| Lokal-Infekt.-Krankh. | | | | | |
| Angina[9] | — | — | — | — | (+?) |
| Scharlach[10] | + | + | — | (+) | (+) |
| Diphtherie[10] | + | +++ | — | (+) | (+) |
| Cholera | + | — | — | (+?) | — |
| Bazillenruhr[11] | (+) | + | — | ++ | — |
| Enteritis infectiosa | — | — | — | + | + |
| Botulismus | (+) | ++ | — | — | — |
| Amöbenruhr | — | — | ++ | (+) | — |
| Pyogene Haut- u. Wundinf. | — | (+) | — | ++ | +++ |
| Anaerobe Wundinfektion | (+) | + | — | + | ++ |
| Tetanus | + | + | — | — | — |
| Ulcus molle | — | — | — | ++ | — |
| Erysipeloid[12] | + | + | — | + | + |
| Milzbrand[12] | + | ++ | — | (+?) | + |
| Pest | + | + | — | + | — |
| Eitrige Bindehautentzündg. | — | — | — | ++ | + |
| Trachom | — | — | — | + | (+?) |
| Gonorrhöe | — | — | — | +++ | +++ |
| andere eitrige Infekt.-Proz. | — | — | — | ++ | +++ |
| Sepsis: Wirkung nur auf den Sepsisherd! | | | | | |
| Bei Kokken als Erregern | — | — | — | + | ++ |
| auch bei gramnegativen Baz. | — | — | — | + | — |

Alle drei Methoden können sowohl prophylaktisch als auch therapeutisch angewendet werden; doch ist für 1. die prophylaktische, für 2. und 3. die therapeutische Anwendung so vorherrschend, daß wir zur Übersichtlichkeit von der therapeutischen aktiven, der prophylaktischen passiven Immunisierung und der prophylaktischen Anwendung von Chemotherapeutica absehen können. (Hier seien die wichtigsten dieser Methoden kurz erwähnt: 1. Vakzinebehandlung bei Tuberkulose, Brucellose, Keuchhusten, Gonorrhöe, alles umstrittene Methoden, 2. Serumprophylaxe bei Masern, Tetanus, praktisch weniger wichtig bei Scharlach, Diphtherie, anaerober Wundinfektion usw., 3. Chemoprophylaxe bei Malaria, Schlafkrankheit, Puerperalsepsis.)

Zur Vereinfachung der Darstellung, die nur das Prinzipielle hervorheben will, berücksichtigt die Tabelle diejenigen Krankheiten nicht, bei denen keinerlei Erfolge der experimentellen Therapie zu verzeichnen sind (Febris wolhynica, viele Viruskrankheiten, besonders Kinderlähmung, Economosche Krankheit, Hepatitis epidemica, weiter Orientbeule, Rotz sowie die neurodystrophischen Prozesse der Haut und Mundschleimhaut, bei denen die Infektion ja eine mehr nur sekundäre Rolle spielt). Noch nicht berücksichtigt ist auch das Streptomycin (Erfolge bei Tularämie, Miliartuberkulose u. a.). Ferner sind in der Tabelle die Mykosen und die Wurmkrankheiten beiseite gelassen, wenn auch manche Mykosen entsprechend ihrer eitrigen Gewebsreaktion auf Sulfonamide ansprechen und die Behandlung einiger zyklischer Wurmkrankheiten mit Schwermetallpräparaten bewährt ist, nach den gleichen Prinzipien also wie die anderer chronisch-zyklischer Infektionskrankheiten. Nicht berücksichtigt sind schließlich einige exotische Krankheiten (Lepra, Frambösie, Rattenbißfieber, Sklerom, venerisches Granulom), deren Therapie aber sinngemäß sich in die Tabelle ohne weiteres einfügt.

Überblickt man die Tabelle, so heben sich vier Hauptbezirke ab, in denen die experimentelle Therapie ihre Erfolge zu verzeichnen hat. Und jeder dieser Bezirke betrifft Krankheiten, die sich in unserem pathogenetischen System nahestehen.

Die erste Gruppe sind die so wichtigen prophylaktischen Impfungen mit lebenden oder toten Erregern und betrifft die akuten zyklischen Infektionskrankheiten, soweit sie ein zeitlich und klinisch ausgeprägtes Generalisationsstadium besitzen.

In der zweiten Gruppe finden wir die im allgemeinen weniger eklatanten Erfolge vieler prophylaktischer Impfungen mit Erregern oder ihren Toxinen sowie die therapeutischen Erfolge der Heilserumbehandlung; pathogenetisch handelt es sich um Lokalinfektionskrankheiten und solche zyklische, bei denen der lokale Infektionsprozeß im Organmanifestationsstadium vorherrscht.

Die dritte Gruppe wird gestellt von den großen Erfolgen der Chemotherapie (unter Ausschluß von Sulfonamiden und Penicillin) und betrifft die chronischen und die subakut rezidivierenden zyklischen Infektionskrankheiten, dazu die Amöbenruhr.

Die vierte Gruppe der modernen Chemotherapie mit Sulfonamiden und Penicillin (dem Hauptvertreter der antibiotischen Stoffe) betrifft pathogenetisch dieselben Krankheiten wie die dritte, dazu aber noch die unübersehbare Zahl der lokalinfektiösen Prozesse. Sie zeigt zugleich, daß der Wirkungsbereich der Sulfonamide etwas weiter gesteckt ist als der des Penicillins, das dafür gerade bei den infektiösen Prozessen in seiner Wirkung noch zuverlässiger ist als bei den Lokalinfektionskrankheiten.

Daß diesen Wirkungsbereichen der einzelnen experimentell-therapeutischen Methoden pathogenetische Gesetzmäßigkeiten zugrunde liegen müssen, davon überzeugt ein Blick auf die Tabelle. Von ihnen soll im folgenden kurz die Rede sein:

1. Die großen Erfolge der Schutzimpfungen der ersten Gruppe stehen offenbar pathogenetisch damit in Zusammenhang, daß es sich durchwegs um zyklische Krankheiten handelt, deren Sekundärstadium im Rahmen der Krankheit einen wesentlichen Bestandteil bildet, und daß die Impfungen gerade dieses zu verhindern oder wenigstens zu dämpfen vermögen. Die Impfungen bei den Viruskrankheiten beruhen auf dem Prinzip der Infektion mit einem in der Kultur oder durch Simultangabe von Rekonvaleszentenserum (Masern!) abgeschwächten Erreger; sie führen also zu einer echten, wenn auch nur leichten Erkrankung mit Durchlaufung aller Stadien, besonders auch desjenigen der Generalisation des lebenden Erregers, und führen daher auch zu echter zentralnervös regulierter Krankheitsimmunität. Das ist gewissermaßen das ideale Impfverfahren, weil es den natürlichen Vorgang der Infektionskrankheiten gefahrlos wiederholt; es läßt sich aber bisher leider nur bei Viruskrankheiten durchführen, da nur bei diesen gleichmäßig abgeschwächte Erreger (Virus fixe oder Re-ko-Serumwirkung) erhältlich sind und andererseits der klinische Krankheitsverlauf ebenfalls so gleichmäßig (normiert) ist, daß man das Risiko der künstlich erzeugten Krankheit ärztlich verantworten kann (bei bakteriellen Krankheiten hat man bisher nur im Calmette-Verfahren bei der Tuberkulose und bei der Pestimpfung mit abgeschwächten lebenden Pestbazillen Ähnliches in Großem versucht; bei diesen beiden Krankheiten kommt es aber nicht zu einer echten Krankheitsimmunität, so daß bei ihnen die Voraussetzungen nicht ebenso günstig liegen!). Auch das ideale Verfahren der Impfung durch abgeschwächte Krankheit kann freilich nicht zu einem ebenso kräftigen Schutz vor Wiedererkrankung führen wie das Überstehen der unabgeschwächten Krankheit; doch reicht der Impfschutz einer ganzen Bevölkerung meist aus, um schwerere Seuchenausbrüche zu verhindern. – Demgegenüber führt die Impfung mit abgetöteten Erregern stets nur zu einem Teilschutz, nie zu echter Krankheitsimmunität (Typhus-. Fleckfieber- u. a. Impfungen). Dieser Teilschutz setzt aber wenigstens entweder einen wirksamen Schutzwall gegen das Haften der Infektion, so daß viele bei einer Infektion dann frei von Krankheit bleiben, aber freilich, wenn sie doch erkranken, dann dies meist ebenso schwer tun, als ob sie ungeimpft wären (so bei der Typhusimpfung), oder der Teilschutz schützt zwar nicht vor Erkrankung, läßt diese aber leichter verlaufen (so bei der Fleckfieberimpfung). Die Dauer dieses Impfschutzes ist naturgemäß auch wesentlich kürzer als beim „idealen" Verfahren. Auf dem gleichen Prinzip beruhen die Schutzimpfungen gegen Cholera, Pneumo- und Meningokokken, Ruhrbazillen u. a., die in ihrer Schutzwirkung noch problematischer sind, da

bei all diesen Krankheiten eine kräftig wirksame Krankheitsimmunität, die naturgemäß auch die Voraussetzung für die Wirksamkeit der Schutzimpfung abgibt, auch nach natürlicher Infektion nicht erworben wird.

2. Für die Praxis vor allem wichtig sind in dieser Gruppe die auf der Verabreichung von entgiftetem Exotoxin beruhenden Schutzimpfungen (besonders die gegen Diphtherie) sowie die Serumtherapie, die sich heute entsprechend ihrer klinischen Bewährung fast ausschließlich nur noch auf die Lokalinfektionen mit Exotoxinwirkung beschränkt (Pneumonie-, Meningitis- u. a. früher immer wieder empfohlene, wenn auch nie allgemein klinisch eingeführte Seren, sind inzwischen durch die modernen Chemotherapeutica aus der Praxis verdrängt). Wir können also festhalten, daß die Heilserumbehandlung durchschlagende Erfolge nur in Form der antiexotoxischen Seren hat, während die bakterizid-antiinfektiösen sich wenig bewähren konnten, vielleicht mit Ausnahme des Milzbrandserums. über dessen Wirkung aber auch heute noch theoretisch und klinisch keine Einigkeit erzielt ist. Pathogenetisch betrachtet, ist es ohne weiteres einzusehen, daß alle spezifisch prophylaktischen und therapeutischen Methoden in dieser Gruppe einer wesentlichen Voraussetzung für eine intensive Wirkung entbehren, nämlich der Existenz einer natürlichen Krankheitsimmunität bei den entsprechenden Infektionen. Da es sich in dieser Gruppe ja nicht mehr um stets zyklisch verlaufende Infektionskrankheiten handelt, so fällt diese weg, und damit kann das Ziel, das man mit dem spezifischen Verfahren verfolgt, gar nicht erreichbar sein!

Das Wesen der antiexotoxischen Immunität ist ein ganz anderes als dasjenige der Krankheitsimmunität (s. S. 62). Die auf ihm aufbauenden prophylaktischen und therapeutischen Verfahren können immer nur das Ziel haben, gegen den exotoxischen Anteil in der Pathogenese der betreffenden Krankheit wirksam zu werden. Es ist also z. B. von vornherein eine Illusion, wenn man vom Diphtherieserum erwartet, daß es die Diphtherie heilen könne! Stets wird bei allen diesen Methoden nur ein rein stofflicher Vergiftungs-, nicht ein biologischer Gleichgewichtsvorgang getroffen.

Die prophylaktische Anwendung einer aktiven Immunisierung mit Toxinpräparaten erfreut sich in der Praxis zunehmender Bedeutung (Diphtherie-, Scharlach-, Tetanusimpfung). Die Beschränktheit der Dauer des durch sie verliehenen Schutzes fällt bei den vorwiegenden Kinderkrankheiten nicht so sehr ins Gewicht.

Bei jeder passiven Immunisierung mit Heilserum fällt aber der Zeitfaktor ihrer Wirkung ganz maßgebend ins Gewicht und schränkt ihre Anwendbarkeit sehr stark ein. Diese Grenzen ergeben sich aus zwei Grundtatsachen: zu früh kann man ein Serum nicht geben, da jede passiv verliehene Immunität nach spätestens 1–3 Monaten wieder abgeklungen, das spezifische Serum abgebaut ist; dadurch kommt die prophylaktische Serumgabe nur dort in Frage, wo man den sicheren oder vermutlichen Ansteckungstermin kennt (Laboratoriumsinfektionen, Tetanusprophylaxe). Zu spät kommt jede passive Immunisierung, sobald das spezifische Toxin schon im Körper gebunden, zellständig geworden ist;

denn das injizierte Heilserum bleibt ja immer ein körperfremdes Produkt und als solches gelöst, also von nur humoraler Wirkung. Die Zellbindung der spezifischen Toxine, ja wie wir allgemeiner sagen können, der spezifische Anteil der Pathogenese aller Infektionskrankheiten liegt immer überwiegend in den allerersten Tagen des klinisch manifesten Krankheitsprozesses, ja zum Teil schon in der Inkubationszeit. Es gilt deshalb bei allen Serum-, ja allen spezifischen Heilverfahren die klinische Regel, daß eine Heilwirkung um so eher zu erwarten ist, je früher das Serum gegeben wird, während es meist schon nach wenigen Krankheitstagen überhaupt zu spät kommt.

Beim ausgebrochenen Tetanus und Botulismus vermag Serumbehandlung bereits nichts mehr, höchstens kann noch eine weitere Toxinresorption und damit eine noch zunehmende Vergiftung des Körpers unterbunden werden.

Im Prinzip ist das gleiche auch bei Scharlach und Diphtherie der Fall. Ein Unterschied besteht allerdings insofern, als Tetanus und Botulismus ihrer Pathogenese nach reine Toxinvergiftungen sind, woraus sich die Möglichkeit ergibt, durch rechtzeitige Gegengiftgabe gewissermaßen die ganze Krankheit zu untordrücken; bei Scharlach und Diphtherie dagegen läuft neben und unabhängig von der Toxinvergiftung der örtliche Gewebsprozeß ab, der schon für sich allein seine pathogenetische Gesetzmäßigkeit hat, schon allein zu Fieber und anderen Allgemeinsymptomen der Infektion führt, kurz keine Vergiftung, sondern eine echte Infektionskrankheit ist, die von der Serumwirkung unberührt bleibt. Die Beurteilung des Serumerfolges ist dadurch bei Scharlach und Diphtherie ungleich viel schwieriger als bei Tetanus und Botulismus; hier gewissermaßen ein Einfaktorenproblem, dort eine Gleichung mit mehreren Unbekannten (zu denen auch die unspezifische Eiweißwirkung des Serums auf die Allgemeinsymptome der Infektion gehört). Die Beurteilung des Serumerfolgs bei Scharlach und Diphtherie ist besonders deshalb so schwierig, da die eigentliche Infektionskrankheit der Intoxikation oft vorauseilt und schon vor dieser ihren Höhepunkt erreicht. In solchen Fällen pfropft sich diese erst nachträglich dem durch die Symbiosestörung (Angina) bedingten Krankheitsverlauf auf. So kann das Exanthem als Hauptausdruck der Scharlachintoxikation bis zum dritten, ja manchmal einem noch späteren Tag auf sich warten lassen, und auch die Diphtherie scheint oft tagelang eine harmlose Angina, bis sich die Intoxikation und damit die Wendung zur Bösartigkeit einstellt. Das Serum kann also, wenn erst nach der Inkubation, d. h. nach Ausbruch der Krankheit gegeben, bei diesen Krankheiten eine weitere Intoxikation verhindern, da es in den ersten Krankheitstagen zwar nicht mehr in die Inkubation der eigentlichen Krankheit, aber gewissermaßen noch in die Inkubation der „Intoxikation" hineintrifft (HÖRING 1939). Klinisch wirkt es also als Therapeuticum, jedenfalls mehr als bei Tetanus und Botulismus; pathogenetisch ist es jedoch auch hier eigentlich ein reines Prophylacticum. Es kann nur „vorausschützend" Kommendes verhindern, jedoch nichts Vorhandenes wieder bessern.

Während die vom Anginaprozeß ausgelöste (hyperergische) Allgemeinreaktion also unbeeinflußt bleibt, ist der örtliche Gewebsprozeß von der Intoxikation nicht ganz unabhängig. Die Exotoxine haben zwar zunächst einmal bestimmte Organotropien (das Diphtherietoxin zum chromaffinen System und zu peripheren Nerven, das Scharlachtoxin zur Haut, Tetanus- und Botulinustoxin zum Zentralnervensystem), die sich auswirken, gleich von welcher Stelle aus das Toxin resorbiert wurde. Außerdem aber haben sie zum Teil an der Stelle ihres Eintritts in den Wirt auch noch eine starke gewebsschädigende Eigenschaft, wodurch sie das Gewebe in der Umgebung der sie absondernden Keime für deren Ansiedlung vorbereiten. Werden sie nun durch Antitoxingabe schon hier abgebunden, so wird dadurch dem Weiterschreiten des örtlichen Prozesses Einhalt geboten, und so kann die Lokalinfektion durch Heilserum auch örtlich therapeutisch beeinflußt werden.

3. Die Chemotherapie mit metallischen (Arsen, Antimon, Wismuth, Gold, Silber, Quecksilber) und synthetischen Präparaten aus organischen Ringkörpern (Malariamittel, Germanin u. a.) unterliegt bei ihrer klinischen Anwendung nicht denselben zeitlichen Beschränkungen wie die Heilserumbehandlung. Ihr Indikationsgebiet sind ja auch die chronischen und subakuten Infektionskrankheiten. In ihrer praktischen Bedeutung stehen sie den Serumverfahren nicht nach; zum Teil übertreffen sie diese erheblich an Zuverlässigkeit der Wirkung, wenn auch bei manchen Einsetzen der Behandlung in nicht zu späten Krankheitsstadien ebenfalls Bedingung ist (Salvarsan bei Spätlues, Germanin im Spätstadium der Schlafkrankheit usw.). Auch bei den großen Erfindungen der Chemotherapie war die Idee, ein Specificum gegen jeden Erreger zu finden und damit eine Therapia sterilisans magna zu schaffen, leitend (P. EHRLICH). Trotzdem sich immer wieder ergab, daß in vitro wirksame Substanzen in vivo versagten und die in vivo wertvollen zumeist in vitro fast oder ganz unwirksam sind, wird von der theoretischen Forschung vorwiegend der Angriff der Chemotherapeutica unmittelbar am Erreger betont und dabei die Tatsache vernachlässigt, daß es eine ganz bestimmte pathogenetische Gruppe von Krankheiten ist, die die Voraussetzung für die Wirksamkeit dieser Art von Chemotherapie bietet, und zwar diejenige, bei der die mesenchymale Reaktion auf den Erreger nicht in der Form einer eitrigen oder auch mehr nur lymphozytären akuten Entzündung besteht, sondern wo die Reizung des retikuloendothelialen Systems oder die spezifisch-granulomatöse Entzündung im Vordergrund steht. Von manchen Seiten ist daher im Gegensatz zum Angriffspunkt am Erreger eine Wirkung gerade übers retikuloendotheliale System diesen Chemotherapeuticis zugeschrieben worden. Aber auch diese Behauptung ließ sich nicht ausreichend stützen. Dieser Streit um den Angriffspunkt der Chemotherapeutica wird im wesentlichen von Theoretikern geführt, und die Klinik enthält sich dabei des Urteils, nur eines wird anerkannt, daß sich die Sterilisatio magna eigentlich immer als Utopie erwiesen hat.

Ein kurzes Beispiel: Fast in der ganzen Literatur besteht Einigkeit darüber, daß das Atebrin „unmittelbar am Erreger angreift"; dafür sind zahllose Beweise beigebracht worden. Und doch zeigt die klinische Erfahrung ganz einwandfrei, daß dieses Mittel ein ganz vorzügliches und unübertroffenes Mittel gegen bestehendes Malariafieber ist, aber Rückfälle nicht verhindern, also auch nicht zu einer Sterilisation führen kann. Beruht seine Wirkung wirklich auf dem „Angriff am Erreger"?

Die Fragestellung: Angriff am Keim oder am Wirt? wird eben den natürlichen Verhältnissen nicht gerecht; es gibt keine derartige Alternative! Diese falsche Fragestellung geht hervor aus der Idee des Kampfes zwischen Makro- und Mikroorganismus mit festen Fronten der Gegner, die wir in den vorangegangenen Kapiteln wohl zur Genüge als irreführend kennzeichnen konnten. Handelt es sich doch um ein Problem der Symbiose von Wirt und Keim mit dauernd wechselnden Gleichgewichtsreaktionen, ohne die weder das Leben des einen noch des anderen vorstellbar ist!

4. Die moderne Chemotherapie mit Sulfonamiden und antibiotischen Stoffen wirkt, wie die Tabelle zeigt, im Bereich ganz anders gelagerter

pathogenetischer Voraussetzungen. Zwar ging die Forschung auch hier immer wieder von der Arbeitshypothese aus, daß spezifische an bestimmten Erregerarten angreifende Mittel gefunden werden sollten, und man glaubte daher bei den Sulfonamiden zuerst, ein spezifisch Streptokokkenwirksames Präparat, beim Penicillin ein solches gegen Eiterkokken entdeckt zu haben. Bei beiden aber zeigte die klinische Erprobung, daß ihre Wirkung keineswegs auf Prozesse mit diesen Keimen beschränkt ist; ja, bei den Sulfonamiden können wir heute sagen, daß ihre Wirkung von der Art des Erregers völlig unabhängig ist (HÖRING 1944). Gerade die neueren und verbesserten Sulfonamidpräparate zeichnen sich neben der größeren Freiheit von toxischen Nebenwirkungen nicht etwa durch größere Spezifität, sondern im Gegenteil durch immer größere Polyvalenz bzw. klinische Reichweite aus. Freilich zeigt sich die Sulfonamidwirkung in einer Bakteriostase, d. h. einer Hemmung der Keimvermehrung, diese ist in vivo aber auch mit dem Rückgang der entzündlichen Reaktion verbunden, und es ist nicht möglich, diese beiden Dinge von einander getrennt zu betrachten und den „Angriffspunkt" der Sulfonamide nur am Keim zu suchen.

Fragen wir vom klinischen (oder pathologischen) Standpunkt aus nach dem Wirkungs- bzw. Indikationsbereich der Sulfonamide, so können wir diesen auf eine relativ einfache und klare Formel bringen: Die Sulfonamidtherapie ist um so wirksamer, je mehr es sich um eine ortsgebundene, histologisch unspezifische, d. h. mindestens lympho-leukozytäre, besser noch rein leukozytär-eitrige Entzündung handelt, wie sie sich vorwiegend bei akuten Infektionskrankheiten findet, und zwar entweder bei zyklischen mit vorwiegender Organmanifestation (Lobärpneumonie, epidemische Meningitis, Erysipel) oder bei lokalen Schleimhauterkrankungen (Gonorrhöe, Ruhr usw.), aber auch einmal ausnahmsweise bei Virus- und Protozoenkrankheiten (Lymphogranuloma inguinale bzw. Orientbeule). Sie versagt bei allen zyklischen Generalisationen, bei allen hyperergischen und spezifisch-entzündlichen (granulomatösen) Prozessen sowie bei solchen Lokalinfektionen, wo eine stärkere Exotoxinwirkung hinzutritt.

Eine weitere sehr wesentliche Wirkungsbeschränkung ist bei den Sulfonamiden dadurch gegeben, daß ihre Verteilung im Wirtsorganismus auf gewisse Schwierigkeiten stößt, weil einerseits das dort vorhandene Eiweißmilieu diese hemmt, andererseits bei tiefen und verzweigten Wunden, Abszessen, Empyemen u. a. der Blutverteilungsweg nicht ausreicht, um die Sulfonamide in genügend hoher Konzentration an Ort und Stelle zu bringen. Zuweilen kann da durch direkte Verabreichung, z. B. in die Pleurahöhle usw., noch nachgeholfen werden.

Auch der *Wirkungsbereich des Penicillins* ist im Prinzip derselbe wie derjenige der Sulfonamide, also im wesentlichen an die histologisch unspezifisch-leukozytäre Entzündung gebunden. Er betrifft zwar in erster Linie die durch die verschiedenen Kokken gesetzten Gewebsschäden, hält sich aber keineswegs nur an diese, wenn auch die z. B. für gramnegative Bazillen nötigen Konzentrationen des Mittels heute bei seiner Teuerkeit und der guten und billigeren Wirkung der Sulfonamide meist

nicht angestrebt werden; auch ist die Art solcher Krankheitsprozesse
(Schleimhautentzündungen vor allem der Harnblase und des Dickdarms) beim Verteilungsmodus dieser Mittel für die Sulfonamide gün-
stiger als für Penicillin. Dessen Überlegenheit gegenüber jenen beruht
nämlich vor allem darauf, daß seine Wirkung auch im Eiweißmilieu, in
Blut, Serum, ja sogar Eiter, in vollem Ausmaß erhalten bleibt und auch
sein Eindringungsvermögen in die Gewebe und Zellen größer, seine
wirksame Konzentration weit niedriger ist als bei den Sulfonamiden.
Dazu kommt als weiterer glücklicher Umstand seine ganz geringe
Toxizität. So erweist es sich bei allen entzündlichen Prozessen, wo bei
den Sulfonamiden die Transportfrage das große Hindernis darstellt,
diesen weit überlegen, und das sind weniger die akuten Lokalinfektionskrankheiten, bei denen der Prozeß ja meist an oberflächlichen Schleimhäuten flächig und dem Blutstrom erreichbar ist, als die lokalen Infektionsprozesse, besonders die Wundchirurgie. So ist es auch ein-
leuchtend, daß die große Errungenschaft dieses Mittels für die Chirurgie von viel weitertragender Bedeutung ist als für die innere Medizin. Wie außerdem das Beispiel der Gonorrhöebehandlung zeigt, bedeutet es einen großen Gewinn, neben den Sulfonamiden nun noch
ein zweites Mittel mit sicher anderem Wirkungsmechanismus, wenn auch
im Prinzip gleicher Indikation in der Hand zu haben, bei dem vorläufig auch die Frage behandlungsresistenter Fälle noch keine größere
Rolle spielt.

Soll man nun das Penicillin eigentlich noch zu den Chemotherapeutica
rechnen ? Seine chemische Synthese, sonst das erste Stadium in der Entwicklung eines neuen Chemotherapeuticums, ist erst jüngst unter großen
Schwierigkeiten gelungen, seine chemische Formel auch erst vor kurzem
aufgeklärt. Größenordnungsmäßig liegt die Wirkung des Penicillins in
einem Bereich, wie wir ihn bisher allenfalls von Antikörpern, weiter etwa
von Vitaminen und Hormonen, aber kaum von chemischen Heilmitteln
kannten, wohl aber von den – auch von Fleming entdeckten – bakterio-
lytischen Substanzen in Körperexkreten (Lysozyme). Penicillin ist ein
Vertreter dieser sog. antibiotischen Stoffe, die im Haushalt der Natur
eine offenbar nicht unbedeutende Rolle spielen, und das Penicillin selbst
hat für die es absondernden Schimmelpilze ja auch sicher eine wesentliche physiologische Bedeutung. Ein Chemotherapeuticum im bisherigen
Sinne des Wortes ist es also nicht, es handelt sich bei seiner Anwendung
vielmehr um eine biologische Therapie, die eine erfreuliche Brücke zwischen den rein empirischen und den experimentellen (im strengen Sinne:
chemotherapeutischen) Verfahren schlägt.

## 2. Unspezifische Therapie.

Mit der zunehmenden wissenschaftlichen Erkenntnis von den unspezifischen Vorgängen im Ablauf der Infektionskrankheiten, d. h. ihren
allgemeingültigen Gesetzmäßigkeiten, erweitert sich auch der Bestand
an unspezifisch-therapeutischen Verfahren bzw. Indikationen heute
schnell von Jahr zu Jahr; sind doch solche auch oft von geradezu

dramatischen Erfolgen gekrönt, wenn diese auch heute noch nicht die Aufmerksamkeit von Ärzten und sogar Laienkreisen ebenso stark fesseln können, wie es die nach den alt-eingefahrenen Vorstellungen des ätiologischen Denkens leichter, begreiflichen der modernen Chemotherapie tun! Sie sind aber für die Praxis hauptsächlich deshalb so wichtig, weil sie sich gerade dort mit Erfolg anwenden lassen, wo die spezifischen einschl. der chemotherapeutischen Methoden, deren begrenzten Indikationsbereich wir im vorausgehenden besprachen (vgl. die Tabelle S. 215), versagen.

Was zu dem Begriff der unspezifischen Therapie alles zugezählt werden soll, wird heute noch ganz verschieden beurteilt; doch sollte man den Rahmen hierfür m. E. möglichst weit spannen, da es sonst so leicht weiter dabei bleiben wird, daß der ungenügend Geschulte und Denkende bei den Infektionskrankheiten neben der spezifischen nur die symptomatische Therapie kennt und am Krankenbett in Erwägung zieht, die, oft als unwissenschaftlich mißachtet, dann nur nebensächlich gehandhabt wird. In wenigen Einzelindikationen hat sich die unspezifische Therapie zwar auch heute schon als der spezifischen überlegen durchgesetzt (Malariabehandlung der progressiven Paralyse, Pyriferbehandlung bei postdiphtherischen Lähmungen und sulfonamidresistenter Gonorrhöe, Reizkörperbehandlung chronischer Gelenkleiden); ihre Schätze sind aber bei weitem noch nicht zum Allgemeingut der Ärzteschaft geworden oder werden unter der irrigen Auffassung als „nur" symptomatischer Natur unterschätzt. So ist es z. B. nicht richtig, in der Schmerzbehandlung rheumatischer Leiden nur die Bekämpfung des Symptoms Schmerz zu erblicken; vielmehr wissen wir heute, daß durch die Unterbrechung des Reflexbogens: örtliche Entzündung – zentralnervöser Schmerz –, Unterhaltung der örtlichen Entzündung, durch Wegnahme des Kettengliedes Schmerz eine echte „ätiologische" Behandlung des entzündlichen Prozesses durchgeführt wird (etwa bei der Anästhesiebehandlung rheumatischer Leiden durch örtliche Einspritzung größerer Depots von Anästheticis), und sogar die alten und gewöhnlichen, medikamentösen Antipyretica wie Salizyl, Chinin und Antipyrinkörper, gehen in ihrer Wirkung über das Symptomatische hinaus und müssen daher zur unspezifischen, nicht zur symptomatischen Therapie gerechnet werden.

Man denkt heute beim Gebrauch des Worts „unspezifische Therapie" zuerst und allgemein an die sog. Reiz- oder Proteinkörpertherapie. Schon bei ihr allein ist es aber schwierig festzulegen, was noch zu ihr gehört und was nicht mehr.

Wie müssen im Prinzip auch die Anwendung mancher kolloidaler, nicht eiweißartiger Stoffe, besonders von Schwefelabkömmlingen (Sufrogel u. a.) und öligen Substanzen (Terpentinöl u. a.), zur „Proteinkörpertherapie" rechnen. Die meisten Präparate werden aus menschlichem, tierischem oder pflanzlichem Eiweiß gewonnen, mehrere auch aus Bakterien. Ja, die Anwendung toter oder gar lebender Bakterien im Rahmen der Reizkörpertherapie, also eigentlich eine künstliche Sekundärinfektion, ist nicht selten. Schließlich besteht heute weitgehende Einigkeit darüber, daß die Erfolge mancher ursprünglich spezifisch gedachter Verfahren mehr auf einem unspezifischen Vorgang beruhen, besonders die Anwendung antibakterieller (nicht antitoxischer) Heilsera, des Tuberkulins u. a., und daher werden nicht selten solche spezifischen Präparate in unspezifischer Indikationsstellung angewandt. Allen gemeinsam ist eigentlich nur die parenterale Applikationsart, und von dieser, also nicht nur von der Art des Mittels hängt auch die Wirkung entscheidend ab. Es geht natürlich zu weit, wenn man von der Reizkörpertherapie sagt, daß es nicht darauf ankomme, was man spritze, sondern nur, wie man es spritze (daß es in allererster Linie darauf ankommt, wann man es spritzt, werden wir noch unten besprechen!); es ist aber richtig, daß für den Erfolg entscheidend nicht die Wahl des Mittels, sondern die Art, Stärke und Zeit der mit ihm erreichten Reaktion des Wirtsorganismus ist. Und für sie ist die intra- oder subkutane, intramuskuläre oder -venöse Darreichungsart von großer Bedeutung. Mit der letzten erzielen wir am leichtesten eine kräftige Allgemein-, mit den anderen Arten meist mehr nur Stich- oder Herdreaktionen.

HOFF hat nun weiter schon 1930 zur unspezifischen Therapie bestimmte Diätformen (bei der Entzündungs-, Wund- und Tuberkulosebehandlung) sowie Methoden der physikalischen Therapie (Hautreize, Bäder, Strahlenwirkungen u. a.) hinzugezählt. Ohne deren Bedeutung unterschätzen zu wollen, kann man sagen, daß sie heutzutage mehr nur unterstützend bei den Infektionskrankheiten heranzuziehen sind, weshalb hier nicht näher auf sie eingegangen wird.

Eine selbständige Stellung haben aber heute schon im Rüstzeug der Behandlung von Infektionskrankheiten neben den Reizkörpern und den antifebrilen Medikamenten künstliche Einwirkungen aufs periphere (s. oben Anästhesiebehandlung der Entzündung) und besonders auch aufs Zentralnervensystem erlangt; hier seien als Beispiele die Behandlung akuter Infektionskrankheit wie des Fleckfiebers durch „Lumbalblockade" (Paravertebralanästhesie) nach WISCHNEWSKY, die Anwendung der Liquorpumpe („pompage") nach SPERANSKY, die Tetanusbehandlung mit intralumbaler Injektion von Aq. dest. nach BOSCHI genannt, Verfahren, die allerdings großenteils noch in der Entwicklung bzw. der klinischen Bestätigung an ausreichendem Material stehen, denen aber einstweilen wenigstens theoretisch schon große Bedeutung zukommt.

Über die Wirkungsweise der unspezifischen Therapie wurden im Lauf der Zeit die verschiedensten Theorien aufgestellt. Für die Reizkörper als ihre ältesten und Hauptvertreter war lange das Schlagwort von der Protoplasmaaktivierung (WEICHARDT) richtunggebend, und dementsprechend versuchte man nachzuweisen, daß sich diese auf die „spezifischen Abwehrmittel", besonders die serologischen Antikörper, die spezifisch gerichtete Phagozytose und Bakterizidie (WRIGHT) usw. übertrage. HOFF hat dann gezeigt, daß die Reizkörper den gesetzmäßigen Ablauf der natürlichen, zentralnervös regulierten Abwehrvorgänge ganz allgemein, also nicht nur auf dem Umweg über die spezifische Abwehr, auslösen und daß das in ähnlicher Weise auch für ganz andere Verfahren wie diätetische und physikalisch-therapeutische Maßnahmen gilt. Wir können in der Tat die Wirkungsweise aller unspezifisch-therapeutischen Methoden dahin zusammenfassen, daß sie den natürlichen gesetzmäßigen Ablauf einer Infektionskrankheit anregen oder dämpfen, d. h. entweder verstärken und beschleunigen oder vermindern und verlangsamen. Der

Angriffspunkt ist dabei letzten Endes immer das Zentralnervensystem, da die Regulation des gesetzmäßigen Ablaufs, wie wir sahen, immer zentralnervöser Natur ist. Freilich ist dies bei der Anwendung eines unspezifischen Verfahrens im Stadium der zentralnervös gesteuerten Ganzheitsreaktion einer zyklischen Infektionskrankheit unmittelbarer der Fall als in deren Tertiärstadium und bei den lokalen Infektionskrankheiten und -prozessen; aber da auch die lokale Entzündung mittelbar zentralnervöser Steuerung unterliegt, ist auch diese bis zu einem gewissen Grade unspezifisch beeinflußbar. Die Wirkungsweise der unspezifischen Therapie unterliegt also denselben Gesetzen, wie wir sie schon als spontane Ereignisse bei Sekundär- und Doppelinfektionen zu besprechen hatten (vgl. S. 68), d. h. es handelt sich in beiden Fällen um eine parallergische Beeinflussung eines Infektionsprozesses, die sich klinisch günstig, aber auch ungünstig auswirken kann. Die Kunst des Arztes besteht darin, die unspezifischen Reize in richtiger Stärke und vor allem im richtigen Zeitpunkt einzusetzen, um den gesetzmäßigen Ablauf der betreffenden Infektionskrankheit nach Wunsch abzuändern. Dazu stehen ihm die oben kurz genannten zahlreichen Methoden parenteral und peroral medikamentöser, auch diätetischer, physikalisch-therapeutischer u. a. Art zur Verfügung. Im einzelnen kann auf sie hier nicht eingegangen werden. Es ist entscheidend, die Stärke und Art der Wirkung jedes Mittels in seinen oft verschiedenartigen Anwendungsweisen (Allgemein-, Herd- oder Stichreaktion bei verstärkenden, vorwiegende Schmerz-, Stoffwechsel- usw. Wirkung bei dämpfenden Mitteln) zu kennen. Hier können nur die Grundzüge der Indikationsstellung, besonders hinsichtlich des Zeitpunkts der anzuwendenden unspezifischen Therapie dargestellt werden (s. Abschnitt B).

## 3. Symptomatische Behandlung.

Außer der Anwendung aller im Vorausgegangenen besprochenen Methoden, die dazu berufen sind, unmittelbar in die Pathogenese der Infektionskrankheit einzugreifen, hat der Arzt nun noch die Möglichkeit und die Pflicht, einzelne Symptome zu behandeln, d. h. einzelne gestörte Teilfunktionen in die richtige Bahn zu lenken. Oft wird er damit rettend auch den Gesamtprozeß beeinflussen. So ist z. B. eine alte klinische Regel, daß im Vordergrund der Pneumoniebehandlung die Stützung des Kreislaufs stehen muß. Auf alle diese therapeutischen Aufgaben, die bei den einzelnen Infektionskrankheiten jeweils verschieden sind, einzugehen, gehört nicht hierher. Die Richtlinien für das ärztliche Handeln in dieser Beziehung ergeben sich zum größten Teil aus einer gründlichen wissenschaftlichen Kenntnis der morphologischen und funktionellen Veränderungen, die bei den Infektionskrankheiten in Betracht kommen: so wird z. B. die Kenntnis der Störungen der Magen-Darmfunktionen Hinweise auf eine vernünftige symptomatische Diätetik geben, diejenige der Stoffwechselstörungen auf die manchmal vorhandene Notwendigkeit, mangelnde Substanzen, wie etwa Vitamine, zu ersetzen und so drohenden Schaden zu verhüten. Darüber hinaus ist es schließlich noch ärztliche Pflicht, auch rein empirische Methoden, wie sie uns oft schon Volksmedizin und Naturheilkunde vermitteln, nicht zu vernachlässigen, so etwa die Freiluftbehandlung der Pneumonien, wenn auch solche oft mehr zur unspezifischen als zur symptomatischen Therapie gehören. Ein zunehmendes pathogenetisches Verständnis wird weitere Einblicke in die Wege geben, die die natürliche Heilkraft des dem Arzt anvertrauten Lebens beschreitet; und sie darin zu bestärken, ist die Grundlage aller Prophylaxe und Therapie der Infektionskrankheiten.

# B. Prophylaxe und Therapie in den einzelnen Stadien der Infektionskrankheiten.

## 1. Schutzmaßnahmen vor der Infektion.

Die hier in Frage kommenden *spezifischen Methoden* wurden im Abschnitt A, 1 bereits näher besprochen. Es sind vor allem die drei Impfverfahren 1. mittels künstlicher Hervorrufung einer vollständigen, aber abgeschwächten zyklischen Infektionskrankheit mit anschließender echter Krankheitsimmunität, d. h. Impfung mit abgeschwächtem lebendem Erreger (Beispiel: Pockenimpfung), 2. mittels Hervorrufung einer Herabsetzung der Infektiosität des betr. Erregers gegenüber dem Impfling durch antibakterielle (antiinfektiöse) Antikörper, die dieser beschleunigt zu produzieren in die Lage versetzt wird (Teilimmunität), d. h. Impfung mit abgetöteten Erregern (Beispiel: Typhusimpfung) und 3. mittels Hervorrufung einer Giftfestigkeit beim Impfling (antitoxische Immunität), d. h. Impfung mit Toxinpräparaten (Beispiel: Diphtherieimpfung). – Bei einzelnen Viruskrankheiten kommen, wenn man den Zeitpunkt der Infektionsgefährdung kennt, auch noch Verfahren in Betracht, die auf einer Ausnützung der Promunität, bzw. des Schnellschutzes des Wirtsorganismus (S. 69) beruhen, so die Verätzung der Nasenschleimhaut bei drohender Infektion mit Kinderlähmungsvirus, um diesem den (wahrscheinlich über die Fasern des N. olfactorius verlaufenden) Eintritt ins Zentralnervensystem unmöglich zu machen, die Infektion mit einem harmlosen, die gleiche Schiene benutzenden Virus, um diese für ein nachfolgendes höher virulentes unbenützbar zu machen (sog. Schienenimmunität, z. B. bei Vorimpfung mit einem blanden und Nachimpfung mit einem hoch encephalitogenen Herpesvirus am Kaninchen), die Ausnützung des Interferenzphänomens (s. S. 69) u. a., freilich alles vorläufig theoretische Dinge, die in der Praxis noch nicht ausgewertet werden konnten.

*Unspezifische Schutzmaßnahmen* vor der Infektion bestehen in Abhärtung und Erhaltung eines kräftigen Allgemeinzustands mit guter Reagibilität des Wirtsorganismus.

Die für die meisten Fälle wichtigste Schutzmaßnahme zur Zeit vor der Infektion ist freilich eine rein hygienische, die Expositionsprophylaxe, d. h. Verhinderung der Ansteckungsmöglichkeit.

## 2. Maßnahmen im Verlauf der (echten) Inkubationszeit bei zyklischen Infektionskrankheiten.

Krankheitsverhütende Maßnahmen in der Inkubationszeit nach stattgehabter Infektion werden im klinischen Sprachgebrauch meist noch als Prophylaxe bezeichnet, müssen pathogenetisch aber, da die Inkubation pathogenetisch ja schon zur Krankheit gehört, schon zur Therapie gezählt werden. Die Möglichkeit, solche anzuwenden, muß in der Praxis davon abhängen, ob man im betreffenden Fall die Infektion rechtzeitig erfahren oder wenigstens vermuten konnte. Das ist bei zyklischen Infektionskrankheiten meist nur bei hoher Infektiosität wie bei Masern, Pocken oder bei durch Insektenstiche übertragenen Krankheiten wie Fleckfieber, Malaria, vereinzelt freilich auch bei Laboratoriumsinfektionen der Fall. In allen so gelagerten Fällen lohnt es sich aber sehr, sich die Frage vorzulegen, ob den Folgen der stattgehabten Infektion nicht noch mit Erfolg begegnet werden kann. Da sich gerade in der Inkubation der zyklischen Infektionskrankheiten die wichtigsten spezifischen Vorgänge jeder Krankheit abspielen, werden Maßnahmen in dieser Zeit das Reservat *spezifischer Methoden* sein!

Man hat sich freilich hierbei stets besonders die Frage vorzulegen, ob man nicht mit einem aktiven Eingreifen zu dieser Zeit mehr schadet als nützt. Das gilt insbesondere bei der *aktiven Immunisierung während der Inkubation*, bei der man ja zur Infektion noch einen zusätzlichen Reiz hinzufügt. Dabei hat die Hypothese einer sog. negativen Phase in der Erörterung der Frage seit langem eine erhebliche Rolle gespielt. Die mit diesem Ausdruck verbundene Vorstellung können wir als irrtümlich, bzw. als den pathogenetischen Tatsachen nicht gerecht werdend ablehnen, da es sich bei der echten Inkubation ja nicht um einen „Abwehr"-Prozeß, wie es früher angesehen wurde, handelt, sondern um einen Sensibilisierungsvorgang. Da nun ein solcher im Prinzip von der zugeführten Menge des sensibilisierenden Antigens weitgehend unabhängig ist, wird von der zusätzlichen Dosis des spezifischen Impfstoffs gewöhnlich eine besondere Schädigung nicht zu erwarten sein. Wohl aber kann ein zusätzlicher spezifischer Reiz innerhalb der Inkubation unter Umständen dann schädigend wirken, wenn er in einem ungünstigen Zeitpunkt in den Sensibilisierungsprozeß hinein trifft. Dann ist es leicht vorstellbar, daß eine beschleunigte, vielleicht auch verstärkt-hyperergische Reaktion erfolgt. In solchem Sinne sprechen im Hinblick auf eine Schädigung beim Typhus durch Impfung in der Inkubation nicht nur ältere Erfahrungen klinischer Art (Verkürzung der Inkubation, heftigerer Beginn, sogar mit Schüttelfrost, verstärkte Roseola usw.), sondern auch pathologisch-anatomische Beobachtungen aus neuester Zeit (RÖSSLE) über hämorrhagische Umwandlung typhöser Herdbildungen bei entsprechend gelagerten Fällen. Praktisch dürfte die Gefahr allerdings keine sehr große sein, es muß vielmehr als ein besonders ungünstiger Zufall bezeichnet werden, wenn man einmal mit der Impfung gerade in die Periode hineintrifft, wo einzelne Individuen so verstärkt reagieren. Nicht nur aus diesem Grund, sondern überhaupt aus zeitlichen Gründen wird sich aber nur selten die Gelegenheit bieten, bei zyklischen Infektionskrankheiten noch erfolgreich während der Inkubation aktiv zu immunisieren, da eine aktive Immunisierung gewöhnlich noch mehr Zeit erfordert als die natürliche Sensibilisierung, die der Inkubation zyklischer Infektionskrankheiten zugrunde liegt.

In vielen Fällen ist nun aber die *passive Immunisierung während der Inkubation* höchst erfolgreich und praktisch wichtig, sei es mit Rekonvaleszenten-, sei es mit Heilserum. Pathogenetisch läuft der Vorgang darauf hinaus, daß es infolge der stattgehabten Infektion dann unter Serumschutz zu einer abgeschwächten Erkrankung kommt, wobei dann auch aktiv echte bleibende Krankheitsimmunität erworben werden kann. Seine wichtigste Indikation hat dieses Verfahren bei den Masern als sog. DEGKWITZscher Masernschutz bekommen, doch wäre seine Anwendung in geeignet gelagerten Fällen anderer Viruskrankheiten, auch bei Kinderlähmung, vielleicht sogar bei Fleckfieber immer in Betracht zu ziehen. Freilich weiß man von den Masern her, daß das Verfahren nur im ersten Drittel der Inkubation zuverlässig, im zweiten schon schwankend und im dritten bereits völlig unwirksam ist. Also auch hier die Abhängigkeit nicht von quantitativen, sondern nur von den zeitlichen Verhältnissen!

*Chemotherapeutisch* lassen sich zyklische Infektionskrankheiten in der Inkubation noch kupieren, sofern es sich um chronisch-zyklische handelt oder solche mit subakut rezidivierendem Verlauf: so die Syphilis durch Salvarsan (tierexperimentell, KOLLE und EVERS), die Schlafkrankheit durch Germanin, die Malaria tropica zum mindesten teilweise durch Atebrin (JAMES, SINTON and SHUTE; bei der Tertiana erreicht man höchstens einen den Krankheitsbeginn auf die Spätmanifestationszeit verschiebenden Effekt). – Bei akuten zyklischen Infektionskrankheiten sowie über eine Einwirkung der modernen Chemotherapeutica (Sulfonamide und Penicillin) auf eine echte Inkubation kann mangels Unterlagen nichts ausgesagt werden.

### 3. Maßnahmen während des zyklischen Generalisationsstadiums.

Mit einer *aktiven Immunisierung* (Vakzinierung) ist bei akuten zyklischen Infektionskrankheiten im Sekundärstadium schon wegen der Kürze dieses Stadiums nichts zu erreichen; nur bei mehr schleichend verlaufendem Sekundärstadium kommt sie in Betracht, ist dabei aber stets ein zweischneidiges Schwert! Das sehen wir besonders bei der Tuberkulinbehandlung im Überempfindlichkeitsstadium der Tuberkulose, die bei aktiven Prozessen auch bei vorsichtigster Ausführung (Schwellenreizbehandlung nach LIEBERMEISTER) heute wohl allgemein abgelehnt wird und höchstens bei inaktiver Tuberkulose hämatogen-disseminierter Art in Form einer Desensibilisierung angewandt wird. Bei subakuten Generalisationen wie bei den Brucellosen ist die Vakzinetherapie in Form vorsichtiger Dosierung mit Vermeidung einer Allgemeinreaktion heute auch verlassen worden zugunsten der Fieberschockbehandlung, die zwar auch mit Vakzinepräparaten, und zwar intravenös gegeben, ausgeführt werden kann, deren Wirkung aber in diesem Fall nur „pseudospezifisch" ist (s. unten). Ob die Erfolge der Vakzinebehandlung im Frühstadium des Keuchhustens hier einzureihen wäre und ob sie einer strengen Kritik standhalten, ist fraglich. In diesem hyperergischen Stadium ist jedenfalls von einer spezifischen Hochtreibung der Hyperergie klinisch eher Schaden als Nutzen zu erwarten, und eine Desensibilisierung verfrüht herbeizuführen, könnte die Erreichung einer tertiären Immunitätslage gefährden, so daß, wie die klinische Erfahrung gelehrt hat, das Sekundärstadium zyklischer Infektionskrankheiten nur in Ausnahmefällen eine Indikation zu aktiver spezifischer Immunisierung abgibt, und selbst deren Erfolge sind umstritten.

*Passive Immunisierung* hat im Generalisationsstadium keinen Angriffspunkt, da ja dieses eine zentral regulierte und im wesentlichen zelluläre Ganzheitsreaktion ist, bei der der auslösende Keim bereits seine Rolle als Sensibilisator ausgespielt hat, wenn er sich auch noch eine Zeitlang im Wirt hämatogen verbreitet. Auch *klinisch haben alle Serumbehandlungsversuche im Generalisationsstadium restlos versagt* (vgl. auch Tabelle S. 215). Wo Ausnahmen von dieser Regel zu bestehen scheinen (Leptospirosen), erklären sie sich daraus, daß da frühzeitige Heilserumgaben einen gewissermaßen prophylaktischen Effekt auf das spätere Tertiärstadium, die Organansiedlung des Erregers, haben, wo bei histologisch leukozytäreitriger Beschaffenheit bakterizide Heilsera ja zweifellos von gewisser, wenn auch heute durch die modernen Chemotherapeutica übertroffener Wirkung sind (Pneumonie, Milzbrand usw.).

Bei akuten zyklischen Infektionskrankheiten versagen im Generalisationsstadium auch alle *Chemotherapeutica* einschl. Sulfonamiden und Penicillin; daher ihre Wirkungslosigkeit in der Continua des Typhus, des Fleckfiebers und aller Viruskrankheiten, auch beim Initialfieber der Tertiana! Anders verhalten sich darin nur die chronischen zyklischen Infektionskrankheiten, wo es mit chemotherapeutischen Mitteln auch in dem sich über Monate hinziehenden Sekundärstadium gelingt, unter Umständen die Krankheit zu kupieren (Salvarsan bei sekundärer Lues und Frambösie).

Wir können also zusammenfassen, daß *spezifische Maßnahmen bei akuten zyklischen Generalisationsstadien unwirksam* sind! Es ist hier bereits zu spät, um noch in die spezifische Sensibilisierung eingreifen zu können; die hyperergische Reaktion aber ist etwas Unspezifisches (s. S. 59)! Daher ist denn hier auch das Indikationsgebiet für unspezifische, diese Reaktion und ihre zentralnervöse Steuerung beeinflussende Verfahren gelegen, mit denen gerade hier, wo die spezifische Therapie versagt, die schönsten klinischen Erfolge zu erzielen sind.

Bei der *unspezifischen Behandlung* im Generalisationsstadium kommt es im Grunde weniger auf die Art des künstlich gesetzten Reizes als auf seine richtige Dosierung an, die so gewählt sein muß, daß es zu einem kräftigen Stoß ins Nervensystem kommt. Leichte Reize, die nur zu Stich- oder Herd-, nicht aber zu Allgemeinreaktion führen, sind unwirksam, vielleicht sogar eher schädlich. Klinisch am besten eingeführt ist heute die *Fieberschockbehandlung*, sei sie nun mit Pyrifer oder einem anderen Fiebermittel ausgelöst. Sie führt durch den gesetzten Schock zu einer Beschleunigung des spontanen Verlaufs der Krankheit, die die vorzeitigen Rückgang des Fiebers, ja sogar oft kritische Entfieberung nach sich ziehen kann. Am besten sieht man diesen Effekt bei den typhösen Erkrankungen (HÖRING und BURMEISTER) und bei der Bangschen Krankheit (LÖFFLER, MOESCHLIN und WILLA). Wie weit sich auch die Generalisationsstadien anderer zyklischer Krankheiten für diese Behandlung eignen, bleibt klinischer Erfahrung vorbehalten festzustellen.

Einen gewissermaßen umgekehrten Weg der unspezifischen schockartigen Beeinflussung eines Generalisationsstadiums ist neuerdings LINDEMANN beim Fleckfieber mit offenbar gutem Erfolg gegangen, indem er den Kranken durch hohe i. v. gegebene Dosen von Antipyretica (Novalgin) mehrfach hintereinander zu völliger *künstlicher kritischer Entfieberung* zwang, womit er Fieberkurven erhielt, die denen der Pyrifer-Behandelten fast gleichen, da die Temperaturen nach den ersten künstlichen Krisen immer wieder steil ansteigen; nach wiederholter Anwendung kommt es aber doch zu der bezweckten Umstimmung zur Fieberfreiheit. Wenn auch die Bestätigung seines Vorgehens von anderer Seite abzuwarten bleibt, so halte ich doch prinzipiell auch diesen Weg für durchaus gangbar.

Auch unmittelbare Einwirkungen aufs Zentralnervensystem, an dem ja, wie ausgeführt, alle unspezifische Therapie letzten Endes angreift. scheinen für die Beeinflussung einer zyklischen Infektionskrankheit im Sekundärstadium prinzipiell möglich, wie die in gewissem Prozentsatz erfolgreich verlaufenen Versuche russischer Autoren bei Fleck-, Rückfall-fieber und anderen Krankheiten mittels *Paravertebralanästhesie* nach WISCHNEWSKY oder gar der *Pumpmethode* nach SPERANSKY (mehrfaches Ablassen und Wiedereinfüllen von etwa 10 ccm Liquor durch Lumbal-punktion) zeigen. Auch so kam es in hohem Anteil der Fälle zu kritischer oder wenigstens lytischer Entfieberung und anschließender Heilung. Welche Methoden sich davon in der Klinik werden einbürgern können, bleibt freilich abzuwarten und wird in erster Linie von ihrer Unschädlich-keit abhängen müssen. Das Wesentliche aller dieser Verfahren ist der Angriff am Zentralnervensystem und damit die Beeinflussung der zyklischen Ganzheitsreaktion des Wirtsorganismus.

### 4. Maßnahmen bei hyperergischen Allgemeinreaktionen ohne bakterielle Generalisation.

Pathogenetisch liegen hierbei für therapeutische Eingriffe im wesent-lichen die gleichen Voraussetzungen vor, wie wenn die sekundäre Hyper-ergie mit Generalisation verbunden ist. Und so gilt auch für diese patho-genetische Krankheitsgruppe (akute hierher gehörige Krankheiten sind hauptsächlich die Anginakrankheiten, Ruhr und Cholera, chronischer Ge-lenkrheumatismus und Herdinfektion), daß die Symbiosestörung selbst *auf spezifischem Wege völlig unbeeinflußbar* ist, während einer unspezi-fischen Behandlung gewisse Möglichkeiten gegeben sind. Nur insofern mit der Symbiosestörung exotoxische Vergiftungen verbunden sind wie bei Scharlach, Diphtherie und Shigaruhr, zeigt sich der spezifische Weg mittels antitoxischer Heilsera gangbar und – wenn nicht zu spät be-schritten – erfolgreich. Wir kommen darauf unter 6. zurück.

Bei Scharlach, Diphtherie und Bazillenruhr ist die günstige Wirkung von Heilseruminjektionen aber sicher zum Teil auch auf eine *unspezi-fische Wirkung des Serums* zurückzuführen mit ihrem Angriffspunkt am Zentralnervensystem bzw. an der von diesem gesteuerten mesenchymalen Reaktion im hyperergischen Stadium. Es ist natürlich im Einzelfall unmöglich zu entscheiden, inwieweit der Erfolg einer Serumbehandlung als spezifisch-antitoxisch, wieweit als unspezifisch-zentralnervös anzusehen ist. Oft sieht man auf Serumgabe, besonders intravenöse, eine stärkere Allgemeinreaktion mit Fieberanstieg und anschließend eine besonders gute Heilwirkung; in solchen Fällen dürfte sicher der unspezifische Anteil überwiegen. Manche Kliniker glaubten sogar, prinzipiell von sog. Leerseren dieselben Erfolge gesehen zu haben wie von spezifischen; über die ganze Frage sind heftige Auseinandersetzungen zwischen Klinikern und Anhängern der Spezifitätslehre geführt worden. Bei den Erfolgen der Serumbehandlung der Bazillenruhr überwiegt heute die Ansicht, daß sie zumeist nur auf der unspezifischen Quote beruhen, und dasselbe gilt auch weitgehend für die bei der Meningokokkenmeningitis, wo die besten Erfolge dann beobachtet wurden, wenn es entweder zu einem Serumschock oder zu einer kräftigen Serumkrankheit kam (KNAUER und BORMANN). Wie dem nun auch sei, ob spezifische oder unspezifische Wirkung, der Arzt wird jedenfalls der durch die klinische Erfahrung in manchen Fällen bestätigten Möglichkeit zu helfen nicht entraten wollen, und es bleibt weiterer Forschung vorbehalten, die Frage der Behandlung akuter Lokalinfektionskrankheiten mit hyperergischer Allgemeinreaktion zu klären und dabei besonders den unspezifischen Weg, der sich hier offenbar anbietet, im Auge zu behalten.

Ein erster Schritt hierzu ist vielleicht die Wiederaufnahme des alten empirischen Verfahrens, bei „toxischer" Diphtherie einen *sterilen Abszeß* (mit Terpentinöl) zu setzen (HESS), um auf diese Weise die hyperergische Allgemeinreaktion in einen lokalen eitrigen (also tertiären) Entzündungsherd „abzuleiten". Wir verfügen selbst noch über zu kleines Material, hatten aber, wie der Autor, keinen ungünstigen Eindruck.

Daß der spezifische Behandlungsweg bei der Cholera nicht gangbar ist, ergibt sich aus ihrer Pathogenese, der ja ein an sich schon unspezifischer Schnellschutzmechanismus zugrunde liegt, von selbst.

Während also bei den *akuten* Lokalinfektionskrankheiten mit hyperergischer Allgemeinreaktion heute anerkannte Behandlungsverfahren auf unspezifischer Basis noch nicht zur Verfügung stehen – auf die spezifisch antiexotoxische Therapie bei ihnen, soweit sie von Exotoxinvergiftungen begleitet sind, kommen wir unter 6. zurück –, sind unspezifische Methoden bei den *chronisch-hyperergischen Krankheiten*, besonders dem „Rheumatismus", seit langem allgemein in Gebrauch, ja sie haben gerade hierbei ihr Hauptindikationsgebiet gefunden.

Die Therapie eines chronisch-hyperergischen Leidens wird im Prinzip zwei Möglichkeiten haben, entweder die torpide hyperergische Reaktionslage mit ihren mesenchymalen Herden zu verstärken und damit durch Herdreaktion den lokalen Prozeß zu intensivieren und durch Allgemeinreaktion das hyperergische in ein hyp-ergisches oder sogar ein anergisch-tertiäres, zur Ausheilung führendes Stadium vorwärts zu treiben, oder die übermäßigen Herdprozesse lokal und zentral zu dämpfen und dem Kranken damit seine Beschwerden zu erleichtern, indem die Hyperergie auf eine Normergie zurückgeschraubt wird.

Eine *Verstärkung* der hyperergischen Reaktionslage, besonders bei allen sog. rheumatischen Leiden, ist das Ziel der Reizkörpertherapie in

allen ihren verschiedenen Modifikationen. Einzelheiten über sie wurden
bereits besprochen (S. 222). Es muß in jedem Fall entschieden werden,
ob mehr eine Herd- oder eine Allgemeinreaktion anzustreben ist und wie
lange man eine solche Kur fortsetzt. Der Erfolg tritt dann ein, wenn es
gelingt, durch die Intensivierung des lokalen oder allgemeinen Prozesses
oder beider zugleich die Empfindlichkeitslage des Organismus im Sinne
der zyklischen Entwicklung vorwärts zu treiben.

Das Bestreben lokaler Intensivierung eines hyperergischen Prozesses
liegt auch den meisten physikalisch-therapeutischen Methoden, besonders den vielfältigen Anwendungen von Wärme bzw. künstlicher Hyperämisierung zugrunde.

Dafür, daß es auch hier sicher noch manche anderen Wege gibt, die
zum Ziele führen können, sprechen die Mitteilungen von SPERANSKY, der
auch beim „Rheumatismus‘‘, besonders dem angeblich Salizyl-resistenten,
mit seiner Pumpmethode, zugleich mit erneuten Salizylgaben, über erstaunliche Besserungen inveterierter Fälle berichtet. Offenbar bringt bei
seiner Methode der unmittelbare Angriff am Zentralnervensystem die
Umstellung von torpide gewordener Hyper- zu Hypergie mit sich.

Eine ebenfalls am Nervensystem, und zwar vorwiegend am peripheren,
angreifende Methode, die sich in der Therapie rheumatischer Prozesse in
jüngster Zeit immer mehr durchsetzt und oft zu beachtlichen Ergebnissen
führt, ist deren Behandlung durch lokale Anästhesie, worüber zusammenfassend FENZ berichtet hat. Theoretisch baut die Methode auf ähnlichen
Überlegungen wie diejenigen von SPERANSKY auf, nur daß wir hierbei
den Stoß ins Nervensystem genauer lokalisieren und funktionell analysieren können. Jedenfalls stellt man sich heute die Wirkung so vor, daß
der trophische Reflex Entzündung-Schmerz-Unterhaltung der Entzündung unterbrochen und damit die Heilung eingeleitet wird. Hierbei
handelt es sich also um eine *Abschwächung* der hyperergischen Reaktionen
am Krankheitsherd, also peripher, nicht zentral. Ob dabei freilich nicht
auch sekundär zentralnervöse Regulationen mit betroffen werden, bleibe
dahingestellt.

Ausgesprochen zentralen Angriffspunkt mit sekundärer Einwirkung
auf den Herd oder die Herde haben die seit langem in klinischem Gebrauch befindlichen *antirheumatisch-antifebrilen Medikamente.* Die
pharmakologische Wirkung der Antipyretica hat verschiedene Angriffspunkte, die zu dem gemeinsamen Erfolg der Temperatursenkung führen.
Es wäre aber falsch, ihre Wirkung nur darin zu sehen. Das Fieber ist ja
nur eine Teilerscheinung der Gesamtreaktion des Menschen, klinisch
stellt es wohl ein isoliertes Symptom dar, pathogenetisch läßt es sich
aber nicht aus dem Komplex der Allgemeinsymptome der Infektion
herausschneiden. Allen diesen dämpfenden Mitteln ist eine „toxische‘‘,
narkotische Wirkung gemeinsam, die sich auch peripher direkt auswirken
kann. Sie setzen so die Hyperergie herab und können unter Umständen
zu vorübergehender künstlicher (negativer) Anergie führen, die gelegentlich bei der Behandlung des übermäßig Reagierenden erwünscht sein
kann; denn positive und negative Anergie heben gleichermaßen die Reaktion des Körpers auf.

Das Chinin greift teils peripher, teils zentral in den Wärmehaushalt ein. Außer vermehrter Wärmeabgabe bewirkt es als allgemeines Zellgift eine Herabsetzung des Energiewechsels, eine Minderung der Beweglichkeit der Leukozyten, eine Erschlaffung des Gefäßtonus, es ist ferner ein starkes Herzgift. Neben seiner Fieberwirkung ist es, kurz gesagt, „entzündungshemmend“. Es liegt also eine Kombination von pharmakologischen Folgen vor, die bei hyperergischen Stadien eine große Anzahl gerade der hauptsächlichen Symptome betrifft. So ist es bei vielen Infektionskrankheiten ein altes beliebtes Heilmittel und hält sich auch heute noch besonders bei der Grippe; auf die Malariaparasiten wirkt es außerdem direkt ein.

Das Antipyrin, besonders dessen Abkömmling das Pyramidon, wirkt praktisch nur zentral, und zwar in erster Linie auf die Wärmeabgabe. Es erregt die Schweißsekretion, senkt den Eiweiß- und Kohlehydratumsatz und erweitert die Hirn- und Hautgefäße. Auch Pyramidon ist in seiner Gesamtwirkung entzündungshemmend, jedoch mit anderen Angriffspunkten als das Chinin. Wichtig ist in vorliegendem Zusammenhang die Tatsache, daß viele Menschen gegen Antipyrin und seine Derivate „überempfindlich“ sind, was auf eine besonders starke Beeinflussung des mesenchymalen Apparats, als des Organs der Überempfindlichkeit, schließen läßt. Das Pyramidon wird aber auch in großen Dosen meist gut vertragen (aber: Cave Agranulozytose!).

Wenn es auch gerade für die Bekämpfung des isolierten Symptoms „Fieber‘, das gebräuchlichste Mittel ist und in dieser Indikation besonders bei Typhus und Tuberkulose benützt wird, so hat es doch auch bei dieser Verwendung eine ganze Reihe von Angriffsmöglichkeiten und damit auch Möglichkeiten, erwünscht oder unerwünscht in den Krankheitsverlauf einzugreifen, erwünscht besonders durch seine beruhigende und analgetische Wirkung, unerwünscht durch die starke Schweißvermehrung. Diese ist der Grund, weshalb man es auch, oft zusammen mit Aspirin, gerne für *Schwitzkuren* verwendet, die eine althergebrachte und wirksame Heilmethode mit zentralem Angriffspunkt (!) bei vielen Infektionskrankheiten sind.

Die Salizylsäurewirkung ist beim Menschen noch nicht geklärt. Im Tierversuch wird der Stoffwechsel gesteigert und eine Entfieberung durch vermehrte Wärmeabgabe erreicht. Beim Menschen tritt die Antipyrese hinter anderen Wirkungen zurück: starke Schweißsekretion und besonders Beruhigung der Schmerzempfindung. Wie beim Chinin tritt eine Lähmung der Leukozyten ein, die am Ort des Gewebsprozesses zu Entzündungshemmung führt. Die Hauptindikation für die Salicyltherapie ist die Polyarthritis rheumatica. Da die freie Salicylsäure in vitro fast ebenso stark antiseptisch wirkt wie Phenol, hat man die Erfolge beim Gelenkrheumatismus als „ätiotrop“ auffassen wollen, d. h. angenommen, daß eine „abtötende Wirkung“ auf das rheumatische Virus stattfinde. Man wird eine solche Hypothese zur Erklärung der Salizylsäurewirkung gerade beim Gelenkrheumatismus, über dessen Entstehung die Meinungen noch geteilt sind, mit Skepsis betrachten. Auffallend ist freilich die klinisch feststehende Tatsache, daß die Salicylsäure nur bei rheumatischen Gelenkerkrankungen wirkt und nicht bei anderen akuten Gelenkentzündungen wie Gonorrhoe, Serumkrankheit; doch liegt hierin noch kein Beweis für den Angriff am Infektionsstoff selbst, da ja auch die klinischen Verläufe, d. h. die Reaktion des Wirts, bei diesen verschiedenen Gelenkentzündungen verschieden sind: spielt sich die akute rheumatische Arthritis doch mehr als die genannten anderen in der Gelenkkapsel ab, die mit dem Blut in engerer Berührung steht als die Gelenkhöhle.

In vieler Beziehung kann also die Wirkung der Antipyretika derjenigen der unspezifischen Reizkörper gerade gegenübergestellt werden: bei diesen sind die wichtigsten Symptome Fieber, Stoffwechselsteigerung, Leukozytose, Herdreaktion, Entzündungsreizung, vermehrter Schmerz, meist Vasokonstriktion; bei den Antipyretika dagegen findet man Temperatursenkung, Stoffwechselverminderung (mit Ausnahme der

Salizylsäure ?), Leukozytenlähmung, Milderung des Herdprozesses, Entzündungshemmung, Schmerzstillung, meist Vasodilatation.

Der Wirkung der Antipyretika verwandt, jedoch „ungiftig" ist die
Wirkung eines körpereigenen Stoffes, des Calciums. Auch dieses ist ein
unspezifisches Dämpfungsmittel in allen hyperergischen Empfindlichkeitslagen. Mit solchen gehen ja auch immer starke Verschiebungen im
Mineralhaushalt einher.

Für den pathogenetisch verwandten, anaphylaktischen Schock ist dies
schon frühzeitig nach seiner Entdeckung, besonders von SCHITTENHELM gezeigt worden. Seither gehört die Calciumtherapie zu den wichtigsten Verord-
nungen bei anaphylaktischen Zuständen. Sie setzt nur an einer der vielen
Funktionsstörungen bei der Anaphylaxie an, erreicht dabei aber eine wesentliche, wenn auch nur kurz dauernde Besserung des Gesamtzustandes. Das
Calcium bewirkt wie die Antipyretika Veränderungen an den verschiedensten
Erfolgsorganen, und zwar ebenfalls teils zentral, teils peripher, vor allem aber
an den mesenchymalen Funktionen, bzw. am Stoffwechsel. Es dämpft die
nervöse Übererregbarkeit, regt den Stoffwechsel an, wirkt durch Kolloid-
entquellung und Zellabdichtung entzündungshemmend. Im Gegensatz zu den
Antipyretika regt es aber die leukozytäre Reaktion an, besonders die Phagozytose im retikulo-endothelialen System, es dichtet die Blutgefäße ab, schädigt
den Kreislauf nicht, sondern steigert das Herz-Minutenvolumen und die
Koronardurchblutung und macht keine Beeinflussung der Temperatur. So
hat es ihnen gegenüber manche Vorteile, wenn auch auf die stärkere Wirkung
der Antipyretika oft nicht verzichtet werden kann.

## 5. Maßnahmen im Organmanifestationsstadium zyklischer Infektionskrankheiten.

Mit dem Beginn des Tertiärstadiums ist bei den zyklischen Infektionskrankheiten eine hyp-ergische Reaktionslage erreicht, und die hyperergische Ganzheitsumstellung verlangsamt sich zugunsten einer orts-
gebundenen Teilreaktion des Körpers; diese Hyp-ergie geht nun allmählich mit der Ausheilung des Organprozesses in die positive Anergie über,
und die Reaktion auf noch vorhandene spezifische Erreger wird also zunehmend schwächer. Es leuchtet ein, daß bei dieser Sachlage einer
*spezifisch-therapeutischen* Einwirkung auf die Empfindlichkeitslage nur
noch geringer Spielraum übrigbleibt. Immerhin kann es gelingen, die
Erregervermehrung im tertiären Herd spezifisch zu hemmen und damit
die „Aufräumungsarbeit" des Wirts zu erleichtern. Auf dem aktiv-
immunisatorischen Weg ist dies nicht zu erreichen, wohl aber bringt
*Heilserumbehandlung* auf humoralem Weg bakteriostatische und bakterizide Stoffe an den Herd heran, die sich günstig auswirken können; in
diesem Sinne dürfen wir wohl den spezifischen Effekt der Serumbehandlung der Pneumokokken-Pneumonie, der Meningokokken-Meningitis,
auch der Leptospirosen auffassen als einen Eingriff in das Gleichgewicht
von Wirt und Keim am Ort der Organmanifestation, nicht aber als irgendeine Einwirkung auf die Empfindlichkeitslage des ersteren (auf den unspezifischen Teilfaktor bei Serumbehandlung von Lokalinfektionen
kommen wir unten nochmals zurück).

Nun werden aber diese Erfolge der Serumtherapie durch diejenigen
der *modernen Chemotherapeutica* ganz in den Schatten gestellt. Diese er-

zielen ja gerade hier bei den histologisch vorwiegend leukozytär-eitrigen tertiären Organprozessen akuter zyklischer Infektionskrankheiten mit vorwiegendem Tertiärstadium ihre überragenden Erfolge (vgl. S. 220). Auch ihre Wirkung ist bakteriostatisch und setzt am Entzündungsherd lokal an, dadurch den Heilungsprozeß beschleunigend. – Auch die Chemotherapie alten Stils, wie sie bei den chronisch-zyklischen Infektionskrankheiten in Anwendung kommt, ist im Tertiär- noch ebenso indiziert wie im Primär- und Sekundärstadium, wenn auch für sie besonders gilt, daß sie, je früher angewandt, um so wirksamer ist (z. B. Salvarsanbehandlung der Lues).

Soweit die Wirkung der üblichen spezifischen Verfahren im Organmanifestationsstadium zyklischer Infektionskrankheiten! Ein theoretisch hoch interessantes neues Prinzip einer spezifischen Beeinflussung im Tertiärstadium hat KUTSCHERA-AICHBERGEN an der Tuberkulose versucht und erfolgreich befunden. Er geht von der bekannten Erfahrung aus, daß verschiedene Organmanifestationen sich gewöhnlich gegenseitig ausschließen, z. B. Lupus und Lungentuberkulose, daß also auch hierbei ganz offenbar eine übergeordnete zentrale Regulation vorliegt. Beobachtungen von Fällen mit Lungen- und Kehlkopftuberkulose, bei denen nach Kehlkopfoperationen (Einlegung von Trachealkanülen) eine Hauttuberkulose im Operationsgebiet entstand und sich daraufhin der Lungen- und Kehlkopfbefund ganz auffallend besserte, während zum Teil nach operativer Entfernung dieser Hauttuberkulose sofort wieder Verschlechterung auftrat, veranlaßten ihn dazu, in geeigneten Fällen produktiven Charakters künstlich durch Einimpfen hoch virulenter Tuberkelbazillen in die Haut (am Gesäß) eine Hauttuberkulose zu erzeugen, woraufhin er, wenn das gelang, in beachtlichem Anteil die erwarteten Besserungen von Lungen- sowie Kehlkopfbefunden bei seinen Patienten, manchmal bis zur völligen Ausheilung, eintreten sah. Das Verfahren ist technisch freilich nicht ganz einfach; gilt es doch, die bestehende Infektionsimmunität zu durchbrechen. Hier eröffnet sich aber ein neuer, theoretisch wohl begründeter Weg einer konservativen Behandlung der chronischen Lungentuberkulose.

Was nun *unspezifische Verfahren* im Tertiärstadium angeht, so gilt hier wieder wie bei akuten Generalisationen, daß ein Erfolg nicht bei der künstlichen Erzeugung von Herd-, sondern offenbar nur von kräftigen Allgemeinreaktionen zu erwarten ist. Auf diese Weise läßt sich parallergisch eine noch bestehende Hyp-ergie zur positiven Anergie vorwärtstreiben und der im Tertiärstadium subakut oder gar chronisch gewordene Organprozeß wieder in einen akuten verwandeln, der dann auch rascher in Anergie ausheilt. Das entspricht der allgemeinen Regel, daß zyklische Infektionskrankheiten – Ausbleiben von Komplikationen vorausgesetzt – im Durchschnitt um so rascher ausheilen, je heftiger sie verlaufen, mit anderen Worten: kräftige Hyperergie führt auch rasch zu Anergie. Auf diesem Prinzip beruht vor allem die Malariatherapie der progressiven Paralyse, die ja ein torpid verlaufender spättertiärer Organprozeß ist. Durch den Fieberschock der Malariaanfälle wird die Durchimmunisierung des Körpers aktiviert und beschleunigt und damit die lokale Abwehr und Ausheilungstendenz gesteigert. Entsprechend ist auch die Wirkung der Pyrifer-Injektionen im tertiären Stadium amphibolicum des Typhus zu verstehen: meist genügt schon eine Injektion, um prompte Entfieberung und Ausheilung der Darmgeschwüre zu erzwingen (HÖRING und BURMEISTER). Hierher zu stellen ist auch der unspezifische Teilfaktor der Heilserumwirkung im Tertiärstadium zyklischer Infektionskrankheiten, z. B. bei Meningokokken-Meningitis (vgl. oben), ferner die noch in der Erprobung befindliche Malaria- oder Pyrifer-Behandlung frischer poliomyelitischer Lähmungen.

Daß Typhusbazillenträger auf Pyrifer nicht mehr ansprechen bzw. ihre Bazillen nicht verlieren, ist begreiflich, sofern es sich wirklich um reine Ausscheidung ohne entzündliche Gewebsherde mit Typhusbazillen handelt. Kann doch die unspezifische Allgemeinreaktion nur an einem Herd im Wirt, nicht aber an einem zum harmlosen Symbionten gewordenen Darmlumenbewohner angreifen.

## 6. Maßnahmen bei Lokalinfektionskrankheiten und lokalen infektiösen Prozessen.

Im Prinzip liegen die pathogenetischen Voraussetzungen für therapeutisches Eingreifen hier genau so wie im Tertiärstadium zyklischer Infektionskrankheiten. Da den Lokalinfektionen aber ein zyklisches Primär- und Sekundärstadium nicht vorausgeht, entsteht hier noch einmal die Frage einer wirksamen Prophylaxe vor und nach stattgehabter Infektion, d. h. vor und während der falschen Inkubationszeit. Da sich ferner unter den Lokalinfektionen – und nur unter ihnen! – die mit Exotoxinvergiftung einhergehenden Infektionen finden, so erfordern auch die prophylaktischen und therapeutischen Eingriffe bei diesen ihre gesonderte Besprechung.

### a) Prophylaxe bei Lokalinfektionen.

Wie bei der Empfindlichkeitslage gegen Erreger von Lokalinfektionen zu erwarten, sind die Erfolge aktiver Immunisierung mit Bakterienpräparaten (Vakzinen) zu prophylaktischen Zwecken nicht überzeugend. Eine gewisse Ausnahme bilden hier die allerdings fast nur bei Haustieren gebräuchlichen Impfverfahren gegen manche Zoonosen wie Erysipeloid und Milzbrand sowie die Pestimpfung. Vielleicht beruht deren Wirksamkeit beim Menschen gerade auf der völligen Körperfremdheit dieser Lokalinfektionserreger. Sehr anders liegen die Dinge bei der aktiven Impfung mit Toxinpräparaten gegen Lokalinfektionskrankheiten mit Exotoxinwirkung; diese führt zu großen praktischen Erfolgen und hat in den letzten Jahren zunehmende Bedeutung erlangt (aktive Diphtherie-, Scharlach- und Tetanusimpfung).

Nach der Infektion, wenn deren Zeitpunkt bekannt ist (besonders bei allen Wundinfektionen!), d. h. in der (falschen) Inkubationszeit von Lokalinfektionen ist es mit wenig Ausnahmen (s. unten: Tollwutimpfung) für aktive Immunisierung zu spät. Jedoch ist dann passive Immunisierung (Tetanus-, auch Anaerobierserum!) und Chemotherapie oder, wie klinisch auch gesagt wird: Chemoprophylaxe von erheblicher praktischer Wichtigkeit (Sulfonamide und Penicillin „prophylaktisch" sogleich nach der Verletzung, im Wochenbett usw.). Das Prinzip der Wirkung unterscheidet sich dabei allerdings nicht von dem der Chemotherapie nach Beginn der Manifestation, wie ja auch die falsche Inkubation pathogenetisch nicht eigentlich von der Manifestation der Lokalinfektion prinzipiell verschieden, sondern nur eine Frage der Massenwirkung ist – im Gegensatz zur echten Inkubation bei zyklischen Infektionskrankheiten, die deshalb auch ein prinzipiell anderes therapeutisches Vorgehen erfordert als die späteren Stadien.

Eine aktive Immunisierung während einer falschen Inkubation ist die *Tollwutimpfung*. Die Inkubationszeit hängt von der Geschwindigkeit der Viruswanderung zum Zentralnervensystem auf der Nervenschiene ab und dauert oft Wochen, ja Monate. Das Impfvirus (Virus fixe), das seine Haftfähigkeit von der Subcutis aus überhaupt verloren hat, breitet sich dagegen nicht auf dem Nerven-, sondern nur auf dem Blut- und Lymphwege aus, wobei es rascher zur Durchimmunisierung des Körpers einschl. des Gehirns führt. Die Impfung (subkutane Injektionen von Virus fixe) bedeutet also einen „Wettlauf" des Straßen- und des Impfvirus, der meist von letzterem, der sog. Vakzine, gewonnen wird.

## b) Behandlung von Lokalinfektionen (unter Ausschluß solcher mit Exotoxinwirkung).

Diese ist mit wenig Ausnahmen nicht Angelegenheit der inneren Medizin, sondern der Chirurgie und anderer Spezialfächer (Venerologie, Oto-, Ophthalmologie usw.). Mit Ausnahme der Serumbehandlung der lokalen Zoonosen (Erysipeloid, Milzbrand, Pest), deren klinische Bedeutung aber durch die Einführung der modernen Chemotherapeutica auch schon eingeengt ist, liegt hier der weite Indikationsbereich der Sulfonamide und des Penicillins (vgl. S. 220). Daneben darf aber in den meisten Fällen auch heute noch nicht die (unspezifische) Lokalbehandlung, aktiv (operativ) oder konservativ (Ruhigstellung, Wärme usw.) vernachlässigt werden. Nur in einigen wenigen Fällen, wo die Empfindlichkeitslage doch noch labil und nicht so fixiert positiv anergisch ist wie bei den Erregern reiner Lokalinfektionen, so bei der Gonorrhöe, kommen daneben die Fieberschock- und andere unspezifische Reizverfahren im selben Sinne in Anwendung, wie es oben als therapeutisches Mittel im Tertiärstadium zyklischer Infektionskrankheiten erörtert wurde. Einen Sonderfall stellt ferner noch die Amöbenruhr dar, eine protozoische Lokalinfektion, für die uns wirksame Chemotherapeutica zur Verfügung stehen.

## c) Therapie von Lokalinfektionen mit Exotoxinwirkung.

Bei der *Therapie von Lokalinfektionen mit Exotoxinwirkung* steht auch heute noch die spezifische Behandlung durch Zufuhr tierischer Antitoxine in Form von Heilseren obenan. Die Klinik schuldet ihr zweifellos beachtliche Erfolge, wenn auch die Debatte über deren wirkliches Ausmaß noch immer nicht zum Abschluß gekommen ist.

Bei den reinen Toxinvergiftungen, Botulismus und Tetanus, besteht jedenfalls kein Zweifel darüber, daß die Serumzufuhr bei schon manifesten Nervensymptomen so gut wie erfolglos ist. Bei diesen beiden ist auch ein weiterer Nachschub von Toxin nach Beginn der Krankheit von einem bakteriellen Herd aus nicht vorhanden bzw. nur geringfügig, und dessen Unschädlichmachung vom Augenblick der Seruminjektion an vor der zellständigen Bindung des Toxins ändert deshalb nichts mehr am Verlauf.

Anders bei der Diphtherie! Zwar wird auch bei ihr zugegeben, daß schon zellgebundenes Toxin vom Heilserum nicht mehr neutralisiert werden kann. Durch dessen Zufuhr werden aber wenigstens die weiteren Mengen, die dann noch vom Entzündungsherd aus zur Resorption gelangen, weitgehend unschädlich gemacht. In diesem Sinne wirkt das Diphtherieserum also eigentlich auch nur prophylaktisch, weiteren Schaden verhütend (HÖRING 1938). Folgerichtig muß daher immer wieder, theoretisch und klinisch, betont werden, daß, je früher die spezifische Serumtherapie einsetzt, um so größer ihr Erfolg ist. Nach dem vierten Krankheitstag sind bei der Diphtherie die Serumerfolge nur noch sehr fraglich.

Chemotherapeutische Verfahren konnten sich zur Behandlung von Toxinvergiftungen bisher nicht einbürgern. Zwar wird bei der Bazillenruhr von den Sulfonamiden eine gewisse toxinzerstörende Wirkung angenommen; ob sie therapeutisch ins Gewicht fällt, bleibe dahingestellt.

Während also die spezifisch-antitoxischen Verfahren nur bei frühzeitigster Anwendung vor der Zellbindung des Toxins wirksam sind, haben sich *unspezifische Verfahren* in neuerer Zeit für die Behandlung von Folgen der Toxinvergiftungen in späteren Stadien bewährt. Über den Zeitpunkt ihrer besten Wirksamkeit kann man wohl auch hier – wie bei der Fieberschockbehandlung der typhösen Krankheiten – sagen, daß ihre Wirkung im Gegensatz zu den spezifischen Methoden um so besser ist, je später sie angewandt werden. Doch werden sie natürlich wertlos, wenn man sie erst bei schon fast eingetretener Spontanheilung einsetzt. Die Schwierigkeit liegt bei ihrer Anwendung also in der Wahl des richtigen Zeitpunkts. Allgemeiner Anerkennung erfreut sich heute schon die unspezifische Behandlung der postdiphtherischen Lähmungen mit Pyrifer oder Malaria, deren gute Erfolge zwar nicht regelmäßig, aber in hohem Anteil der Fälle überzeugend sind. Zur Verbesserung dieses Verfahrens wird es vor allem darauf ankommen, Indikationsstellung und Zeitfaktor noch besser zu klären.

Während man beim *Tetanus*, sobald er manifest ist, bisher ziemlich allein auf eine symptomatische Behandlung (Dämmerschlaf) angewiesen war, scheint sich nun auch hier durch eine unspezifische Methode eine grundlegende Änderung anzubahnen. BOSCHI konnte über zahlreiche Heilungen schwerer Tetanusfälle durch intralumbale Injektion von wenigen ccm Aq. bidest. berichten. Wir selbst behandelten bisher nur wenige Fälle nach seiner Methode, darunter einen Fall von Tetanus puerperalis, dessen Prognose früher übereinstimmend als absolut infaust galt, und der in Heilung ausging. BOSCHI glaubt die Wirkung seines Verfahrens durch eine Veränderung der Liquorproduktion und -zirkulation sowie der osmotischen Verhältnisse im Lumbalkanal erklären zu können und kam auch unter dieser Arbeitshypothese dazu, sie zu versuchen.

Wieweit dabei aber ein Mechanismus im Sinne der Pumpmethode von SPERANSKY (vgl. oben) mitgespielt, wird von ihm nicht erörtert.

Zusammenfassend können wir feststellen, daß auch in der Behandlung der Exotoxinvergiftungen unspezifische Verfahren augenscheinlich bedeutende Möglichkeiten besitzen, und daß die Klinik erst im Beginn von deren Auswertung für die Praxis steht.

## 7. Maßnahmen bei Sepsis.

Da die Voraussetzung jeder Sepsis der Sepsisherd ist, muß auch jede Therapie der Sepsis auf dessen Ausschaltung bzw. seine Abschaltung von der Blutbahn bedacht sein. Die Therapie der Sepsis ist die Behandlung des Sepsisherds, also pathogenetisch gesehen im Prinzip die einer Lokalinfektion. Aktive und passive Immunisierungsmaßnahmen haben daher nur geringe Angriffspunkte und spielen heutzutage gegenüber den modernen Chemotherapeutica praktisch keine Rolle mehr. Es wäre ein bisher oft gewünschter, aber unerreichter Fortschritt, wenn das Penicillin wirklich den sekundären Sepsisherd an den Herzklappen bei der Endocarditis lenta zur Abheilung bringen könnte. Bei der akuten Sepsis wird man aber wie bei den akuten Wundinfektionen die chirurgische Therapie nach wie vor in breitestem Umfang anwenden müssen, da die operative Ausschaltung des Sepsisherds immer noch das Mittel der Wahl ist. Erste Voraussetzung für die erfolgreiche Behandlung einer Sepsis bleibt immer die exakte Erfassung des pathogenetischen Vorgangs, also eine saubere funktionelle Diagnostik, die die dauernde oder periodische Bakteriämie, die Lokalisation des Herdes und die Art seiner Verbindung mit der Blutbahn sicher erfaßt; auf dieser Grundlage baut sich dann die Therapie auf, die von entschlossenem Handeln getragen sein muß. Die konservative Behandlung einer Sepsis bleibt eine Halbheit und ist auch heute noch ein Versäumnis, sofern der operative Weg gangbar ist! Wir können uns gerade bei diesem „unphysiologischen" Vorgang, dieser „Entgleisung" eines Infektionsprozesses – im Gegensatz zu den eigentlichen Infektionskrankheiten, zyklischen wie lokalen – nicht auf die gesetzmäßige Anpassung von Wirt und Keim, also die Selbstheilungstendenz der Natur verlassen und uns therapeutisch damit begnügen, dieser zu Hilfe zu kommen, sondern der pathogenetisch so grobe und „ungesetzmäßige" Mechanismus der Sepsisentstehung erfordert auch, wenn irgend möglich, grobe therapeutische Mittel, um wieder in seine Schranken verwiesen zu werden.

Bei der Malaria tertiana, die wie erörtert zwar auch eine Sepsis ist, ist der Herd aktiv nicht angehbar, da er ja im Organ Blut zu suchen ist; dafür stehen uns für die Behandlung des septischen Tertianafiebers (nicht des zyklischen!) im Atebrin und neueren gleichartig wirkenden Substanzen zuverlässige Chemotherapeutica zur Verfügung, deren Angriffspunkt die Hemmung der – hier ausnahmsweise im strömenden Blut stattfindenden – Erregervermehrung ist (daher auch die zuverlässige Wirkung auf das Fieber!), die aber nicht zu einer Sterilisatio magna durch Abtötung des Erregers führen (daher der Mangel einer Rezidivverhütung!), mit anderen Worten: auch diese Mittel finden nur einen Angriffspunkt am pathogenetischen Geschehen im Gleichgewicht von Keim und Wirt, nicht aber nur am Erreger.

## Schrifttum.

Boschi, G.: Heilbarkeit des gewöhnlichen Tetanus in fast sämtlichen Fällen mittels intraarachnoidealer Injektion von bidestilliertem Wasser. Klin. Wschr. 1944, 538. – Fenz, E.: Behandlung rheumatischer Erkrankungen durch Anästhesie. 2. Aufl. Dresden und Leipzig, Th. Steinkopff, 1943. – Hess, F. O.: Zur Therapie schwerer Diphtherie. Münch. Med. Wschr. 1943, 716.   Hoff, F.: Unspezifische Therapie und natürliche Abwehrvorgänge. Berlin, Jul. Springer, 1930. – Höring, F. O.: Wann ist die spezifische Behandlung der Diphtherie pathogenetisch indiziert? Med. Klin. 1938, 352. – Ders.: Die Indikation zur Sulfonamidbehandlung. Klin. Wschr. 1944, 153. – Ders.: und F. Burmeister: Die Pyriferbehandlung der typhösen Krankheiten. Klin. u. Prax. 1946, 50. – James, S. P., J. A. Sinton and P. G. Shute, zit. nach Bastianelli, G.: Patologia e clinica della malaria. Rom 1943. – Knauer, H. und Bormann, R.: Der Einfluß der Umstimmung des Organismus bei Hautexanthemen auf den Ablauf infektiöser Erkrankungen des Zentralnervensystems. Klin. Wschr. 1939, 1334. – Kolle, W. und E. Evers: Experimentelle Untersuchungen über Syphilis- und Recurrensspirochätose. Dtsch. Med. Wschr. 1926, 557. – Kutschera-Aichbergen, H.: Der heilende Einfluß von Hauttuberkulosen auf die Tuberkulose der Lungen und des Kehlkopfes. Klin. Wschr. 1944, 566. – Lindemann, H.: Behandlung des Fleckfiebers durch wiederholtes künstliches Entfiebern. Ärztl. Wschr. 1946, 76. – Löffler, W., S. Moeschlin und A. Willa: Klinik und Pathologie der Febris undulans Bang. Erg. inn. Med. u. Kinderh. 63, 715 (1943). – Rössle, R.: Über hämorrhagische Reaktionen beim Typhus nach Schutzimpfung. Beitrag zur Lehre von der Pathergie. Dtsch. Med. Wschr. 1946, 48. – Speransky, A. D.: Vgl. Schrifttumsangaben auf S. 54. – Wischnewsky, A. S., zit. nach Speransky.

# Alphabetisches Sachverzeichnis.

*Die fetten Ziffern geben die Seiten an, auf denen der betreffende Gegenstand am eingehendsten behandelt ist.*